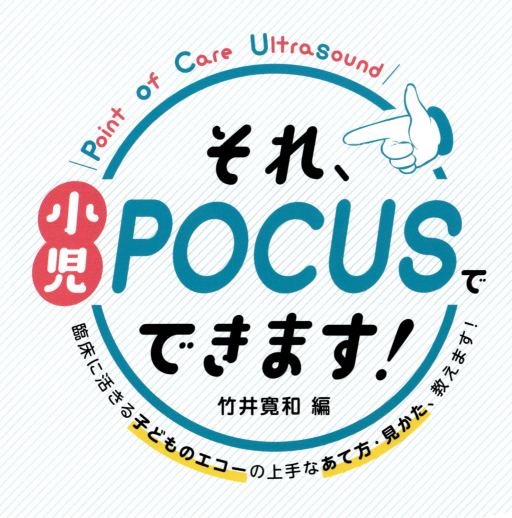

Point of Care Ultrasound

それ、小児POCUSでできます！

臨床に活きる子どものエコーの上手なあて方・見かた、教えます！

竹井寛和 編

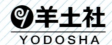

謹告
　本書に記載されている診断法・治療法に関しては，発行時点における最新の情報に基づき，正確を期するよう，著者ならびに出版社はそれぞれ最善の努力を払っております．しかし，医学，医療の進歩により，記載された内容が正確かつ完全ではなくなる場合もございます．

　したがって，実際の診断法・治療法で，熟知していない，あるいは汎用されていない新薬をはじめとする医薬品の使用，検査の実施および判読にあたっては，まず医薬品添付文書や機器および試薬の説明書で確認され，また診療技術に関しては十分考慮されたうえで，常に細心の注意を払われるようお願いいたします．

　本書記載の診断法・治療法・医薬品・検査法・疾患への適応などが，その後の医学研究ならびに医療の進歩により本書発行後に変更された場合，その診断法・治療法・医薬品・検査法・疾患への適応などによる不測の事故に対して，著者ならびに出版社はその責を負いかねますのでご了承ください．

❖ 本書関連情報のメール通知サービスをご利用ください

ご登録はこちらから

メール通知サービスにご登録いただいた方には，本書に関する下記情報をメールにてお知らせいたしますので，ご登録ください．
・本書発行後の更新情報や修正情報（正誤表情報）
・本書の改訂情報
・本書に関連した書籍やコンテンツ，セミナーなどに関する情報

※ご登録の際は，羊土社会員のログイン/新規登録が必要です

序
〜POCUSを臨床で活かすためのロジックと本書の使い方〜

本書を手にとっていただきありがとうございます.
兵庫県立こども病院 救急科の竹井寛和と申します.

「突然ですが，皆さま，臨床現場でエコーしてますか？」

すでに毎日のようにプローブを握っている方もいれば，よっしゃこれからエコー頑張っていくでー！と心新たにしている方もいるかと思います.

2011年のMooreのNEJM総説[1] を皮切りにPOCUSの隆盛をきわめた2010年代でしたが，AIテクノロジーの導入[2]，CT/MRIの進化は目覚ましく，特に成人領域では一部のシチュエーションを除いてエコーの優位性が疑問視されつつあります.

しかし，小児領域は別です. X線写真，CT，MRIは小児にとって身体的・精神的侵襲性が大きく，Child Firstマインドを鑑みるとエコーの優位性はいまだ健在です. 診療のなかでなんとかエコーを使いこなしたいと強く思う小児医療従事者は多いのではないでしょうか.

本書はそんな小児医療従事者の方々を対象にしています. 小児科医，救急医，初期研修医，若手，ベテランを問いません. 小児のPOCUSに少しでも興味がある方なら，きっと共感できる内容になっていると思います.

ここで，臨床でエコーを活かすにはどうしたらよいのか？を考えてみましょう.
I-AIMモデルという方法論を紹介します（図1）[3].
"I-AIM" とは，Indication（適応），Acquisition（画像取得），Interpretation（画像解釈），Medical Decision Making（臨床への統合）を指し，臨床現場でPOCUSを実施するための段階的ロジックです.

1）Indication（適応）

Indication（適応）ではEvidence-basedな医学的適応に加えて，救急外来の状況でPOCUSを実施するかどうかを判断します. 医学的適応としては，2023年に日本小児救急医学会から"小児POCUS教育コンセンサス"が発表されており参考になります（図2）[4].

2）Acquisition（画像取得）

Acquisition（画像取得）については，4Pを意識します. 4Pとは，Patient（患者の体位，対象部位の露出，ディストラクション），Probe（プローブ，エコーゼリーなどの

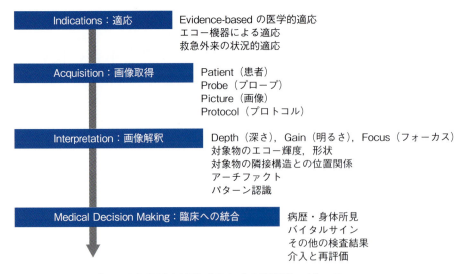

図1　I-AIM モデル：POCUS を実施するための段階的ロジック
文献3を参考に作成.

音響媒体，プローブ操作，プローブをあてる部位），Picture（走査方法，knobology），Protocol（確実な画像や動画の記録・保存）です．画像取得スキルは項目や部位によって差がありますが，おおよそ25～50回の検査経験が推奨されています[5]．小児ではディストラクション（気を逸らすノウハウ）もスキルの1つです．

3）Interpretation（画像解釈）

Interpretation（画像解釈）には，エコー画像への理解，解剖・疾患の知識が必要です．正常画像と異常画像を比較認識する能力が重要といわれていますが，実際には取得した画像のなかに解釈に十分な情報が含まれていないことも多いです．画像解釈のスキル上達にははっきりいって個人差があり，画像取得スキルを上達させるより難度が上がります．

4）Medical Decision Making（臨床への統合）

Medical Decision Making（臨床への統合）は，I-AIM のなかで最も重要で，指導や評価をするのが難しい部分です．エコーで得られた情報を現場の決断にどう使うのか，それはまさに個々の臨床力そのものです．エコーで得られる画像情報は思っている以上に強烈で，臨床医の心を奪い，容易にバイアスを生みます．POCUS の魅力にとり憑かれていればいるほど，常に冷静に総合的な臨床決断を意識しなければいけません．

本書の各稿の見出しは，この I-AIM モデルを，Q＆A 形式に落とし込んだ形式をとっています．

小児科専門医を目指す小児科専攻医やそれに準ずる小児（救急）医療従事者を対象に，小児救急・時間外診療において習得することが望ましいPOCUS項目について以下に示した．小児POCUS教育コンセンサスは頭頸部，肺，心臓，腹部（消化管以外），消化管，腎尿路・生殖器，骨・軟部組織，超音波ガイド下手技，蘇生の9つの領域からなる．

1．頭頸部 ①水頭症 ②頭蓋内出血（含 midline shift） ③リンパ節腫大	**5．消化管** ①肥厚性幽門狭窄症 ②中腸軸捻転（腸回転異常症） ③急性虫垂炎 ④腸重積症 ⑤腸閉塞（含 to and fro） ⑥便秘症
2．肺 ①正常肺 ②気胸 ③血胸 ④胸水貯留 ⑤肺炎	**6．腎尿路・生殖器** ①水腎症・水尿管症 ②精巣捻転症 ③精巣上体炎 ④尿路結石 ⑤鼠径ヘルニア
3．心臓 ①心静止 ②心囊液貯留 ③下大静脈径 ④大動脈・下大静脈径比 ⑤左室収縮力評価：左室駆出分画（EF）（Visual EF） ⑥肺高血圧評価（右室形態・D-shape による評価） ⑦動脈管同定・形態評価	**7．骨・軟部組織** ①関節内液体貯留 ②皮下膿瘍
	8．超音波ガイド下手技 ①末梢静脈路確保 ②中心静脈路確保（含 PICC） ③動脈路確保 ④気管挿管確認
4．腹部（消化管以外） ①腹腔内液体貯留 ②胆囊炎 ③胆管拡張 ④胆囊結石	**9．蘇生** ①EFAST（extended focused assessment with sonography for trauma） ②RUSH（rapid ultrasound for shock and hypotension）（含 HI-MAP）

図2　小児POCUS 教育コンセンサス

文献4より引用．

Indication：適応は？

Acquisition：方法は？

Interpretation：エコー所見は？エビデンスは？

Medical Decision Making：臨床でのリアルなピットフォールは？

　特に Medical Decision Making の部分は書籍だけではなかなか網羅できません．ぜひ読者の皆さまが実際の臨床でうまく統合できるのか，self-feedback をくり返し，個々のI-AIM モデルを強化していっていただければと思います．

　最後に，I-AIM モデルに基づく Q & A 形式以外の本書の特徴を5つ述べます．

①救急外来，病棟，ICU というシチュエーション別の構成としています．対象疾患は外因から内因まで多岐にわたり，さらには診断のためのエコーだけではなく，手技のお供や病態把握のためのエコーもとり上げています．

②各項目のオープニング・クロージングが会話形式となっています．1人の若手医師が，7人の指導医にPOCUSの指導を仰ぎながら徐々に成長していくというストーリーです．読者の皆さまもこの若手医師になったつもりで読んでいただければ，きっとエコーマインドが根付き，芽を出し育ってくるのを感じるはずです．

③執筆者面々は小児救急，集中治療領域の現場で，まさにバリバリの現役プレイヤーとして活躍している若手のドクターたちです．皆，卒後10年目前後の脂の乗った臨床医であり，それこそPOCUSを現場ごとに工夫して使っている方々です．エコー検査の専門家ではない彼らがどのように試行錯誤しながらエコーを勉強しているのか，現場で使えるエコーに落とし込んでいるのか，が滲み出ていると思います．

④執筆者面々にはそれぞれが担当する項目に関して，できるだけ耳学問（手学問？）ではなくしっかりとPOCUSの文献を読み込んでまとめてもらいました．日本全国の小児POCUSに興味のある皆さまに一般化できるスキルをお届けするため，できるだけEvidence-basedにI-AIMを言語化してもらいました．一方でディストラクション・声かけ・特殊な体位など小児特有のNarrative-basedなアプローチも織り交ぜていただきました．現役プレイヤー達の試行錯誤しながらのリアルな工夫を感じてもらえると思います．

⑤内容の一部がチャレンジングな項目であることにも注目ください．小児救急のPOCUSは2010年代から徐々にエビデンスが積み上げられてきましたが，実際の臨床現場ではもっとエコーの使い方が多様化しています．臨床現場で『こう使えばおもしろいんじゃないか？』というアイデア項目をいくつか混ぜ込んでいます．POCUSの可能性を感じてもらえればと思います．

2025年1月

兵庫県立こども病院 救急科

竹井寛和

引用文献

1）Moore CL & Copel JA：Point-of-care ultrasonography. N Engl J Med, 364：749-757, 2011（PMID：21345104）

2）Díaz-Gómez JL, et al：Point-of-Care Ultrasonography. N Engl J Med, 385：1593-1602, 2021（PMID：34670045）

3）Bahner DP, et al：I-AIM: a novel model for teaching and performing focused sonography. J Ultrasound Med, 31：295-300, 2012（PMID：22298874）

4）森 崇晃，他：小児POCUS（point-of-care ultrasound）教育コンセンサス作成ワーキンググループ活動報告－日本版小児POCUS教育コンセンサス作成の試み－．日本小児救急医学会雑誌，22：415-417，2023

5）Ultrasound Guidelines: Emergency, Point-of-Care, and Clinical Ultrasound Guidelines in Medicine. Ann Emerg Med, 82：e115-e155, 2023（PMID：37596025）

CONTENTS

序 ……………………………………………………………………………… 竹井寛和　3

執筆者一覧 ……………………………………………………………………… 11

動画視聴ページのご案内 ……………………………………………………… 12

第1章　POCUS を行うために必要な基礎知識

1　超音波の基礎
最低限のルールを押さえよう ………………………………………… 市村　将　14

第2章　救急外来

1　小児の FAST
4部位で11ポイントを確認しよう　難易度 ★☆☆ ……………… 木下正和　28

2　心エコー
これだけできれば十分！　難易度 ★★☆ …………………………… 本間利生　35

3　腸重積症
疑えばエコーをしない理由はない　難易度 ★☆☆ ……… 大西康裕，竹井寛和　48

4　急性虫垂炎 基本編
"手の技術"と"目の技術"を鍛えよう　難易度 ★★☆ …………… 本間利生　55

5　水腎症
水腎症を呈する原因まで検索を　難易度 ★☆☆ …………………… 市村　将　64

6　頸部腫脹
頸部リンパ節と耳下腺をマスターしよう　難易度 ★★☆ ………… 木下正和　72

7　股関節液体貯留
液体貯留があるかないか，それが重要だ　難易度 ★★☆ ………… 木下正和　79

8　急性陰嚢症
Time is testicle！　難易度 ★★☆ ………………………………… 木下正和　84

9　鼠径部腫脹
腫れの原因はヘルニア？それとも…？　難易度 ★★☆ …………… 木下正和　92

10 蜂窩織炎
"皮下組織"の異常に注目しよう 難易度 ★☆☆ ············ 吉井拓眞　98

11 皮下異物
X線に写らない…そんなときは！ 難易度 ★☆☆ ············ 市村　将　103

12 肘内障
輪状靱帯を"見る"ことができるのはエコーだけ 難易度 ★★☆ ············ 木下正和　108

13 急性虫垂炎 応用編
症例から学ぶ虫垂炎エコーのピットフォール 難易度 ★★★ ············ 本間利生　115

14 急性膵炎
忘れた頃にやってくる！ 難易度 ★★★ ············ 本間利生　122

15 急性腸炎
病歴と身体診察にエコーを添えて 難易度 ★★☆ ············ 本間利生　129

16 肥厚性幽門狭窄症
早期乳児の反復する嘔吐ではエコーが必須 難易度 ★★☆ ············ 竹井寛和　137

17 腸回転異常症・中腸軸捻転
発生と病態を理解すると見えてくる 難易度 ★★★ ············ 本間利生　142

18 イレウス・腸閉塞
左上から右下へ全体を眺めて評価 難易度 ★★☆ ············ 本間利生　148

19 卵巣出血
女児の下腹部痛にはぜったいエコー 難易度 ★★★ ············ 市村　将　154

20 卵巣茎捻転
女児の下腹部痛にはやっぱりエコー 難易度 ★★★ ············ 本間利生　158

21 Toddler's fracture
エコーは歩行障害，下腿痛の強い味方 難易度 ★★★ ············ 吉井拓眞　164

22 前腕骨骨折
診断より整復で真価を発揮！ 難易度 ★★☆ ············ 木下正和　168

23 頭蓋骨骨折
血腫の直下にある骨折線を見つけよう 難易度 ★★☆ ············ 吉井拓眞　174

24 鼻骨骨折
できると選択肢の幅が広がる！ 難易度 ★★☆ ············ 吉井拓眞　179

第3章 病棟・ICU

1 膀胱
ちょいあてエコーの代名詞 難易度 ★☆☆ ······ 市村　将 184

2 血管確保
末梢静脈路，動脈ライン，PICC，CVC など 難易度 ★☆☆ ······ 村田　慧 192

3 IVC評価
使えるのか使えないのかどっちなんだい 難易度 ★★☆ ······ 村田　慧 199

4 気胸
アーチファクトは強い味方 難易度 ★☆☆ ······ 木下正和 204

5 無気肺・肺炎
コロナ禍で圧倒的に発展した POCUS 難易度 ★☆☆ ······ 本間利生 211

6 腹水
マニアックな腹腔内貯留液の評価法 難易度 ★★★ ······ 本間利生 217

7 気管挿管の確認
救急医なら習得必須の気道エコー 難易度 ★☆☆ ······ 本間利生 228

8 胃管位置確認
X線だけじゃイカン！そんな時代かも 難易度 ★★☆ ······ 吉井拓眞 232

9 声帯麻痺
小児の気道エコーのトレンド 難易度 ★★☆ ······ 竹井寛和 236

10 DOPE
これがホントの lung pulse の使い方!? 難易度 ★★★ ······ 竹井寛和 241

第4章 こんなときにも活用できるPOCUS

1 心停止
もはや当たり前!?CPR で使うエコー 難易度 ★☆☆ ······ 吉井拓眞 248

2 胆嚢壁肥厚
POCUS を超えてる！でも面白い！ 難易度 ★★★ ······ 本間利生 252

3 骨膜下膿瘍，骨髄炎
蜂窩織炎エコーの発展型 難易度 ★★☆ ······ 市村　将 257

CONTENTS

4 縦隔腫瘍
使い方注意！でもこれこそPOCUSかも 難易度 ★★★ ……………………… 本間利生 **263**

5 ED tube（幽門後チューブ）留置法
胃管位置確認の応用編 難易度 ★★★ ……………………………………… 本間利生 **271**

索 引 ………………………………………………………………………………… **276**

執筆者一覧

編集・執筆

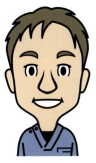

竹井寛和

兵庫県立こども病院 救急科

執筆（掲載順）

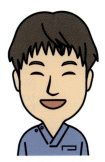

市村　将

東京都立小児総合医療センター
救命救急科

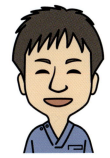

木下正和

東京都立小児総合医療センター
救命救急科

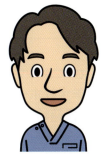

本間利生

茨城県立こども病院
小児救急・集中治療科

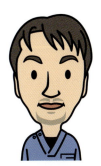

大西康裕

神戸医療福祉センター
にこにこハウス

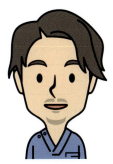

吉井拓眞

兵庫県立こども病院
救急科

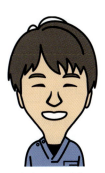

村田　慧

兵庫県立こども病院
救急科

動画視聴ページのご案内

- **movie** **movie01** のある稿・画像では，本文や図に対応した動画を視聴することができます．
- 動画の視聴は，**初回のみ羊土社会員**へのご登録が必要となります．
下記 ❶〜❺ をご覧ください．

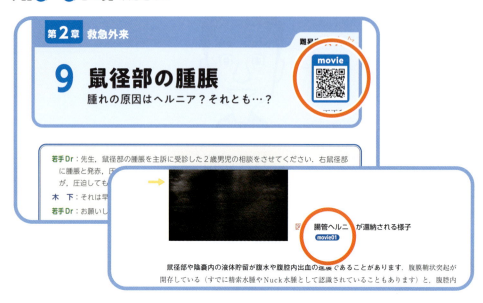

---

❶ 右の二次元バーコードを読み取り
羊土社ホームページ内
［書籍特典］ページにアクセスしてください

> 下記URL入力または「羊土社」で検索して
> 羊土社ホームページのトップページからもアクセスいただけます
> https://www.yodosha.co.jp/

❷ ・羊土社会員の方　　　　➡　ログインしてください
・羊土社会員でない方　➡　［新規登録］ページよりお手続きのうえログインしてください

❸ **書籍特典ページ**の登録欄に下記コードをご入力ください

コード： **cwe - kuol - hiln** ※すべて半角アルファベット小文字

❹ 本書特典ページへのリンクが表示されます

※羊土社会員の登録が必要です．2回目以降のご利用の際はログインすればコード入力は不要です
※羊土社会員の詳細につきましては，羊土社HPをご覧ください
※付録特典サービスは，予告なく休止または中止することがございます．本サービスの提供情報は羊土社HPをご参照ください．

❺ 上記登録後は，各項目の冒頭にある二次元バーコードを読み取ることで，各項目内の最初の動画を視聴することができます．

POCUSを行うために必要な基礎知識

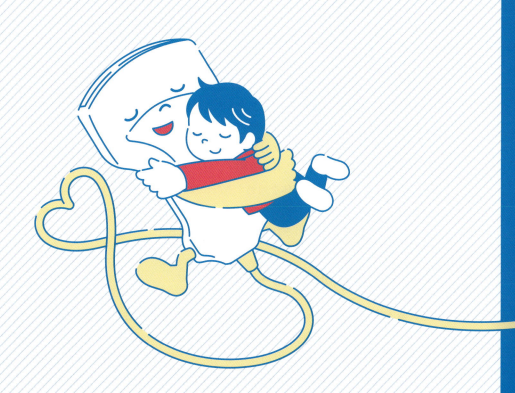

第1章 POCUSを行うために必要な基礎知識

1 超音波の基礎
最低限のルールを押さえよう

市村 将

若手Dr：先生！ 今日からよろしくお願いします．

市　村：こんにちは，エコーを頑張りたいと言ってくれているのは君だね！

若手Dr：はい，特に子どもの臨床に役立つエコーを習得したいと思っています（鼻息荒く）．よっしゃ，さて，どこからあてましょうかね！！

市　村：ちょっと待って！ エコーの原理やプローブの特性，画面の向きのルールは知ってるかな？

若手Dr：なんとなくです…．

市　村：野球もバスケットボールもサッカーもギターもバイオリンも，それぞれのスポーツのルール，五線譜・音階など，最低限の仕組みを知らないとパフォーマンスを発揮できない．それと同じくエコーにも最低限のルールがある．"knobology（ノボロジー）"というんだ．少し退屈かもしれないけど大事なことだからまずはそこから押さえていこう．

1 エコーの原理は？

　エコー装置・機器で使用される超音波は，人には聞こえない音域2〜20 MHzの周波数の音波を使用しています．超音波は異なる物質の境界面で一部は"反射"し，一部は"透過"します．その反射と透過の割合を決めているのが各物質の音響インピーダンス（表）[1, 2]の差になります．物質Aと物質Bの**音響インピーダンスの差が大きいほど物質Aと物質Bの間で反射が起こります**．物質Aと物質Bの間に音響インピーダンスの差がない場合，透過していきます（図1）．
　超音波は生体内の組織で反射し，プローブに戻ってきます．受信した反射の波を利用して画像を作成しているのです．これが音響インピーダンスに差がある境界面が画像として映し出される仕組みです．超音波は物体を通過する際に反射をくり返し，奥まで届く波が減ってしまいます．これを減衰といい，高周波だと減衰が大きく，奥まで見えにくくなる一方，低周波だと減衰が小さいため，奥まで映し出されるといった特徴があります．

2 エコー画面の向きのルールは？

　基本的には，エコー画面の向き（頭側↔足側，右側↔左側，近位↔遠位）は統一されています（図2, 3）．ルールがあった方が，後から画像を見返したり，複数人が同じ画像を評価する際に，画像内の臓器の位置関係が理解しやすいからです．ただし，心エコー，頸動脈，股関節（発育性股関節形成不全のとき），頭蓋内，あとは施設の基準などによって例外はあります．

表 音響インピーダンスの比較表

媒体	音速 (m/s)	減衰係数 (dB/cm)	音響インピーダンス (× 10⁶kg / m² × s)
空気（肺）	330	12	0.0004
脂肪	1,450	0.8	1.36
水 20℃	1,480	0.002	1.48
軟部組織（平均）	1,540	1	1.62
脳	1,540	0.2	1.58
腎臓	1,560	0.9	1.48
血液	1,570	0.2	1.61
肝臓	1,580	0.9	1.63
骨	4,080	13	7.8

文献1, 2を参考に作成.

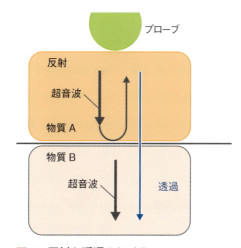

図1 反射と透過のしくみ

- 解剖学で使う人体を横切る面の名称（図2A）
- 頭側が画面左，尾側が画面右（図2B，C）
  ▶ 被験者の右側から眺めるように描出します．
- 被験者の左側が画面右，右側が画面左（図2D）
  ▶ 被験者の足元から眺めるように描出します．CT・MRIと同じ画面の向きになります．

3 プローブの種類は？

　観察する部位によってプローブを使い分けます（図5）．生体中の音波減衰は周波数に比例して大きくなるため，周波数が高いほど観測可能な深度は小さくなります．減衰の大きさ（dB）は「減衰係数（dB/cm/MHz）×周波数（MHz）×距離（cm）」で計算できます．媒質の減衰係数は一定（媒質によって異なる）なので，減衰の大きさが，与えられた減衰の大きさと同じになるようにするには，距離×周波数の積が同じになるように深度が計算されます[4]．

　端的にいうと，深度が浅い部位の観察には周波数が高いプローブが，深度が深い部位の観察に

1 超音波の基礎

Ⓐ 体軸

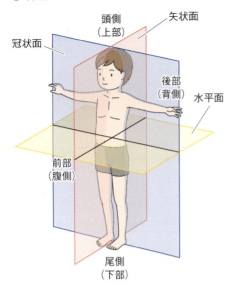

Ⓑ 矢状面

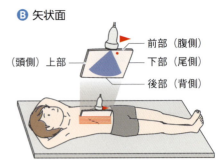

Ⓒ 冠状面

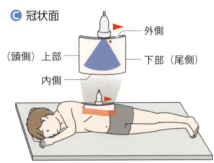

Ⓓ 水平面

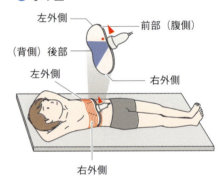

図2 体軸とプローブの方向の関係性
●：画面内のオリエンテーションマーク，▶：プローブのオリエンテーションマーク．文献3を参考に作成．

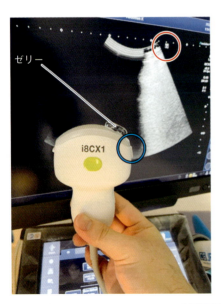

- ○は，オリエンテーションマーク，○は，プローブのオリエンテーションマーク（プローブマーク）というが，実際わかりにくい場合があり，機種によっては反対側に位置します．
- プローブを指で触ると操作する指がベタベタするので向きを視認するためにゼリーを端に乗せるのもコツである（左の画像）．
- 途中で向きがわからなくなったら，片側だけ被験者の皮膚に接すると向きがわかる（図4）．

図3 オリエンテーションマークと画面の左右

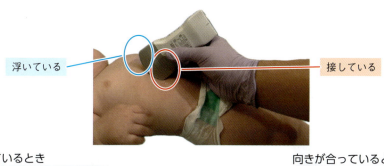
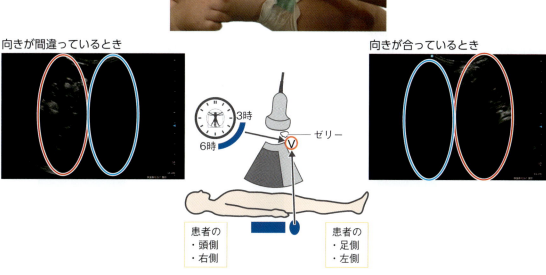

図4 設置面でプローブの向きを判断する方法
プローブを片側だけ接して，片側だけ浮かすと，接している側の画面のみにエコー信号が出る．これを見て，プローブのオリエンテーションマークと画面の左右を合わせる．なお，プローブマークは基本的には3〜6時の間でしか動かさない．

は周波数が低いプローブが適しています（図5の**画像**）．

4 プローブの基本操作は？

プローブの基本操作として図6の5つの動作は必ずマスターしましょう．慣れるまでは，各操作を分解してプローブを動かすようにします．**対象物を常に画面の真ん中に持ってくることが上達の秘訣です．**

5 エコー機器の操作方法は？

エコー機器で頻用するボタンを図7に示しました．機種によってボタンの場所が異なりますが，最初に確認するボタン，操作方法の基本は同じです．

①**freeze**：一時停止．数秒前に戻ることも可能なため，常に止められるようにプローブを持っていない手を添えておきましょう．

②**gain**：対象から反射してくる微弱なエコーを増幅します．簡単にいえば，Gainを上げすぎると白い画面に，下げすぎると黒い画像になります．

③**depth**：Depthが深すぎると，ターゲットの構造は画面上方で見られますが小さく描出され，解像度が低くなります．見たい構造物が画面の約2/3程度になるようにしましょう．

④**zoom**：構造物の正確な測定をしたいときなどに使用する拡大機能です．

プローブの種類	コンベックス型	リニア型	セクタ型
形状	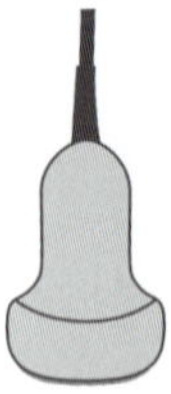	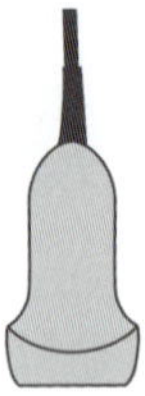	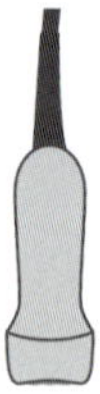
周波数	2〜5MHz	5〜10MHz	1〜5MHz
フットプリントとビームの方向	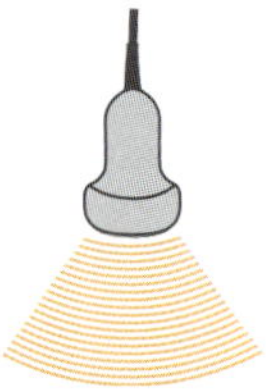	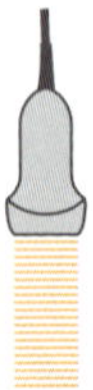	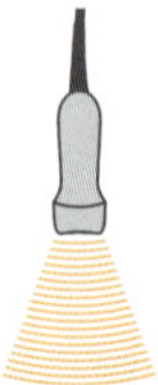
画像	腎臓 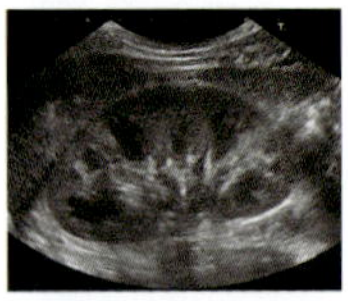 膀胱 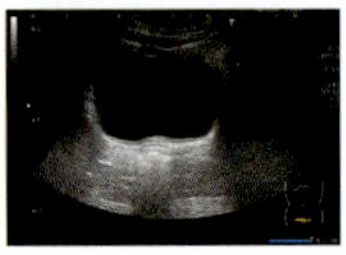	虫垂 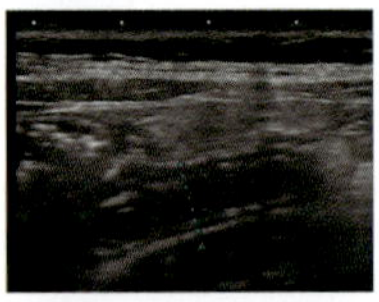 股関節 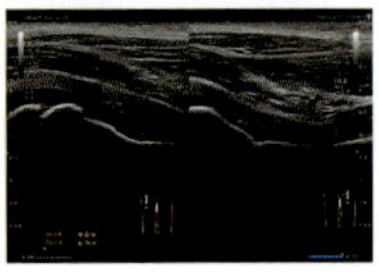	心臓 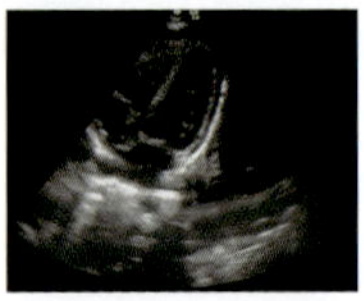 脳 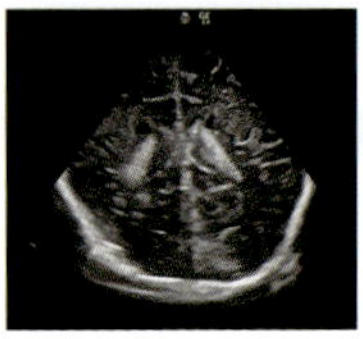
適応	・腹腔内実質臓器 （肝臓，胆嚢，腎臓，脾臓，膵臓） ・腹部脈管 （腹部大動脈，下大静脈） ・骨盤内臓器（膀胱，卵巣，子宮） ・腹水，消化管，深部の肺	・血管，皮膚，軟部組織 ・消化管，胸膜 ・筋肉，骨表面，関節 ・精巣，ヘルニア ・眼球，鼻骨，副鼻腔 ・頸部（唾液腺，甲状腺，リンパ節，扁桃腺） ・末梢神経，脊髄	・心臓 ・下大静脈 ・深部の肺 ・経頭蓋

図5 プローブの種類と特性，適応

文献3〜5を参考に作成.

⑤focus：評価した構造物の下端に合わせることで，分解能のよい画像が得られます.

⑥Mモード：1つのスキャンライン上にあるすべての構造物の動きが経時的に表示されます.

⑦保存（静止画・動画）：エコーのメリットはリアルタイム性です. 動画保存しておくと後で見返せるメリットがあります.

⑧ボディーマーク：画面保存のとき，忘れずに入れましょう. プローブの左右の向きを間違えないように注意してマーク回転をしましょう.

⑨カラードプラ：受信ビーム上の血流平均速度，血流方向，血流の乱れ（分散）などの情報が表示されます. 近付くものは赤く，遠ざかるものは青く表示されます.

⑩PD：パワードプラといい，ドプラスペクトルの積分値（面積）に対応して表示されます. PDはカラードプラと比較して角度依存性が少ないこと，低速の血流に対して感度がよいこと，折

Ⓐ スライド
(slide, sliding)

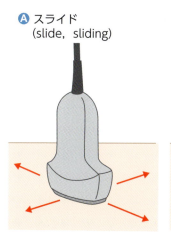

Ⓑ 回転
(rotate, rotating)

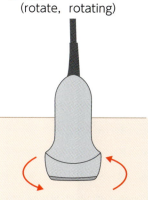

Ⓒ 傾け（扇走査）
(tilt, tilting)

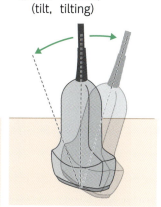

Ⓓ ロッキング（振り子）
(rock, rocking)

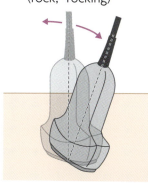

Ⓔ 圧迫
(compress, compressing)

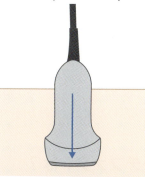

図6　プローブの操作方法
A）持つプローブを横，縦に直行する．B）中央を軸に回転させる．C）あてた位置をずらさずに扇状にプローブを動かす．D）角度を変更するときに用いる．E）垂直方向に圧をかける．

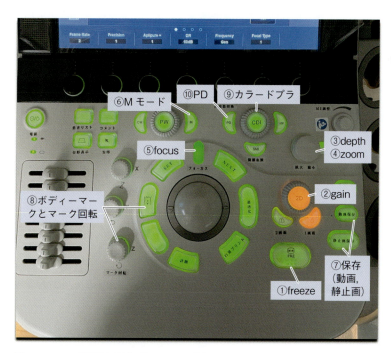

図7　エコー機器と操作ボタンの一例
メーカーによってボタンの配置は異なるので自施設の機器を確認してもらいたい．

第1章　POCUSを行うために必要な基礎知識

1 超音波の基礎

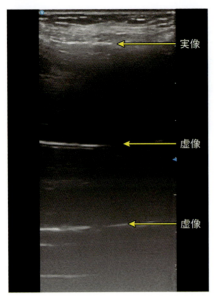

図8 多重反射 橈骨

長管骨に関して長軸であてるとアーチファクトで深さを見誤る可能性があるため、骨表面の深さを認識するにはまず短軸であてるとよい.

り返し現象がないことが利点とされる一方で、オレンジ色の単色であるため血流方向がわからない点は短所とされます.

▶ 折り返し現象（エイリアシング）とは，「ドプラ入射角度の影響」や「血流速度と速度レンジが合っていないとき」に実際の方向とは反対方向の流れに表示されることをいいます.

6 押さえておくべきアーチファクトは？

アーチファクトは，超音波で生じる邪魔な"ノイズ"と考えられがちです．しかし，実は**アーチファクトがなぜ生じているのか？ を考えることで，画像内の病態を理解するための有用な情報となることがあります．**基本的なアーチファクトは押さえておきましょう！

1）多重反射

多重反射（図8）には，① プローブと体内の反射面の間で生じる場合と，② 体内の2つの反射面の間で生じる場合があります.

①反射体の反射が強く，経路の減衰が少ない場合には，戻ってきたエコーの一部がプローブ表面で反射し，再度反射面に向かい，またプローブで受信されることをくり返します．そのため，プローブと反射面の整数倍の間隔で擬似エコー像が出現します.

②結石や穿刺針などが周囲の組織と音響インピーダンス（表）が大きく異なるために，前後の鏡面像で大きな反射が生じ，擬似エコーがくり返されます．小さく内部の音速が速い結石などの場合には，多重反射によるエコー像の間隔が狭く彗星の尾のように見えることから，comet-like echo，comet sign，comet tail artifactと呼ばれます．生体内では胸壁や腹壁により多重反射を生じる場合が多く，心臓，胆嚢，膀胱などの内部に液体を含む臓器で生じやすいとされます.

2）サイドローブ

プローブから垂直に発生する最も強いビームをメインローブ（主極），斜め方向に発生する低いビームをサイドローブ（副極）と呼びます．そのサイドローブから生じた反射波の方向にある

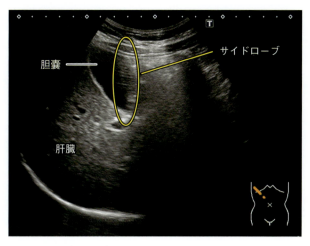

図9　サイドローブ

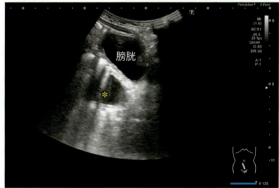
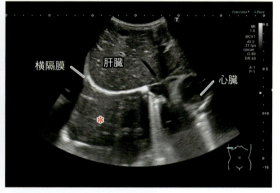

図10　鏡面現象
A）❁：膀胱の鏡面像（硬便のため）．B）＊：肝臓の鏡面像（横隔膜のため）．

情報が虚像をつくる擬似エコー像を**サイドローブ**によるアーチファクト（図9，一般的にサイドローブと呼んでいます）といい，胆囊，膀胱，横隔膜，胆囊結石などで生じやすいとされます．

3）鏡面現象

　反射面に対して，線対称に反射した虚像が認められる現象を**鏡面現象**といいます（図10）．横隔膜や骨の後方などが鏡面になることが多いです．

4）音響陰影

　周囲の組織と音響インピーダンスが大きく異なる組織や結石などの表面では入射した超音波の反射が大きくほとんど透過しません．減衰の大きい組織を透過すると超音波が弱くなり，エコー信号が検出できないため画像上では無エコー帯として表示されます．このようにして生じる構造物の後方の無エコー帯を**音響陰影**〔acoustic shadow，（図11）〕といいます．生体内では，結石，骨，消化管ガスなどの後方に認められます．

1 超音波の基礎

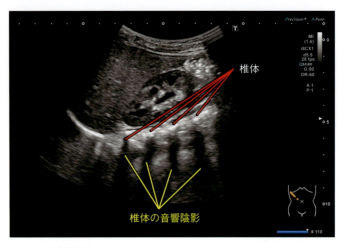

図11 音響陰影

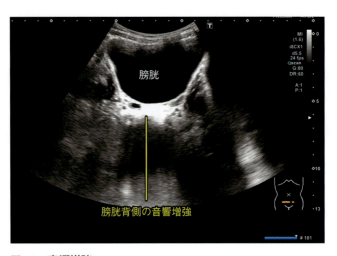

図12 音響増強

5) 音響増強

　膀胱や囊胞などの内部で減衰の少ない構造物があると，その構造物を通過したビームの強さは，構造物を通過しない同じ深さの周囲のビームの強さに比べて減衰が少ないため，強くなります．その構造物より後方が周囲と比べてよりエコー輝度が高く表示される現象を**音響増強**といいます（図12）．癌や囊胞，胆囊，膀胱などの後方に認められます．

6) 外側陰影

　球状や円柱状の構造物の側方境界部では屈折や臨界角度を超えた反射などにより，プローブで反射エコーを受信できず，構造物の輪郭に欠損を生じるとともに，その後方に無エコー帯ができます．構造物の境界部が滑らかなほど欠損や無エコー帯が発生しやすく，これを**外側陰影**（側方陰影）といいます（図13）．

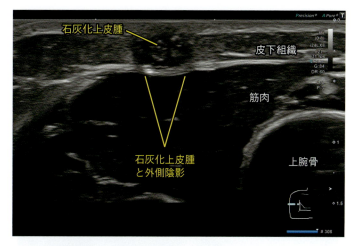

図13 外側陰影：石灰化上皮腫の小児例

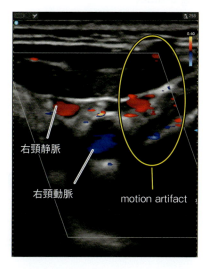

図14 カラードプラでのmotion artifact movie01

7) カラードプラでのmotion artifact

　プローブの急激な操作や呼吸による臓器の動きなどでカラーフィルタではとり除けない信号が混入すると，カラー表示された血流の観察を妨げます．このようにして表示される不要なカラー表示のことを，motion artifactといいます（図14）．

8) カラードプラでのtwinkling artifact

　結石や石灰化，胆嚢壁のstrong echoなどから強い信号がカラードプラの信号解析経路に混入することで擬似ドプラ振動として認識されます．このとき，点滅するモザイク様のカラーノイズとして表示されるアーチファクトを，twinkling artifactといいます（図15）．尿路結石を見つけるときに有用です．

9) 異方性

　異方性は，筋骨格エコーでみられる一般的なアーチファクトで，異なる方向で測定した場合に異なる値をもつ特性を示すものとして定義されます．超音波ビームが撮像対象の構造の平面に対

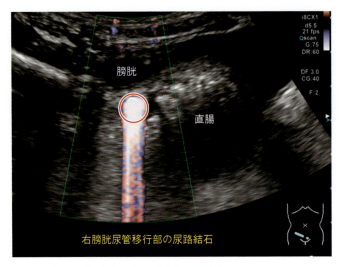

図15 カラードプラでのtwinkling artifact
○に尿路結石があると予測される.

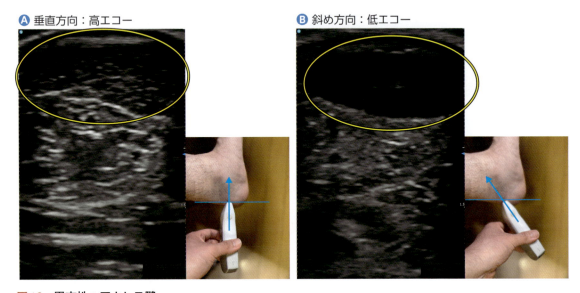

図16 異方性：アキレス腱

して垂直でない場合，異方性が生じ，アーチファクトによる低エコー所見（図16）が生じます[6]．
腱，靱帯，筋肉などでみられます．垂直に画像化されると高エコーになりますが，斜めの角度で画像化されると低エコーまたは無エコーに見える場合があり，注意が必要です．評価したい構造物の軸に対してrocking操作で調整したり，**縦断面や横断面の双方で評価することも大切**です．

7 エコーの安全性について知っておくべきこととは？

エコーは安全ではありますが，生体への超音波による影響を考慮すべきであり，エコーの使用は必要最小限の出力で，可能な限り短時間で終了しなければいけません．これは**ALARA**（As Low As Reasonably Achievable）の原則と呼ばれます．ALARAの原則は「放射線防護の3原則」の1つであり，個人の被ばく線量や被ばくする人数を，経済的および社会的要因を考慮に入れ可能

な限り低く保つことそのものです．エコーもこの原則に従う必要があります．

　超音波には出力の安全性指標として，MI（mechanical index）とTI（thermal index）があります．MIは超音波が生体に及ぼす機械的作用に関連し，圧力変化で気泡を活性化する現象であるキャビテーションを発生させる可能性に関する値です．一方，TIは超音波が生体に及ぼす熱的作用に関する値です．造影剤を使用する場合にはMIを，妊娠中の胎児エコーや眼の走査を行う場合にはTIを調整する必要があります[7]．

若手Dr：ふぅ～疲れました…！　でもエコーを使うための基本がわかった気がします．

市　村：あとは使ったあと，しっかりと後片付けをすることも重要だよ．

若手Dr：ゼリーがついたままのプローブは劣化していくんですよね．

市　村：そうなんだ．おしぼりや湿らせたガーゼでしっかりと（かなり汚れた場合には消毒液も考慮）拭いてあげてね．プローブコードもきれいに整えて．

若手Dr：はい！　一流のアスリートほど道具を大切に扱うといいますもんね！　よし，まずはエコーの扱い方から頑張るぞお～と！

市　村：いいね！　その意気で早速次の章に行ってみよう！

▓ 謝辞
図9～13，15は北九州市立八幡病院 小児臨床超音波センター 小野友輔 先生のご厚意により提供いただいた．

▓ 引用文献
1）「Ultrasonics in clinical diagnosis Scientific basis of Medicine — Annual Reviews」（Wells PNT, ed），pp38-53, Athlone press, 1996
2）「レジデント・臨床検査技師のためのはじめての超音波検査 第2版 1冊でわかる全科のエコーのポイント」（森 秀明，他／編），文光堂，2019
3）「Point-of-Care超音波 原書第2版」（山田 徹，南 太郎／監訳），p25，丸善出版，2020
4）Smith RS & Fry WR：Ultrasound instrumentation. Surg Clin North Am, 84：953-71, v, 2004（PMID：15261749）
5）「Pediatric Sonography, 5th ed.」（Siegel MJ, ed），Wolters Kluwer, 2019
6）Crass JR, et al：Tendon echogenicity: ex vivo study. Radiology, 167：499-501, 1988（PMID：3282264）
7）日本超音波医学会，電子情報技術産業協会 医用超音波専門委員会：超音波診断装置の安全性に関する資料 第5版．2023 https://www.jsum.or.jp/committee/uesc/pdf/safty.pdf（2024年12月閲覧）

1 超音波の基礎

救急外来

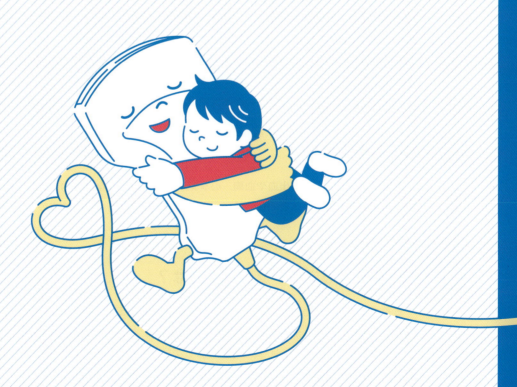

第2章 救急外来

1 小児のFAST
4部位で11ポイントを確認しよう

難易度 ★☆☆

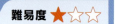

木下正和

若手Dr：先生，2段ベッドから転落して腹部を打撲した6歳女児を診察していますが，相談してもよいですか？

木下：もちろん．テーブルの縁に左側腹部を打撲したんだね．バイタルサインは問題なさそうだね．腹痛の程度はどう？

若手Dr：外傷痕はないのですがかなり痛みは強いようで，左上腹部に圧痛があります．パッとFASTをしたのですが陰性でした．腹腔内臓器損傷は否定的なので，ひとまず自宅で様子をみてもらおうかと思います．

木下：すばやくFASTをしていていいね．ところで，FASTでどの部位を確認したの？

若手Dr：はい，心周囲と，肝腎境界，脾腎境界，Douglas窩です．あ，ついでに両側の胸腔も見ました（ドヤ顔）．30秒くらいでパッと見ただけですが…．

木下：なるほど．かなり腹痛が強いのならFASTが陰性でも要注意だね．小児のFASTのポイントを理解してから，もう一度診察から一緒にやってみよう．

FAST（focused assessment with sonography for trauma）は**主に外傷において体幹内の出血の検索に用いられる走査方法**です．外傷診療のPOCUSのなかでも使用する頻度が高く，馴染みのある方が多いのではないでしょうか？ここではFASTの手法について，各部位での注意点や小児での特徴も交えつつ解説していきます．気胸の評価も含めたE-FAST（extended-FAST）もありますが，本稿では小児診療で使用することの多い，腹腔内を中心としたFASTについて述べています．肺エコーによる気胸の評価は別項（第3章5参照）をご覧ください．

1 FASTの適応は？

外傷において，腹腔内出血や血胸，心タンポナーデのような体幹内の出血を疑うときに行います．高エネルギー外傷患者の他，特に小児では鈍的腹部外傷のみの診療のなかで行うことが多いです．

2 FASTにおけるプローブのあて方は？

患者さんは仰臥位とし，コンベックス型プローブまたはセクタ型プローブを用います．前者は深い範囲を広く描出しやすく，腹腔内の観察に適します．後者は接地面が小さいため肋間が狭い小児で観察しやすい点や，心臓の評価も同じプローブで行いやすいというメリットがあります．**患者さんの体格や観察したい部位によって使い分ける**のがよいでしょう．

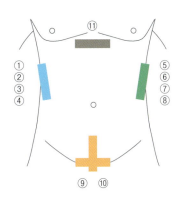

右上腹部	①胸腔，②横隔膜下，③肝腎境界，④肝下端周囲
左上腹部	⑤胸腔，⑥横隔膜下，⑦脾腎境界，⑧脾下端周囲
恥骨上部	⑨膀胱直腸窩，⑩膀胱周囲
心窩部	⑪心周囲

図1　プローブをあてる4つの部位と確認すべき11か所（4 areas 11 points）

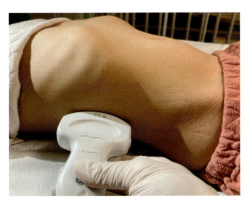

図2　右上腹部
中腋窩線に沿って縦方向にあてる．肋骨の陰影で見えにくい場合は肋骨と平行になるよう反時計周りにrotateすると見やすい．

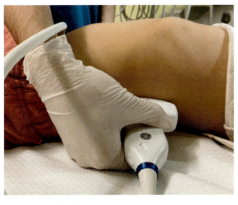

図3　左上腹部
脾臓をwindowにするため右側と比べるとより背側，頭側からあてたほうが見やすい．「Knuckle the bed」といわれるようにベッドへ右手を沈み込ませるようにするとよい．

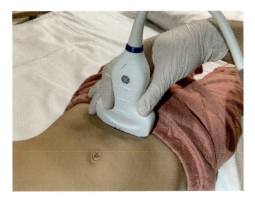

図4　恥骨上部（横）
恥骨結合の上部に当てやや尾側を覗くようにtiltingすると膀胱を描出できる．

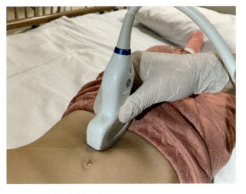

図5　恥骨上部（縦）
縦方向でも，tiltingを行い膀胱周囲をしっかり観察する．

　プローブをあてる部位は大きく**右上腹部**，**左上腹部**，**恥骨上部**，**心窩部**の4つの部位です（図1～6）．

　両上腹部は主に縦に，心窩部は横向きでプローブをあて，恥骨上部では横と縦と2方向で確認

1　小児のFAST

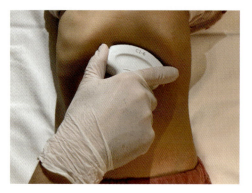

図6 心窩部
剣状突起のやや左側から見上げるようにあてる．やや右側から，肝臓をwindowとして利用したほうが描出しやすいこともある．

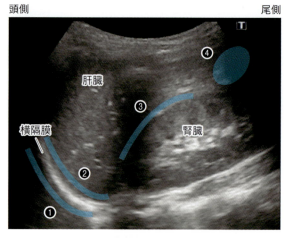

図7 右上腹部の正常像と確認する4か所
①胸腔，②横隔膜下，③肝腎境界，④肝下端周囲．

します．
　4つの部位のあてる順番は定まったものはありませんが，成人では右上腹部で最も陽性となりやすいため右上腹部からあてるとよいとされています．小児では恥骨上部で最も陽性となりやすいことから，同部からあててもよいでしょう[1, 2]．
　後述しますが，小児のFASTでは腹腔内出血や臓器損傷に対して感度が十分でないことが指摘されており，これらを見逃さないためには**質の高いFASTを行う**ことが重要です．次の項ではエコー画像を基に4つの部位で確認すべき11か所について解説していきます．

3 FASTの所見は？

　急性出血による血液は主に無エコー域（黒色）として検出されるため，FASTでは各部位でそのような液体貯留がないかを観察していきます．

1）右上腹部

　ここでは胸腔と横隔膜下，肝腎境界（Morrison窩），肝下端周囲の4カ所（図7①～④）を確認しましょう．まず肝臓とその頭側に高輝度に見える横隔膜を描出します．その頭側が胸腔で，尾側が腹腔であり，横隔膜の上下に液体貯留がないかを観察します（図7①，②）．プローブを尾側にslideすると腎臓が描出でき，Morrison窩を確認できます（図7③）．tiltingを行うことで少量の液体貯留も検出しやすくなります．さらに尾側へslideし，肝臓の下端周囲も確認しましょう（図7④）．この部位は**右上腹部でFAST陽性となる小児において最も液体貯留の頻度が高かった**とする報告もあり[1]，見逃さないようにしましょう．ここでの陽性例のエコー画像を図8，9に示します．

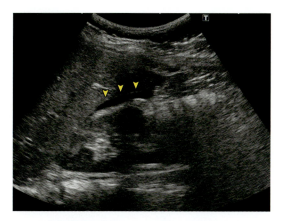

図8 肝腎境界（Morrison窩）で陽性（▷）

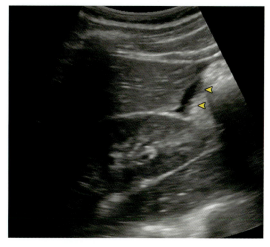

図9 肝下端周囲で陽性（▷）

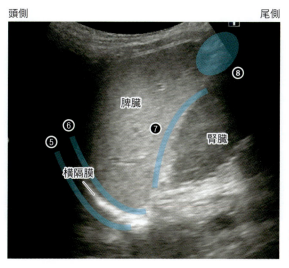

図10 左上腹部の正常像と確認する4か所
⑤胸腔, ⑥横隔膜下, ⑦脾腎境界, ⑧脾下端周囲.

2）左上腹部

　　ここでも右側と同様，胸腔と横隔膜下，脾腎境界，脾下端周囲の4か所を確認しましょう（図10⑤〜⑧）．基本的な操作方法・観察する箇所は右側と同様です．左上腹部での陽性例のエコー画像は図11，12のようになります．

3）恥骨上部

　　恥骨結合にあて膀胱と直腸を描出します．横方向と縦方向の2方向で確認します（図13）．それぞれで丁寧にtiltingを行い膀胱直腸窩（女性ではDouglas窩，図13⑨）と膀胱周囲（図13⑩）を確認しましょう．**恥骨上部は小児の腹腔内液体貯留で最も陽性となりやすい部位であり，体格の小さい思春期以前の小児では特に重要です．**膀胱直腸窩と膀胱周囲それぞれの陽性例は図14，15のようになります．

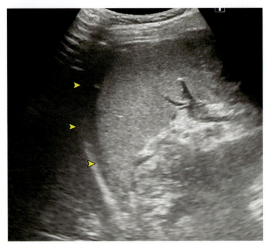

図11 左横隔膜下で陽性（▷）

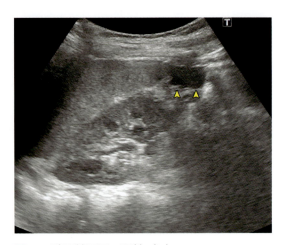

図12 脾下端周囲で陽性（▷）

Ⓐ 横方向　　　　　　　　　　　　　Ⓑ 縦方向

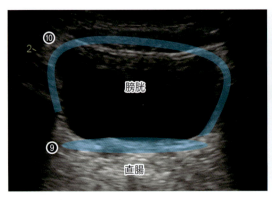
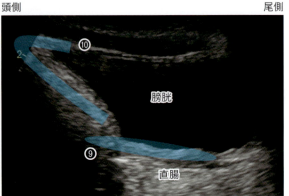

図13 恥骨上部の正常像と確認する2か所
⑨膀胱直腸窩，⑩膀胱周囲．

4）心窩部

　剣状突起の左側から見上げるようにプローブをあて心臓全体を描出します．やや右側から肝臓を音響窓として利用すると観察しやすいこともあります．心臓周囲に無エコー域がないか観察します（図16）．陽性例では図17のように見えます．心嚢液は後方から貯留することもあるため，心臓全体を描出しましょう．心窩部から見えにくい場合は，**通常の心エコーで見る傍胸骨像でも代用できます**．

4 FASTのエビデンスと限界は？

　小児のFASTでは，臓器損傷や腹腔内出血に対して感度は20〜80％，特異度は77〜100％とされており[3]，報告によりばらつきはありますが感度が十分でないことに注意が必要です．つまり「FAST陰性」だけでは臓器損傷の除外には不十分であり，CTを撮影しない根拠にはなりません．**病歴や身体所見など，他の要素と組合わせて判断する必要があります．**

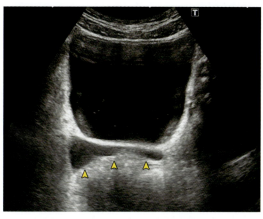

図14 膀胱直腸窩で陽性（▶） movie01

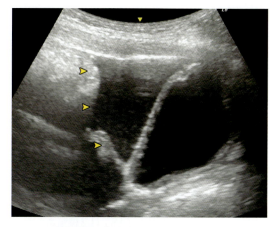

図15 膀胱周囲（頭側）で陽性（▶）

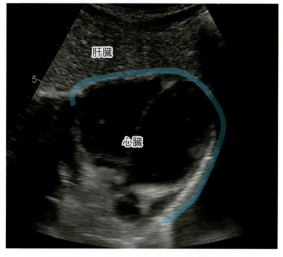

図16 心窩部での正常像と確認する箇所
心臓周囲に無エコー域がないか観察します．

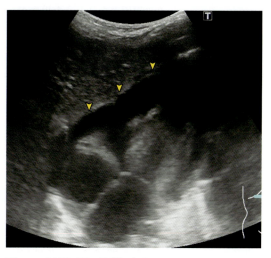

図17 心臓周囲で陽性（▶）

　　成人においてはFASTを外傷診療で用いることでCT撮影率や合併症の減少，手術までの時間の短縮などの効果が報告されていますが，小児ではそのような臨床的な予後を改善することを示すエビデンスまではありません[4]．

5 FASTのピットフォールは？

　　FASTが「偽陰性」となる要因には，出血量が少ない（受傷後早期など），腸管ガスや肥満などによる描出困難，術者の技量不足による描出不十分，などがあります．また腹腔内出血を伴わない実質臓器損傷が小児で多いことや，腸管損傷や後腹膜出血（腎臓や骨盤，大血管の損傷など）ではそもそもFASTは陰性となりやすいことを認識しておきましょう．つまり，FASTが陰性でもこれらの病態は否定できず，臨床所見から疑う場合には造影CTなど他の方法で検索を進める必要があります．

　　小児では膀胱直腸窩に少量の生理的腹水を認めることがあり，その頻度は1.5〜16％と報告されています[5]．そのため膀胱直腸窩でFASTが陽性の際に，出血なのか生理的腹水なのかわから

ず判断に迷うことがあります．原則としては，FASTを行っている（外傷による腹腔内出血を疑っている）以上は出血があるという判断で造影CTなどの精査に進むべきでしょう．腹腔内出血を疑っていないのに「とりあえずFAST」のように安易に行うと余計に判断に迷ってしまったり，「偽陽性」になることもあるため，**検査前確率を考えてFASTの適応を判断しましょう．**

まとめると，FASTは陽性の際に「そこに液体貯留がある」とは教えてくれますが「**液体の性状が何か**」までは必ずしも教えてくれず，**陰性でも腹腔内出血や臓器損傷を完全に否定できるわけではない，**ということを理解したうえで場面に合わせて用いましょう．

6 FASTを使いこなすコツは？

筆者は小児のFASTは2種類あると考えています．1つはJATEC（Japan Advanced Trauma Evaluation and Care）でのPrimary Surveyに準じた外傷診療や成人の救急診療でも行うような，「ショックの原因となりそうな出血があるか？ 安全にCTにいけそうか？ 緊急処置（例：胸腔ドレナージ，心嚢穿刺，緊急開腹）でなくてよいか？」を判断するための，粗大な出血を短時間で探す「**バイタル変動を予測するFAST**」です．もう1つは，walk-in症例も含めて全身状態が安定した腹部打撲の小児で行うような，先述した11か所を意識して丁寧に描出し検索する「**CT適応の判断材料の1つにするFAST**」です．

前者のような，例えばバイタルサインが不安定であったり処置が立て込む状況でのFASTでは，1〜2分以内など短時間で行うことも意識しつつ，くり返し評価することが重要になります．反対に，後者のようなFASTでは少し時間をかけて丁寧に行うとよいでしょう．**どういう目的のFASTをしているのかを意識し，行うタイミングやかける時間を調節することが大切**と考えています．

若手Dr：先生，教わったポイントを意識してもう一度FASTをしてみると，脾下端周囲が陽性でした…（図12）．

木　下：本当だね．診察所見と合わせると外傷性脾損傷が疑わしい．モニタリングを継続しながらすぐに末梢静脈路を確保して，造影CTに行こう．

若手Dr：ポイントを理解して丁寧にFASTをすることで，自分のFASTの感度が上がったことが実感できました！

木　下：FASTの弱点を意識したプローブ操作をすることやくり返しFASTを行うことも感度を上げる工夫だね．単純なようで奥が深いFAST，その長所も短所も理解して活用していこう．

■ 引用文献

1) Brenkert TE, et al：Peritoneal fluid localization on FAST examination in the pediatric trauma patient. Am J Emerg Med, 35：1497-1499, 2017（PMID：28433455）
2) Nance ML, et al：Pattern of abdominal free fluid following isolated blunt spleen or liver injury in the pediatric patient. J Trauma, 52：85-87, 2002（PMID：11791056）
3) Fornari MJ & Lawson SL：Pediatric Blunt Abdominal Trauma and Point-of-Care Ultrasound. Pediatr Emerg Care, 37：624-629, 2021（PMID：34908375）
4) Holmes JF, et al：Effect of Abdominal Ultrasound on Clinical Care, Outcomes, and Resource Use Among Children With Blunt Torso Trauma: A Randomized Clinical Trial. JAMA, 317：2290-2296, 2017（PMID：28609532）
5) Arredondo AR, et al：Ultrasonographic Evaluation of Physiologic Free Intraperitoneal Fluid in Healthy Children: A Prospective Observational Study. J Ultrasound Med, 41：1061-1067, 2022（PMID：34338342）

第2章 救急外来

難易度 ★★☆

2 心エコー
これだけできれば十分！

本間利生

本　間：今回は「心エコー」がテーマだよ．

若手Dr：救急の先生がポータブルエコーを使っているのをよく見かけます．

本　間：エコー機器の解像度の向上や小型化に伴い，循環器の専門ではない医療者がベッドサイドで心エコーを施行するのはあたり前になっているね．非専門家でも適切に心エコーが施行できることを目的にさまざまな簡易プロトコルが考案されているよ[1]．FoCUSって知ってる？

若手Dr：フォーカス？

本　間：FoCUSはfocused cardiac ultrasound examinationの略で，2013年に米国心エコー学会から発表された心臓のPOCUSプロトコルの代表格だよ．心膜液貯留／心タンポナーデ，両心室のサイズと機能，血管内ボリュームの状態について情報を得ることで，患者さんの致命的な病態を把握するために施行するんだ．

若手Dr：患者さんの命に直結するエコーですね．

本　間：今回は「FoCUS」と，先天性心疾患において重要な「大動脈弓・動脈管の描出」について2本立てで解説しよう．

---

1 心エコーの方法は？

　使用するプローブは，セクタ型プローブが推奨されます．新生児から学童と体格の幅が大きいため，可能であれば低周波（2〜2.5 MHz）と高周波（7.5 MHz）の両方を用意します[2]．体格が大きい場合は，特に心窩部アプローチではコンベックス型プローブが適している場合もあります．ハイスペックな装置の方がより詳細な評価が可能ですが，近年はポータブルエコーでも高性能なものが出てきており，簡便性・迅速性に優れます．

　基本は仰臥位で施行しますが，年長児で協力が得られる場合，全身状態が許せば左側臥位での施行も検討します．**プローブを扱う検者の手指を患者さんの体に接地することでプローブを安定させることが重要**です．心臓全体が画面に入るようにdepth（深さ）を調整します．米国心エコー図学会（American Society of Echocardiography：ASE）では，小児のFoCUSにおける検査時間は5〜7分間程度，10枚程度の画像を残すことが推奨されています[2]．

2 FoCUSの評価方法は？

　FoCUSは緊急の介入を必要とする生理学的な異常（循環障害）を有する患児を対象としてお

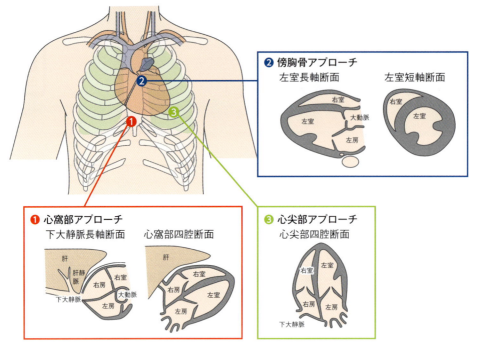

図1 FoCUSの基本断面
Basic FoCUSに必要な3アプローチ5断面を示す．文献3より引用．

表1 FoCUSにおける評価項目とシナリオ

FoCUSにおける7つの評価項目	FoCUSにおける6つのシナリオ
(1) 左室収縮能	(1) 循環不全/ショック
(2) 右室収縮能	(2) 心停止/心停止前
(3) 心嚢液，心タンポナーデを疑う所見	(3) 胸痛/呼吸苦
(4) 血管内ボリューム，輸液反応性	(4) 胸部/心外傷
(5) 慢性変化（心室拡大・肥大，心房拡大）	(5) 呼吸不全
(6) 弁異常	(6) 失神/前失神
(7) 大きな心腔内構造物（疣腫，腫瘍，血栓）	

文献4より引用．

り，専門家が行う包括的な心エコーとは異なります．病歴，バイタルサイン，身体所見や検査データと組合わせて病態を明らかにし，管理の方針決定に役立てることを目的としています．心窩部アプローチ，傍胸骨アプローチ，心尖部アプローチの3つのアプローチ法が用いられ，主に5つの基本断面で観察と評価を行います（図1）．

2018年の欧州心臓病学会の focus cardiac ultrasound core curriculum and core syllabus では，表1の7つの評価項目と6つのシナリオが設定されています[4, 5]．

以下に，5つの基本断面の描出と評価について解説します．

1）傍胸骨長軸像（図2）

プローブは第3もしくは第4肋間胸骨左縁にあてます．次に，プローブを胸壁に垂直にあてて頭側や尾側に傾けて調節します．マーカーの向きは右肩方向です．僧帽弁が中央にくるようにし，

Ⓐ 傍胸骨長軸像 Ⓑ 描出方法

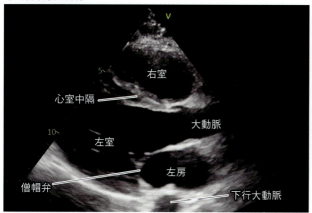
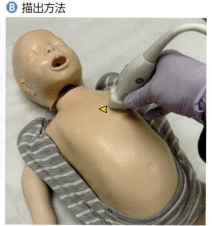

図2 傍胸骨長軸像
▷：マーカーの向き

表2 目視でのEF評価の目安

	FoCUSにおけるEFの目安		
	男性EF（％）	女性EF（％）	FoCUSの目安（％）
高度低下	＜30	＜30	＜30
低下	30-51	30-53	30-50
正常	52-72	54-74	50-70
過収縮	＞72	＞74	＞70

文献5より引用.

　心室中隔と大動脈前壁を同じ高さにします．左室の収縮能／大きさ，右室の収縮能／大きさ，心膜液の有無，僧帽弁逆流，大動脈弁逆流を評価します．

　心収縮は見た目〔visual EF（ejection fraction：駆出率）〕で判断します．成人での検討では，測定したEFとvisual EFについて，専門医と非専門医でそれほど精度に差がないとされています[6]．簡単な判定基準を表2に示します[7]．

2）傍胸骨短軸像（乳頭筋レベル）（図3）

　傍胸骨長軸像からプローブを90°時計方向に回転させ，僧帽弁レベルを描出します．プローブを心尖部方向に少し傾け乳頭筋レベルを観察します．マーカーは左肩方向です．左室を正円形に，前後乳頭筋が均等になるように描出します．左室の収縮能／大きさ，右室の収縮能／大きさ，心室中隔運動，心膜液の有無を観察します．

3）心尖部四腔像（図4）

　心尖部（第5肋間鎖骨中線上，左乳頭のやや下あたり，心尖拍動を触れる場所，短軸像で左室が見えなくなる場所）で，ビームは心尖部から心基部を見上げる向きです．マーカーの向きは左腋窩方向です．左室の収縮能／大きさ，右室の収縮能／大きさ，心膜液の有無，三尖弁／僧帽弁逆流の有無を観察します．

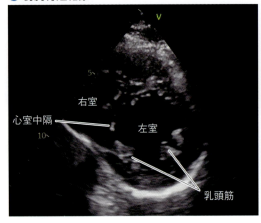
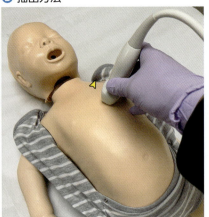

図3　傍胸骨短軸像
▷：マーカーの向き

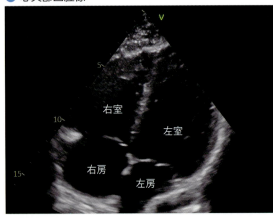
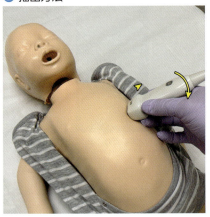

図4　心尖部四腔像
▷：マーカーの向き，⇒：プローブを動かす方向

4) 心窩部四腔像（図5）

剣状突起（肝臓をwindowにして）にあてます．プローブは上から持ち，寝かせて，ビームは左肩の方に向けます．プローブのマーカーの向きは左腋窩方向です．左室の収縮能/大きさ，右室の収縮能/大きさ，心膜液の有無，三尖弁/僧帽弁逆流の有無を観察します．

5) 心窩部下大静脈長軸像（図6）

心窩部（剣状突起右縁）で腹壁に垂直にプローブをあてます．プローブは頭側に向けます．下大静脈長軸，肝静脈，右房への流入が見えるように描出し，下大静脈とその呼吸性変動を観察します．下大静脈は前負荷の指標とされますが，さまざまな条件（腹腔内圧や陽圧換気など）の影響を受けるため絶対値での評価はできません．虚脱している場合は循環血液量減少を示唆します．心原性や閉塞性ショックでは拡張し呼吸性変動が減弱します．ショックのタイプごとの所見を表3にまとめました．

Ⓐ 心窩部四腔像　　　　　　　Ⓑ 描出方法

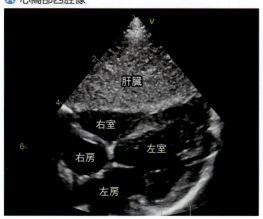 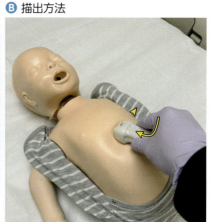

図5　心窩部四腔像
▷：マーカーの向き，プローブを仰ぎ見るように動かす（⇨）

Ⓐ 心窩部下大静脈長軸　　　　Ⓑ 描出方法

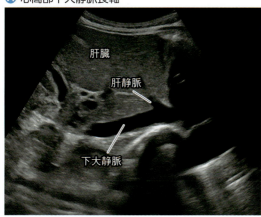 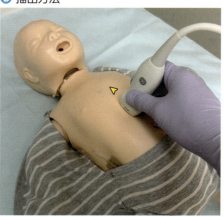

図6　心窩部下大静脈長軸像
▷：マーカーの向き

表3　ショックの分類とエコー所見

ショック分類	心臓エコー所見	下大静脈エコー所見
循環血液量減少性	過収縮 心室の虚脱	虚脱
心原性	低収縮 心室の拡張	拡張
閉塞性	過収縮 心膜液貯留 心タンポナーデ 右室圧負荷 心内血栓	拡張
血液分布異常性	過収縮（敗血症早期） 低収縮（敗血症後期）	正常・虚脱

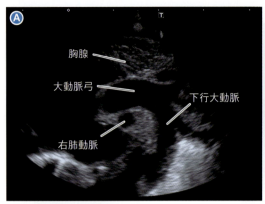
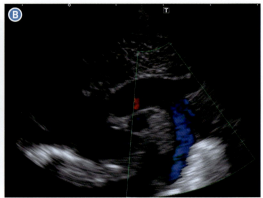
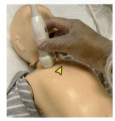

図7　胸骨上窩からの大動脈弓

▷：マーカーの向き

3 大動脈弓・動脈管の評価方法は？

　動脈管は大動脈弓と左肺動脈を連絡する血管です．通常生後2〜3週間で自然閉鎖します．先天性心疾患のうち，血行動態が動脈管に依存しているタイプの患者さんを診る際に，動脈管の描出が必要になります．

1）大動脈弓

　胸骨上窩から見下ろすようにあてます（図7）．プローブ角度を1時方向（左側大動脈弓の場合）にすると大動脈弓を描出できることが多いです．余裕があれば首の下にタオルを入れて首を後屈させると見やすくなります．大動脈縮窄症では大動脈峡部（aortic isthmus：大動脈左鎖骨下動脈起始部付近から動脈管流入部の間にあたる区間）の狭窄，血流乱流や加速が認められます（図7B）．

2）動脈管

　傍胸骨アプローチで短軸断面を描出します（図8A）．動脈管が開存している場合，左右肺動脈分岐部断面よりわずかに頭側にスライドすると肺動脈から連続する動脈管が描出できることが多いです（図8B）．カラードプラで動脈管の血流方向が肺動脈に向かう左右方向か，あるいは肺動脈から遠ざかる右左方向かを確認することで血行動態，病態を推測する一助になります．
　ここで描出された動脈管を画面中央とし，プローブを反時計回りに90°rotationさせると動脈管を長軸方向に描出する，いわゆる"ductal view"（left parasternal sagittal view）が得られます（図8C）．

Ⓐ 左右肺動脈分岐部

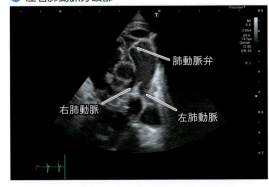
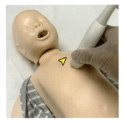

Ⓑ (Aからやや上方にtilt) 画面中央は動脈管

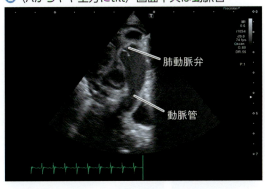
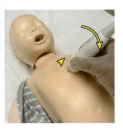

Ⓒ プローブをBから反時計回りにrotationし, 矢状 (sagittal) 断面にした "ductal view" (マーカーは12時方向)

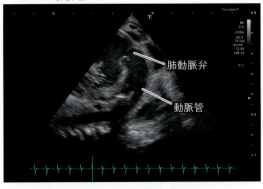
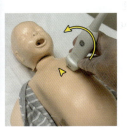

図8 動脈管の描出 (傍胸骨短軸断面)
▷：マーカーの向き，⇒：プローブを動かす方向

4 実際の症例にFoCUSを使ってみたらどうなる？

FoCUSを使った症例を5つ紹介します．FoCUSを使うイメージをもつために参考にしてください．

症例1） 特発性高血圧症

症例 11歳，女児．半年前から運動時の疲れやすさを自覚していた．1週間前から呼吸困難感あり，当日は顔色不良と歩行困難あり受診した．頻脈，末梢冷感あり，FoCUSを施行した（図9）．

Ⓐ 傍胸骨短軸像

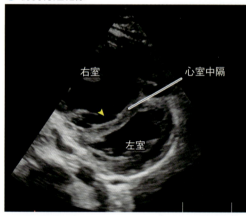

Ⓑ 傍胸骨長軸像

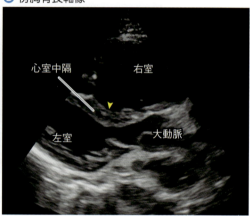

Ⓒ 心尖部四腔像

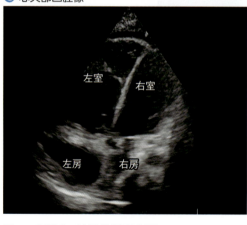

Ⓓ 心窩部下大静脈長軸像

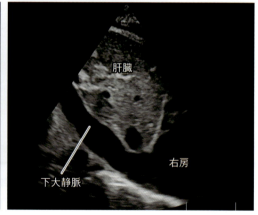

図9 症例1．特発性肺高血圧
A～C）右室が左室より大きく，中隔が左室側に張り出している（▷）．これは，右室圧が高いことを示唆している．
D）下大静脈が拡張し，呼吸性変動が消失している．

成人の急性循環不全で高い右室圧を示唆する所見を認めたらまず肺動脈塞栓を考慮するが，小児では稀である．

■ その後の経過

循環器内科にコンサルトし，肺血管拡張薬の投与が開始された．

症例2) 敗血症性ショック

症例 生後2か月男児．前日から哺乳量の低下あり，当日朝からぐったりしていたため受診した．来院時はショックバイタルで発熱あり，末梢ルート確保などと並行してFoCUSを施行した（図10）．

Ⓐ 心尖部四腔像 movie01　　　　Ⓑ 下大静脈長軸像

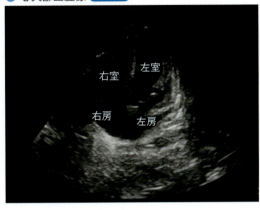
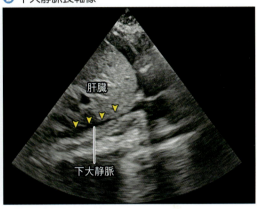

図10　症例2．敗血症性ショック
A）心収縮は良好，左右のバランス問題なし，心膜液なし．B）下大静脈が狭小化，虚脱している（▷）．

図10のエコー所見からは循環血液減少性ショックか血液分布異常性ショックのいずれかを考え，病歴や身体所見，他の検査所見から敗血症性ショックを念頭に治療を開始した．

■ その後の経過

輸液負荷と抗菌薬投与に反応し，全身状態は改善した．後日の尿培養で尿路感染症が証明された．

症例3） 心タンポナーデ

症例 13歳，男児．1週間前から咳嗽が出現した．数日前から呼吸が苦しくなり，寝られなくなった．前医で施行された胸部X線で心拡大を指摘され当院紹介された．当院搬送時はショックバイタルでありFoCUSを施行した（図11）．

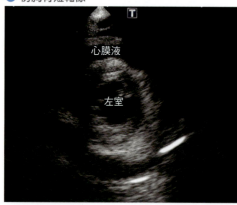
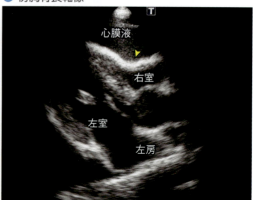
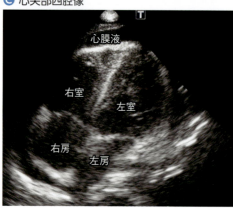
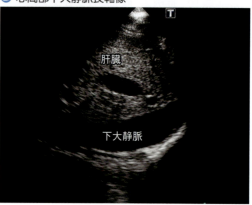

図11 症例3．心タンポナーデ
A，B）心臓の周りに全周性の低エコー域を認め，心膜液貯留．拡張期に右室の虚脱が認められる（▷）．C）心膜液が描出されている．D）下大静脈が拡張し，呼吸性変動が消失している．

図11から心タンポナーデと診断し，対応を開始した．

■ その後の経過

鎮静・臥位が窒息のハイリスクであると判断し，心タンポナーデに対して覚醒下・坐位でエコーガイド心囊ドレナージを施行した．腫瘍に対してはステロイド治療を先行し，腫瘍縮小後に生検で確定診断を行った．

症例4) 僧帽弁腱索断裂

症例 生後6か月,男児.1か月前に1週間ほど原因不明の発熱があった.解熱後は普通に生活していた.当日朝から活気不良があり当院の外来を受診した.頻脈,末梢冷感ありFoCUSを施行した(図12).

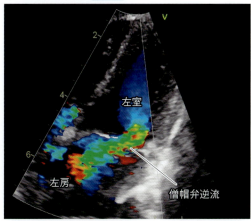

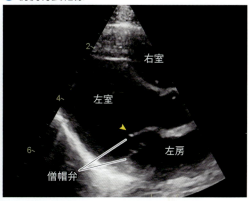

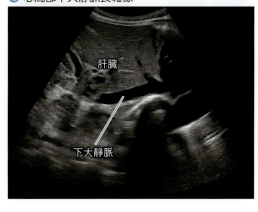

図12 症例4. 僧帽弁腱索断裂

A)高度の僧帽弁逆流を認める.B)左心系の拡大を認める.僧帽弁の前尖と後尖がずれている(▷).C)下大静脈が拡張し,呼吸性変動が消失している.

経過と図12から川崎病に合併した僧帽弁腱策断裂と診断した.

■ その後の経過

気管挿管し,人工呼吸器管理を開始した.準緊急的に僧帽弁形成術が施行された.

症例5）大動脈縮窄複合

症例 生後1か月，男児．出生後に心室中隔欠損症（ventricular septal defect：VSD）の指摘があり，紹介予定となっていた．前日から感冒症状があり，呼吸が苦しそうとのことで受診した．RSウイルス迅速検査は陽性．顔色不良と頻脈あり，心エコーを施行した（図13）．

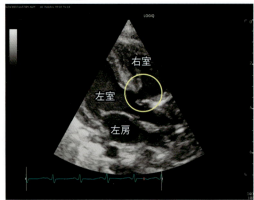
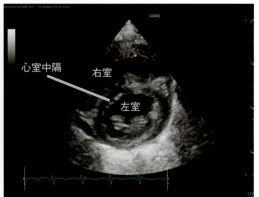
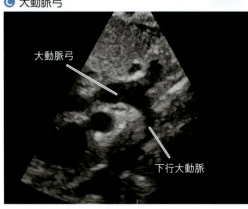
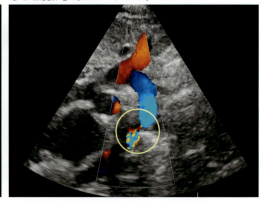

図13 症例5．大動脈縮窄複合
A）VSDを認める（○）．B）心室中隔が右室側に凸（左室が円形）．C）大動脈弓を描出．D）狭窄部位で乱流を認める（○）．

■ その後の経過

気管挿管し，人工呼吸器管理を開始した．RSウイルス感染の改善を待ち，一期的根治術が施行された．

5 心エコーのエビデンスは？

文献2はASEにより発表された推奨事項で，非循環器専門医が習得すべき小児の心臓POCUSについてまとめられています[2]．文献8は欧州小児新生児集中治療学会（European Society of Paediatric and Neonatal Intensive Care：ESPNIC）により発表されたガイドラインで，新生児および小児の心臓POCUSについて科学的根拠をもとにまとめられています[8]．そのなかで，小児の

FoCUS（心臓POCUS）は先天性心疾患の「診断」目的には用いるべきではないことが明記されています．

なお，日本集中治療医学会が編集している「集中治療超音波画像診断テキスト」は実践に即した心臓POCUSが非常にわかりやすくまとまっています[9]．

6 臨床でのリアルなピットフォールは？

先述したFoCUSのエビデンスの多くは，主に成人で検討されています．小児は頻脈になりやすく，成人と比較してvisual EFによる評価が難しいことがあります．

血管内容積の評価のための下大静脈径と呼吸性変動については一定のエビデンスが示されているものの，人工呼吸管理下や努力呼吸がある場合には信頼性が劣るとされています[8]．一方で心タンポナーデや肺高血圧など特異的な治療が必要になる病態では高いエビデンスが示されています．

有用なツールである一方で精度に限界があることを認識し，迷ったときは早めに専門家に相談する柔軟さが必要です．

若手Dr：心臓は見逃せない疾患が多くて怖いですね．

本　間：急性の循環不全は，原因によってすべき介入やその優先度が異なってくる．特に頻度は低いけど閉塞性ショックでは緊急の特異的な介入が必要で，その判断にFoCUSは非常に有用なんだ．

若手Dr：緊急時に落ち着いてできるでしょうか…．

本　間：普段からトレーニングしておけば，きっと大丈夫！　そのためのプロトコルだからね．一緒に頑張ろう！

■ 謝辞

本稿を執筆するにあたり茨城県立こども病院 小児循環器科の林 立申 先生にアドバイスをいただきました．厚く御礼申し上げます．

■ 引用文献

1) 山田博胤，坂東美佳：循環器領域のPOCUS：現状，問題点と将来展望．超音波医学，46：17-24，2019
2) Lu JC, et al：Recommendations for Cardiac Point-of-Care Ultrasound in Children: A Report from the American Society of Echocardiography. J Am Soc Echocardiogr, 36：265-277, 2023（PMID：36697294）
3) 小野幸代，丸尾　健：【まずは押さえたいFoCUSの基本】どう撮るか？〜FoCUSの基本断面＋αの描出〜．レジデントノート，25：1587-1594，2023
4) Neskovic AN, et al：Focus cardiac ultrasound core curriculum and core syllabus of the European Association of Cardiovascular Imaging. Eur Heart J Cardiovasc Imaging, 19：475-481, 2018（PMID：29529170）
5) 亀田 徹，他：日本救急医学会救急 point-of-care 超音波診療指針．日本救急医学会雑誌，33：338-383，2022
6) Bustam A, et al：Performance of emergency physicians in point-of-care echocardiography following limited training. Emerg Med J, 31：369-373, 2014（PMID：23428721）
7) Lang RM, et al：Recommendations for cardiac chamber quantification by echocardiography in adults: an update from the American Society of Echocardiography and the European Association of Cardiovascular Imaging. J Am Soc Echocardiogr, 28：1-39.e14, 2015（PMID：25559473）
8) Singh Y, et al：International evidence-based guidelines on Point of Care Ultrasound（POCUS）for critically ill neonates and children issued by the POCUS Working Group of the European Society of Paediatric and Neonatal Intensive Care（ESPNIC）. Crit Care, 24：65, 2020（PMID：32093763）
9) 「集中治療超音波画像診断テキスト」（日本集中治療医学会／編），pp24-34，中外医学社，2023

第2章 救急外来

難易度 ★☆☆

3 腸重積症
疑えばエコーをしない理由はない

大西康裕，竹井寛和

> 若手Dr：大西先生，今朝から不機嫌な様子がみられ，先ほどから嘔吐が続くとのことで受診されている児がいます．
>
> 大　西：年齢はどれくらい？
>
> 若手Dr：ちょうど1歳になったばかりの男児です．不機嫌も間欠的で診察室でもケロッと元気なときもあるのですが，いきなり火がついたように啼泣し，足を曲げて暴れます．
>
> 大　西：乳幼児の痛みを訴える典型的な姿勢だね．
>
> 若手Dr：腸重積症を第一に考えてエコーをしたのですが，自分の見ている像が国試で勉強した腸重積症の「target sign」でよいのか…自信がありません．
>
> 大　西：target signの所見定義を明確にした方がよさそうだね．腸重積症の診断のためのエコーと見るべきポイントを一緒に確認しよう．

　小児の腸重積症については，2022年に「エビデンスに基づいた 小児腸重積症の診療ガイドライン 改訂第2版」[1]が出版されました．よくまとまっている秀逸なガイドラインなのでそれに沿って解説します．

　ガイドラインのなかで，**口側腸管が肛門側腸管に引き込まれ，腸管壁が重なり合う状態を腸重積，腸重積によって引き起こされる腸閉塞症を腸重積症**と定義されています．腸重積症は腸管とともに腸間膜の動静脈も引き込まれ，腸管の循環障害が進めば絞扼性腸閉塞となる，小児の急性腹症の代表的疾患です．さまざまな病型があり，90％以上は回腸末端が結腸に重積する回腸結腸型（ileocolic type）ですが，回腸回腸結腸型（ileoileocolic type），結腸結腸型（coliccolic type）や小腸小腸型（enteroentero type）も稀ですが存在します．腸重積症の診断時の月齢中央値は17か月であり，92.5％が5歳未満で発症します[1]．

1 腸重積症のエコーの適応は？

　腸重積症の症状を整理しておきましょう．古典的三徴は間欠的腹痛，血便，腹部腫瘤ですが，3つすべて揃うのは50％以下といわれます[1]．**初期に出現する症状としては間欠的腹痛や不機嫌（啼泣）の頻度が高く，足を「く」の字に曲げて膝を抱え込む姿勢は乳児が痛みを訴える姿位として**意識します．強い腹痛が数分間続いた後，15～20分程度の間欠期（そのときには機嫌よく過ごす），その後また強い腹痛という発作的な腹痛症状をくり返すのが特徴です．嘔吐も高頻度にみられる症状であり，閉塞が進行した例では胆汁性嘔吐となりますが，初期には嘔吐がみられないこともあります．また，活気不良，意識障害が唯一の症状となることも知られていて，乳幼児では腹痛や啼泣がなくともぐったりして反応が鈍ければ腸重積症を鑑別にあげなければなりません．

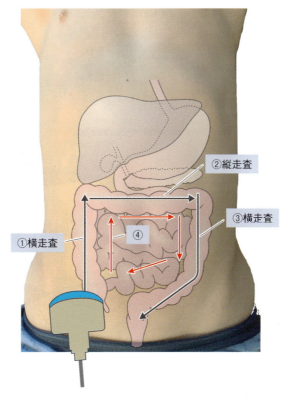

図1 腸重積症におけるエコー検査のプローブ走査
①右下腹部を回盲部から肝臓/胆嚢直下まで．②右上腹部から左上腹部まで．③左上腹部から左下腹部まで．④臍の周囲を時計回りにslidingし小腸の観察を行う（→）．

以上から，①乳幼児の間欠的腹痛and/or嘔吐（特に胆汁性嘔吐），②乳幼児のぐったり（意識障害）が適応ど真ん中です．もちろん加えて血便や腹部腫瘤があればいうまでもありませんし，年長児でも前述の症状がそろえば疑ってエコーを行う必要があります．

2 腸重積症かどうかを判断するエコーの方法は？[2)]

仰臥位の状態で最初にコンベックス型プローブで，
　①右下腹部を回盲部から肝臓/胆嚢直下までプローブを横走査でsliding
　②右上腹部から左上腹部までプローブを縦走査にしてsliding
　③左上腹部から左下腹部までをプローブを横走査でsliding

回盲部から全結腸を描出するつもりで時計回りに観察していきます．さらに，同様にして臍の周囲を時計回りにslidingし，小腸の観察を行います（図1）．

重点的に観察したい部分があれば，リニア型プローブに持ち替えて検索します．

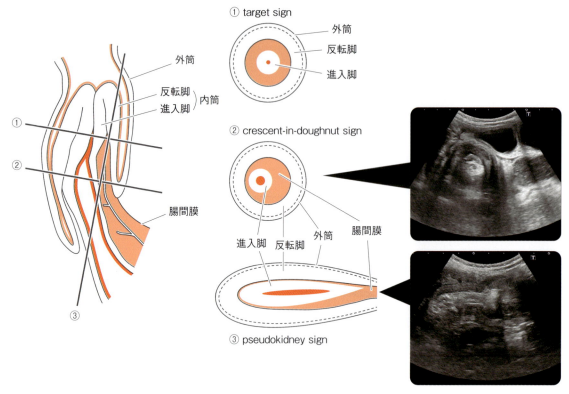

図2　腸重積症の解剖とエコー所見の関係
文献1を改変して転載．

3　腸重積症のエコー所見は？

1）腸重積症のエコー所見

　腸重積の90％以上が回腸結腸型なので，多くの場合，右側腹部から右季肋部にかけて重積腸管を認めます．腸管重積部の短軸方向の断面は腸管が内筒・外筒を形成し，複数の層が同心円状に並びます（図2）．短軸方向の断面としては古典的には **target sign** と呼ばれる像が有名ですが，近年のエコー機器では嵌入した腸管膜が三日月状の高エコーに描出される **crescent-in-doughnut sign** を認識することができます（図2②，図4A・Bも参照）．

　しかし，短軸像の描出だけでは腸管浮腫など，target sign と類似する他疾患と誤認する可能性があるため，長軸像の描出も行います．長軸方向の断面は，腸管が楕円形の腫瘤像（中央部が高エコー，周囲が低エコーを呈します）として描出され **pseudokidney sign** と称されます（図2③，図4Cも参照）．

2）腸重積症の重症度評価

　エコーは**腸重積症の重症度評価にも有用**といわれています[1]．主に**腸管壁の血流信号**，**腸管重積部の液体貯留**（trapped peritoneal fluid collection），**腹水**，**病的先進部**が重症度の指標となります．カラーまたはパワードプラで腸管壁の血流信号を認めなければ，腸管壊死の可能性を示唆するという報告[3]がある一方，腸管の血流低下により整復率は低下するが腸の壊死とは必ずしも

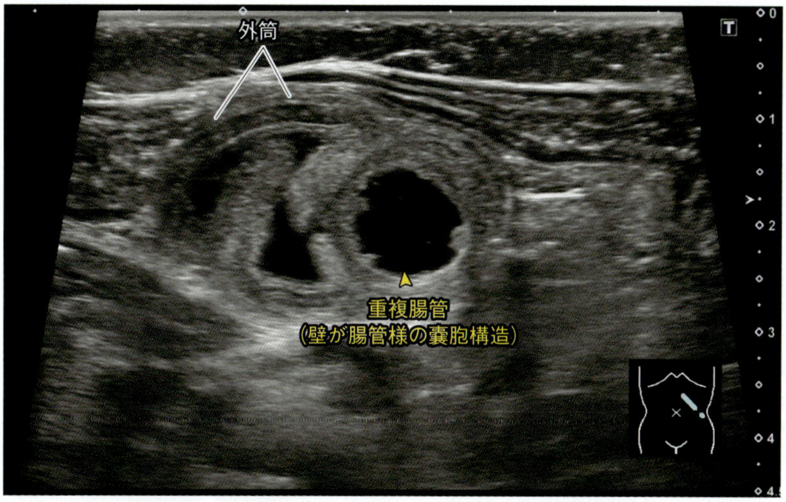

図3 異常な先進部（重複腸管）のエコー像
茨城県立こども病院 小児救急・集中治療科の本間利生先生よりご提供いただいた．

相関しないとの報告[4]もあります．腸管重積部の液体貯留は，有意に病的先進部や腸管壊死と関係があり，非観血的整復の成功率が低いともいわれています[5]．また，病的先進部〔Meckel憩室，重複腸管（図3），ポリープなど〕の存在は手術の危険因子ともいわれ，非観血的整復が不成功である症例に有意に病的先進部が多いとも報告されています[1]．

いずれにせよ，使用するエコー機器の機種の性能や施行者の技術も影響するため，**患児の全身状態，その他の身体所見と合わせて整復方法を選択すべきです**．もちろん**外科医と密な方針共有**をすることも重要です．

4 臨床でのリアルな活用方法は？

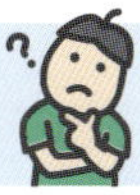

図4は3歳女児の腸重積症のエコー画像です．近年のエコー機器ではリニア型プローブだけではなくコンベックス型プローブでも内筒，外筒，腸間膜まで確認できます（図4A）．図4B，Cを見ていただくとわかるようにリニア型プローブでは腸間膜とともに巻き込まれたリンパ節が同定でき，内筒の巻き込まれる角度や規模まで評価できます．

実際にはエコーのリアルタイムで動的に評価できる強みを活かし，静止画だけではなく動画を記録して共有することをお勧めします．movie01，02は同症例3歳女児の腸重積症の動画ですが，静止画よりも巻き込まれている様子が理解しやすいはずです．

5 腸重積症のエコーのエビデンスは？

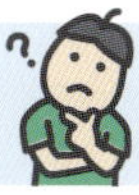

腸重積症に対する診断のためのエコーはスクリーニングに有用であり，ガイドラインでも第一選択の画像検査として強く推奨されています[1]．POCUSに限っても感度，特異度ともに非常に高いことがエビデンスで示されており[6〜10]，放射線科医によるエコーと診断精度に差がなかったという報告もあります[7,10]．

前述のように腸重積症のエコーは異常像の定義が明確で，スクリーニング法も確立されています．小児POCUSのなかでは遠隔診断やAI，deep-learningが介入しやすい領域であり，すでにリ

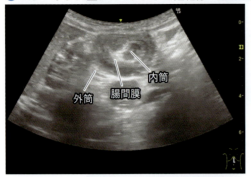
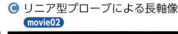
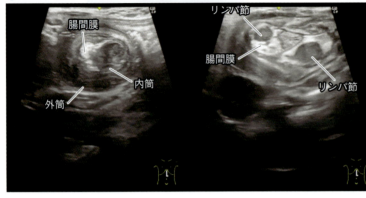

図4　3歳女児，腸重積症のエコー画像

アルタイムに病変の描出をガイドする方法やツールについての研究が進んでいます[11, 12]．腸重積症に対するエコーは，小児救急領域のPOCUSの代表といえるでしょう．

6　臨床でのリアルなピットフォールは？

　回腸末端炎では腸管の壁肥厚が顕著で，腸重積症と判別が難しい場合があります．腸粘膜の層構造と，crescent-in-doughnut signの有無に注目します．
　回腸結腸型と小腸小腸型の腸重積の鑑別に苦慮することがあります．小腸小腸型腸重積は，回腸結腸型腸重積に比べて短軸径・長軸径ともに小さいことが特徴です．また，短軸像での外筒の厚さに対する脂肪組織の割合や腸管重積部にリンパ節を含む割合に注目することで，鑑別が可能になります．（表1）[13]．
　ただし，小腸小腸型の腸重積症は典型的な画像所見を呈さないこともありますし，自然整復されることもあります．エコー所見だけでなく臨床症状も考慮して整復処置を行うかどうかを判断しましょう．

Column：エコーガイド下整復について

　エコーガイド下整復の最大の利点は被ばくがないことであり，整復時間や整復回数に制限がないともいわれています．また，施設によっては透視室に限らず救急外来でも実施可能であること，

表1　回腸結腸型と小腸小腸型のエコー所見

	回腸結腸型	小腸小腸型
内筒にリンパ節を含む割合	89.5%	14%
短軸径（cm）	2.63±0.4	1.42±0.39
腸間膜の径（cm）	1.32±0.36	0.1±0.26
外筒の厚さ（cm）	0.6±0.13	0.42±0.12
腸間膜の径/外筒の厚さ	2.28±0.57	0.16±0.17

文献13を参考に作成.

表2　エコーガイド下整復のメリットとデメリット

メリット	デメリット
・放射線被ばくがない	・医師の習熟度が必要
・整復場所に制限がない	・必要な医師数が多い
・整復時間や整復回数を調整できる	
・病的先進部を視覚的に発見できる	

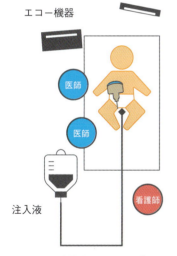

〈筆者の施設での手順〉
① 厳重なモニタリング下に静脈鎮静を開始する.
② エコーで腸重積の先進部の短軸像を描出する.
③ 用意していた6倍希釈のガストログラフィンを注入液として，肛門から注入する．高さの目安は80〜90 cmくらいから始めることが多い.
④ 先進部に注入液が停滞してくることをエコーで確認する.
⑤ エコーで慎重に先進部（短軸像）を追いながら，先進部を見失わないよう注入の速さを調整する.
⑥ 回盲部に注入液が貯留していき，一塊となった先進部の内筒が回腸側へ戻っていくのを観察する.
⑦ もし観察できなくとも，小腸へ液体が流入したhoneycomb signを確認できれば重積解除に成功していることがわかる．その際，回腸末端に重積先進部が残っておらず壁肥厚のみであることも確認する.
⑧ 非観血的整復は従来「3フィート（100 cm），3分間，3回まで」といわれていたが，現場の判断でそれ以上の負荷をかけることもある.

図5　腸重積症のエコーガイド下整復のポジションと手順 movie03

整復時に病的先進部を同定できる可能性があることもその利点です（表2）．実際に，エコーガイド下整復では整復率が高いという報告もあります．

エコーガイド下整復のエコーには技術と経験が必要であり，すべての施設で行うのは困難な現状です．施設による医療環境の違いやエコーに習熟している医師の存在などを考慮し，施設ごとで慣れた方法を選択するのがよいでしょう[1]．筆者の施設でのエコーガイド下整復の具体的な方法は図5，movie03 の通りです．

若手Dr：しっかりと短軸像でcrescent-in-doughnut signを描出できました．これが腸間膜なんですね．確かに三日月状に見えます！

大　西：この三日月状をしっかりと認識することで確実性が増すよ．長軸像でもpseudokidney signがありそうだね．腹水はなさそうだけど，腸管壁の血流，腸管重積部の液体貯留などもチェックしておこう．

若手Dr：血流は保たれ，液体貯留もほぼなさそうです．

大　西：発症から半日も経っていないし，非観血的整復からトライできそうだね．せっかくだしこのままエコーガイド下で確認しながら整復をしよう．

若手Dr：整復手技でもエコーが使えるんですね！すごいです．よろしくお願いします！

■ 引用文献

1）「エビデンスに基づいた 小児腸重積症の診療ガイドライン 改訂第2版」（日本小児救急医学会／監，日本小児救急医学会ガイドライン作成委員会／編），へるす出版，2022

2）Riera A, et al：Diagnosis of intussusception by physician novice sonographers in the emergency department. Ann Emerg Med, 60：264-268, 2012（PMID：22424652）

3）Lam AH & Firman K：Value of sonography including color Doppler in the diagnosis and management of long standing intussusception. Pediatr Radiol, 22：112-114, 1992（PMID：1501937）

4）Kong MS, et al：Factors related to detection of blood flow by color Doppler ultrasonography in intussusception. J Ultrasound Med, 16：141-144, 1997（PMID：9166807）

5）Gartner RD, et al：Interloop fluid in intussusception: what is its significance? Pediatr Radiol, 41：727-731, 2011（PMID：21243350）

6）Chung JL, et al：Intussusception in infants and children: risk factors leading to surgical reduction. J Formos Med Assoc, 93：481-485, 1994（PMID：7858436）

7）Tsou PY, et al：Accuracy of point-of-care ultrasound and radiology-performed ultrasound for intussusception: A systematic review and meta-analysis. Am J Emerg Med, 37：1760-1769, 2019（PMID：31182360）

8）Lin-Martore M, et al：Diagnostic accuracy of point-of-care ultrasonography for intussusception in children: A systematic review and meta-analysis. Am J Emerg Med, 58：255-264, 2022（PMID：35749802）

9）Hom J, et al：Evidence-Based Diagnostic Test Accuracy of History, Physical Examination, and Imaging for Intussusception: A Systematic Review and Meta-analysis. Pediatr Emerg Care, 38：e225-e230, 2022（PMID：32941364）

10）Rahmani E, et al：Diagnostic Accuracy of Ultrasonography for Detection of Intussusception in Children; a Systematic Review and Meta-Analysis. Arch Acad Emerg Med, 11：e24, 2023（PMID：36919137）

11）Whitney RE, et al：Accuracy of Remote Interpretation of Pediatric Emergency Ultrasound Over Third Generation Networks Across Continents. Pediatr Emerg Care, 36：e340-e342, 2020（PMID：31851076）

12）Pei Y, et al：A deep-learning pipeline to diagnose pediatric intussusception and assess severity during ultrasound scanning: a multicenter retrospective-prospective study. NPJ Digit Med, 6：182, 2023（PMID：37775624）

13）Lioubashevsky N, et al：Ileocolic versus small-bowel intussusception in children: can US enable reliable differentiation? Radiology, 269：266-271, 2013（PMID：23801771）

第2章 救急外来

難易度 ★★☆

4 急性虫垂炎 基本編
"手の技術"と"目の技術"を鍛えよう

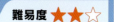

本間利生

本　間：今回は「急性虫垂炎」がテーマだよ．

若手Dr：いよいよですね！急性虫垂炎のエコーは特に1番興味があります．ぜひ身につけたいです！

本　間：誰もがそう思うよね．急性虫垂炎は小児の急性腹症の超・目玉だからね．急性虫垂炎のエコー所見としては何があるか知っているかな？

若手Dr：虫垂の腫大と…えっと…．

本　間：急性虫垂炎の直接所見と間接所見を分けて考えよう．虫垂の腫大は直接所見だね．あとは虫垂壁の血流信号も直接所見として評価できるよ．

若手Dr：間接所見とは何ですか？

本　間：周囲に炎症が波及することによって生じる虫垂以外の組織の変化だよ．虫垂自体を同定できなくても，間接所見があれば「急性虫垂炎かもしれない！」とその前確率は上がるんだ．虫垂の描出方法と急性虫垂炎のエコー所見を勉強していこう！

---

1 急性虫垂炎診療におけるエコーの位置付けは？

年長児（10歳前後以上の小児）に多く，急性発症の腹痛では必ず鑑別にあげます．典型的には，腹痛は嘔吐に先んじて生じ，臍周囲から始まり右下腹部に移動します．食欲不振，排尿困難なども随伴します．乳幼児や下痢があると診断が遅れるリスクといわれています．

McBurneyの圧痛点は最も有用で有名な臨床所見です．解剖学的位置として右下腹部以外に意識する点としては，

- retrocecal appendix（盲腸背側の虫垂）では，**背部痛や右側腹部痛**
- pelvic appendix（骨盤腔内の虫垂）では，**恥骨上部の触診で腹痛**
- long appendix（長い虫垂）では，**右上腹部や左下腹部まで達する腹痛**

があります．筋性防御や反跳痛は局所的な腹膜炎を示唆します．Rovsing徴候，Psoas徴候，Obturator徴候などそれぞれの診察法の強みを活かして検査前確率を高めます（表1）．

Alvarado/MANTRELSスコア（表2A）や，小児ではPAS（Pediatric Appendicitis Score，表2B）も使用されています．以上のような基礎知識を武器に臨床的に急性虫垂炎を疑えば，エコーの適応です．

しかし，急性虫垂炎の臨床像はバラエティに富んでいます．典型的な経過ではないからといって除外できないのが虫垂炎です．病歴，身体診察，そしてエコーの情報を1つも欠けることなく巧みに駆使して戦うのが急性虫垂炎診療といえるでしょう．

表1 診察方法

McBurneyの圧痛点	上前腸骨棘から臍までの直線上で，上前腸骨棘から4〜5cmの部位の圧痛
Rovsing徴候	腹壁を強く圧迫し，左下腹部を圧迫すると右下腹部の痛みが増強する徴候
Psoas徴候	左側臥位にして，受動的な右股関節の伸展で右下腹部の痛みが増強する徴候
Obturator徴候	屈曲した右股関節の内旋で右下腹部の痛みが増強する徴候

表2 急性虫垂炎診断のためのスコア

Ⓐ Alvarado score（MANTRELS score）

migration	痛みの移動	1点
anorexia	食思不振	1点
nausea/vomiting	嘔気・嘔吐	1点
tenderness of RLQ	右下腹部痛	2点
rebound tenderness	反跳痛	1点
elevation of temperature	発熱	1点
leukocytosis	白血球上昇	2点
sift to the left (neutrophils)	左方移動	1点

カットオフ	感度（％）	特異度（％）
4点以上を虫垂炎としたとき	99	20
5点以上を虫垂炎としたとき	96	38
6点以上を虫垂炎としたとき	93	52
7点以上を虫垂炎としたとき	**81**	**74**
8点以上を虫垂炎としたとき	57	86

RLQ：right lower quadrant
7点以上なら虫垂炎を強く疑う
文献1より抜粋して作成．

Ⓑ PAS（Pediatric Appendicitis Score）

migration	痛みの移動	1点
anorexia	食思不振	1点
nausea/vomiting	嘔気・嘔吐	1点
tenderness of RLQ	右下腹部痛	2点
cough/hopping/percussion tenderness	咳嗽・跳躍 打診での痛み	2点
elevation temperature	体温上昇	1点
leukocytosis (WBC ≧ 10,000/μL)	白血球上昇	1点
shift to the left	左方移動	1点

カットオフ	感度（％）	特異度（％）
6点以上を虫垂炎としたとき	**100**	**92**
7点以上を虫垂炎としたとき	99	95
8点以上を虫垂炎としたとき	93	96
9点以上を虫垂炎としたとき	80	98

6点以上なら虫垂炎を強く疑う
文献2を参考に作成．

2 急性虫垂炎のエコーの方法は？

　まずコンベックス型プローブを用いて，回盲部周辺を俯瞰するようにざっくり眺めます．ここでは虫垂の同定にこだわるのではなく，周辺情報〔（回盲部の大まかな位置の把握（図1），腹水の有無，イレウスの有無など〕を集めることを意識します．ざっくり把握したら，次はリニア型プローブを用いてより詳細に虫垂とその周囲を評価します．虫垂エコーが難しく感じるのは，次の2つの技術（①&②）が同時に要求されるからです．

①虫垂をエコーの画面上にきれいに出現させる（手の技術）
②画像内の管腔臓器を正しく虫垂だと認識する（目の技術）

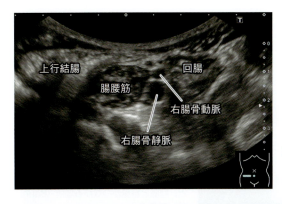

図1 コンベックス型プローブによる評価
虫垂を描出するのに有用なメルクマールになる臓器を大まかに同定する．

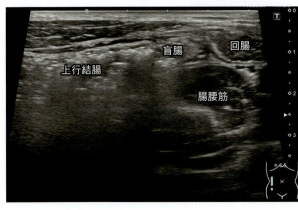

図2 上行結腸
上行結腸を下端の盲腸まで追いかけると，腸腰筋の上に盲腸と回腸が同時に描出される．

①と②は相互に密接に関連しますが，ここでは分けてお伝えします．

1）虫垂をエコーの画面上にきれいに出現させる（手の技術）

　虫垂は盲腸から出ています．虫垂はBauhin弁（盲腸と回腸の境界）の背側から出ることが多いため，**盲腸・回腸・Bauhin弁を同定することが重要**になります．盲腸は上行結腸の下端なので，まずは上行結腸を描出し尾側に追っていきます．最も尾側に位置するのが盲腸です（図2）．

　次にプローブを反時計回りにrotatingし，盲腸から出ていく蠕動のある腸管（回腸）を検索します．回腸と盲腸の境界がBauhin弁です（図3）．多くの場合，虫垂はBauhin弁のすぐ下方から出ていきます．虫垂の根部は図4Aのように描出されます．この景色を覚えてください．典型的なBauhin弁と虫垂の根部の並びです．ここから虫垂を追いかけていきます．虫垂が画面の中心になるようにプローブを走査しながら盲端まで描出します．

　この方法で描出できないときは，腸腰筋と腸骨動静脈の上をまたがるように位置する管腔臓器（虫垂）がないか検索します．虫垂はここに位置していることが多いので，根部が出せなくても本体が見つかることがあります（図5）．

2）画像内の管腔臓器を正しく虫垂だと認識する（目の技術）

　虫垂の特徴は「蠕動がない」「管腔臓器」「盲端で終わる」です．盲腸へBauhin弁を介してつながる回腸との鑑別が重要になります．プローブをsliding，rotating，compressionを駆使して虫垂と回腸を見分けます（表3）．

　目の技術は，やはり虫垂をたくさん見ることにより向上していきます．慣れてくると画面上に

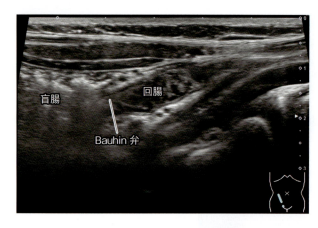

図3 Bauhin弁の同定
プローブを反時計回りにrotatingすると，回腸と盲腸がつながる場所（Bauhin弁）がある．

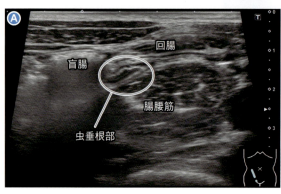
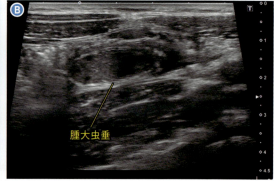

図4 虫垂根部
A）プローブを尾側にわずかにtiltingすると，Bauhin弁の下に虫垂根部が描出される．B）根部を追いかけると腫大虫垂が描出された（図7Aも参照）．

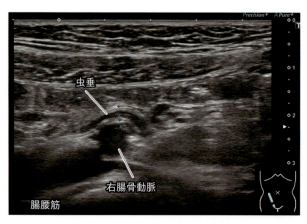

図5 腸骨動脈の上を走る虫垂
movie01
盲腸から出た虫垂が，腸腰筋の前方を走り腸骨動脈の前方を通過している．

虫垂が出ていさえすれば，虫垂が自ら虫垂であることを主張しているように感じられるようになります（図6）．

3 急性虫垂炎のエコー所見は？

急性虫垂炎は正常虫垂が炎症を起こして腫大し，炎症が強い場合は周囲へも波及している状態です．炎症の程度によってさまざまな所見を呈します．

表3 虫垂と回腸のエコーでの鑑別方法

腫大した虫垂	回腸末端
管腔臓器	管腔臓器
圧迫しても潰れない	圧迫すると潰れる
蠕動がない	蠕動がある
盲端になっている	盲端になっていない

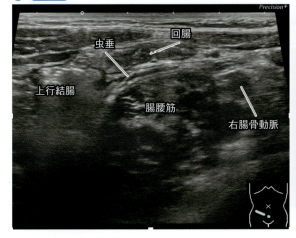
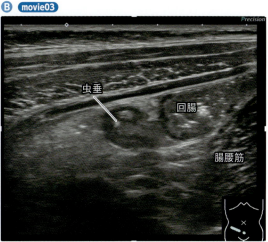

図6　正常虫垂
A）盲腸から出て，腸腰筋の前方を走る．B）盲腸から出たあと頭側・腹側に屈曲しながら進む．

1）急性虫垂炎の所見（直接所見）（図7）

代表的な所見は，次の3点になります．
①虫垂腫大（短径の最大径6 mm以上）
②虫垂壁の変化（壁構造の不明瞭化・血流亢進や消失）
③糞石などの閉塞機転

a 虫垂腫大

急性虫垂炎はカタル性・蜂窩織炎性・壊死性があります．腫大虫垂の短径は閉塞機転（糞石や狭窄など）の前後で変化（caliber change）することがあるので，数箇所で測定します．

虫垂は消化管の一部であり粘膜5層構造（内腔／粘膜表面−粘膜筋板−粘膜下層−固有筋層−漿膜層）からなります．径として計測するのは筋層外側から筋層外側まで，すなわち最外径ですのでご注意ください（図7A）．

b 虫垂壁の変化

虫垂壁の血流は初期には微弱〜亢進します（図7B）が，さらに進行し内圧が上がると減少していきます．腫大し緊満した虫垂で壁血流が認められない場合には穿孔のリスクが高い（もしくはすでに穿孔している）と考えます．

c 糞石などの閉塞機転

虫垂の内腔に音響陰影（acoustic shadow）を伴う高輝度エコーを認めた場合，糞石を疑います．しばしば内腔を閉塞し，その前後で管腔径差（caliber change）を認めます．

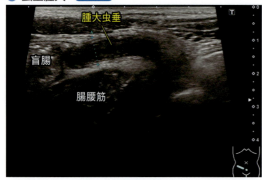
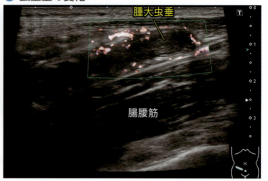
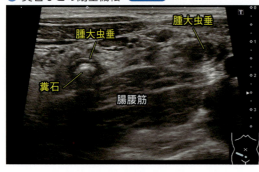

図7 急性虫垂炎の直接所見
A) 最も太い部分の最外径を計測する（……）．
B) 壁血流・虫垂間膜血流の増強．C) 音響陰影（acoustic shadow）を伴う高輝度エコー（糞石）が虫垂内部に描出される．

2）周辺の所見（間接所見）（図8～10）

下記の間接所見を認めれば虫垂自体を同定できなくても急性虫垂炎の可能性が高いと考えて，身体診察で得られた所見と統合して対応する必要があります．
　①炎症の波及による周囲組織の肥厚・高輝度変化（図8）
　②小腸の拡張や蠕動不良（図9）
　③腹水貯留や膿瘍形成（図10）
　膿瘍の存在は虫垂穿孔を示唆します（図10）．また炎症の波及が腹腔全体に拡がっている場合（小腸全体のイレウス所見がある場合），汎発性腹膜炎と判断されます．

3）腫瘤形成性虫垂炎（図10）

虫垂の穿孔や膿瘍形成により，虫垂周囲の組織（大網や腸管など）が炎症性に肥厚・癒着し一塊の腫瘤となっている病態を腫瘤形成性虫垂炎といいます．組織により被覆されることで炎症が限局し汎発性腹膜炎には至っていないことが多く，その場合は保存的加療を経てInterval Appendectomy（炎症の鎮静を待ってからの待機的虫垂切除）が選択されることが多くなっています．エコー所見としては，右下腹部～骨盤内全体に一塊となった高輝度組織（腫瘤）が認められ，内部に虫垂や膿瘍形成を示唆する低エコー域を認めます．

4 急性虫垂炎のエコーのエビデンスは？

米国放射線科学会は「14歳以下の小児および妊婦においては，急性虫垂炎診断のための画像検査として第一にエコー検査を行うべきである」としています[3]．しかしエコー検査による急性虫

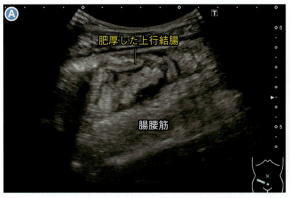
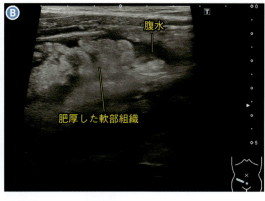

図8 急性虫垂炎の間接所見①：炎症の波及による周囲組織の肥厚・高輝度変化
A）回盲部付近の腸管壁が肥厚し，輝度が亢進．B）同定はできなくても，何らかの軟部組織が高輝度変化していることがわかる．

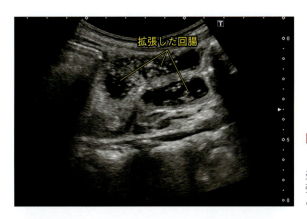

図9 急性虫垂炎の間接所見②：小腸の拡張や蠕動不良

炎症が波及した小腸は，蠕動が悪くなり拡張する（イレウス）範囲が腹部全体に至ると汎発性腹膜炎と判断する．

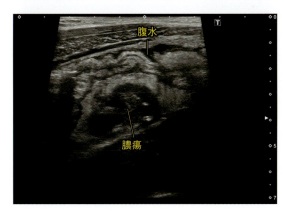

図10 急性虫垂炎の間接所見③：腹水貯留や膿瘍形成

右下腹部に高輝度の軟部組織に覆われた低エコー領域（膿瘍）を認める．膿瘍を中心に軟部組織が一塊となり，腫瘤形成性虫垂炎と判断される．

垂炎の診断には相応のトレーニングが必要であり，これまで専門家による施行に留まっていました．
　近年はPOCUSの普及と相まって，POCUS領域においても急性虫垂炎が注目されるようになっています．海外では，救急外来における小児の急性虫垂炎のPOCUSによる診断精度について，メタ解析でも感度80〜91％，特異度91〜97％と報告され感度には限界があるとされています[4, 5]．日本救急医学会による「救急point-of-care超音波診療指針」でも，「エコーで正常虫垂を根部から盲端まで描出し急性虫垂炎を否定する」POCUSは，救急医によるPOCUSの必須項目には位置付けられていません[6]．2024年のBalboらによる報告も，数日間のPOCUSトレーニングを積めば上記のメタ解析と同程度の精度は担保されるという結果でした[7]．

4 急性虫垂炎 基本編

トレーニングを積んだ医師でも，虫垂炎の否定に関してはエコー所見だけに頼らず慎重に判断しなければなりません．

5 臨床でのリアルなピットフォールは？

POCUSが救急室滞在時間短縮や，コスト削減につながったという報告もみられる一方で，実際にはエコーをやっているとつい夢中になって，虫垂の描出にこだわってしまいがちです．強い腹痛を訴えている患者さんに対する長時間のプローブによる圧迫は負担になり，必要な介入の遅れにつながることがあります．急性腹症を疑っている患者さんで，数分のPOCUSで診断の糸口を見つけ出せない場合は，エコーに固執せず，次の検査や他の画像モダリティ（造影CTなど）を検討しましょう．

急性虫垂炎，腸重積症，腸閉塞などすべての急性腹症の患者さんにおいて，**腹水貯留をチェックすることは必須事項**です．腹腔内液体貯留の有無は必ず最初にチェックしましょう（**第2章1参照**）．

エコーによる画像取得が上手くなることがゴールではなく，エコーを使った臨床決断ができるようになることがゴールです．そのためには**POCUSの限界を知ることも重要**です．急性虫垂炎は非典型例も多く，POCUSの限界を教えてくれる疾患です．

若手Dr：急性虫垂炎のエコーの基本を勉強することができました．

本　間：本稿でも述べたけれど，急性虫垂炎の臨床像はバラエティに富んでいるんだ．ここで学習したのはあくまで基本．これをきっかけに自分でどんどんプローブをあてていってほしいな．

若手Dr：急性虫垂炎のエコーに自信がもてると救急外来では強力な武器になりますよね．

本　間：できれば，自施設に急性虫垂炎のエコー所見についてフィードバックがもらえる人材がいるといいんだけどね．外科医や放射線科医，超音波技師さんとコンタクトをとってフィードバックをもらえる関係性がつくれればいいね．

若手Dr：救急外来から超音波検査室にエコー検査を依頼した際も必ず見に行くようにします！

本　間：一つひとつの症例の積み重ねを大事にしたいね．虫垂炎は応用編（**第2章13参照**）もあるからそちらも楽しみにしておいてね！

■ 引用文献

1) Alvarado A：A practical score for the early diagnosis of acute appendicitis. Ann Emerg Med, 15：557-564, 1986（PMID：3963537）
2) Samuel M：Pediatric appendicitis score. J Pediatr Surg, 37：877-881, 2002（PMID：12037754）
3) Garcia EM, et al：ACR Appropriateness Criteria® Right Lower Quadrant Pain-Suspected Appendicitis. J Am Coll Radiol, 15：S373-S387, 2018（PMID：30392606）
4) Benabbas R, et al：Diagnostic Accuracy of History, Physical Examination, Laboratory Tests, and Point-of-care Ultrasound for Pediatric Acute Appendicitis in the Emergency Department: A Systematic Review and Meta-analysis. Acad Emerg Med, 24：523-551, 2017（PMID：28214369）

5) Matthew Fields J, et al：Accuracy of Point-of-care Ultrasonography for Diagnosing Acute Appendicitis: A Systematic Review and Meta-analysis. Acad Emerg Med, 24：1124-1136, 2017（PMID：28464459）

6) 亀田 徹, 他：日本救急医学会救急 point-of-care 超音波診療指針. 日本救急医学会雑誌, 33：338-383, 2022

7) Balbo S, et al：Accuracy of point-of-care ultrasound in the diagnosis of acute appendicitis in a pediatric emergency department. J Clin Ultrasound, 52：485-490, 2024（PMID：38436504）

第2章 救急外来

5 水腎症
水腎症を呈する原因まで検索を

難易度 ★☆☆

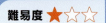

市村　将

若手Dr：市村先生，発熱を主訴に受診している1か月の乳児について相談してよいですか？昨夜からの39℃以上の発熱で身体診察上，明らかな原因はなさそうです．

市　村：ぐったりしている様子はないけど，哺乳量も落ちているみたいだし，生後60日未満だから臨床検査による評価も必要だね．どんな検査をしようか？

若手Dr：血液検査，血液ガス，尿検査，血液と尿培養検査….

市　村：いいね．尿路感染症は必ず考慮しなければいけない細菌感染症だね．

（カテーテル採尿による尿検査を施行後）

若手Dr：先生！　尿検査の結果が出て「尿中白血球3＋，亜硝酸塩＋」でした！

市　村：尿路感染症の可能性が高いね．余裕があれば膀胱から腎臓のエコーもしてみよう．乳幼児の初回尿路感染では積極的にエコーをした方がよいともいわれているからね．

　水腎症とは，**尿路閉塞・機能障害により腎盂・腎杯の拡張をきたした状態**のことです．閉塞機転より中枢側の尿路は拡張します．**水腎症はあくまで病態名**，もしくは**画像所見にすぎない点**にご注意ください．

　尿路閉塞の原因には，結石や腫瘍，血腫，炎症などの尿管内に由来するものの他，後腹膜腫瘍やリンパ節腫脹などの尿管外病変に由来するものもあります．また，先天性奇形や膀胱尿管逆流症が背景にある場合もあり，水腎症を見た場合は可能な限り末梢まで尿管の走行を追って原因病変を検索することが大切です．

　水腎症の原因としては，腎盂尿管移行部通過狭窄（ureteropelvic junction stenosis：UPJS）が最も多く，次いで，膀胱尿管移行部狭窄（vesicoureteral junction stenosis：VUR），膀胱尿管移行部狭窄（vesicoureteral junction stenosis：VUJS），後部尿道弁があります[1]．

　腹痛，腹部腫瘤，血尿，尿路感染症などの症状から発見される場合もありますが，エコースクリーニングで診断されるケースも多いとされます[1]．

1 水腎症のエコーの適応は？

　腎臓に対するエコーが適応となるのは，腹痛，腰背部痛，腹部腫瘤，血尿を認める場合，発熱を伴う尿路感染症の小児，腎機能低下時です．また，スクリーニング（例：FASTなど）で偶発的に水腎症が発見された場合，先天性腎尿路異常の可能性があります．病歴・既往歴などを聴取し，水腎症の背景を考察する必要があります．すでに先天性水腎症の指摘がされている小児では，その悪化がないかを評価する場合もあります．

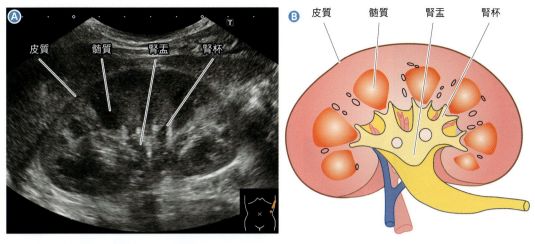

図1　正常な腎臓の解剖とエコー画像

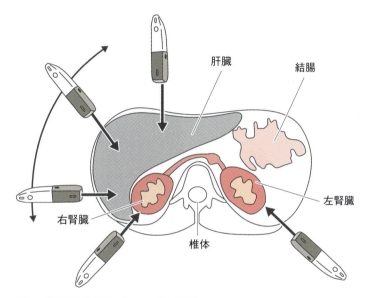

図2　腎臓の位置とプローブの角度

2　正常な腎臓の解剖とエコー所見は？

　腎臓はそら豆状で長軸は楕円形を呈します．腎臓は最外層である腎皮質（被膜エコー像），中間層である腎髄質（実質エコー像），中心部である腎盂や腎杯〔中心エコー像（central echo complex：CEC）〕の3構造で構成されます（図1）．髄質部はわずかに低エコーとなり，腎盂部は高エコーとなります．

3　腎臓・水腎症のエコーの方法と異常所見は？

　腎臓の評価の際は原則コンベックス型プローブを使用します．乳幼児は体格に応じて，リニア型プローブを使用する場合もあります．右腎臓は肝臓を，左腎臓は脾弯曲の結腸を意識すると描出しやすくなります（図2）．

5　水腎症

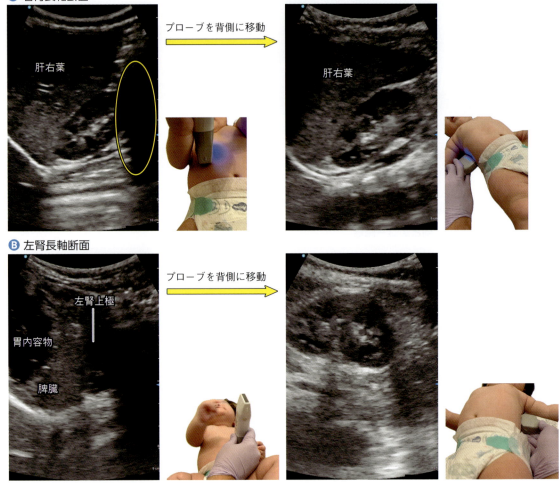

図3 正常腎臓のエコー像

A）右腎下極が上行結腸ガスで見えづらく，肝臓を音響窓にすると腎臓の全体が見やすいため，プローブを腹側→側方→背側へと移動し，見やすい部位を見つける．B）腹側からだと左腎臓全体が見えない．地面ぎりぎりまでプローブを背側に移動．

- **右腎長軸断面**（図3A）：右季肋部の頭尾方向にプローブをあて，肝臓を音響窓として右腎の長軸断面を描出します．腹側からあてたときに腎下極が上行結腸に隠れる場合があります（図3A，左の画像）．その場合は，長軸断面を描出しながら側腹部操作を行い，プローブを可能な限り背側におき，超音波ビームを腹側へ傾けるようにします（図3A，右の画像）．
- **左腎長軸断面**（図3B）：左季肋部では結腸の脾弯曲の存在により左腎臓が描出されにくい（図3B，左の画像）ため，左側腹部から脾臓を音響窓として側腹部操作を行い，プローブを可能な限り背側におき，超音波ビームを腹側へ傾けるようにします（図3B，右の画像）．

腎臓について短軸断面で評価することもありますが，救急外来でのPOCUSとしては長軸像のみの観察で十分です．水腎症を認めた場合，狭窄部位がないかを意識することが重要です．狭窄部位の近位（上位）の尿管が拡張していることで狭窄部位が同定できる可能性があるため，下記4パターンを意識してプローブを走査します．

パターン1） 腎盂・腎杯の拡大の場合

腎盂・腎杯の拡大（図4A）を認めた場合，拡大の程度をSFU（Society for Fetal Urology）分

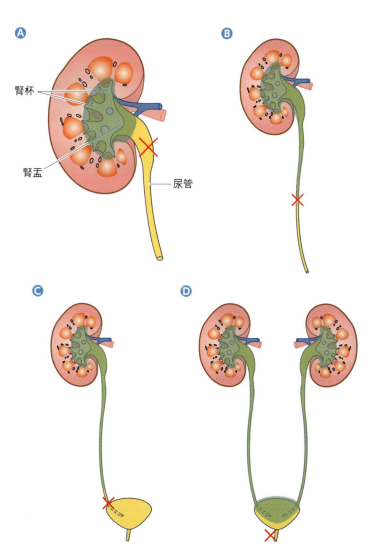

図4 尿路拡大箇所と閉塞部位
　　は尿路拡大箇所，✕は閉塞部位を示す．A）腎盂・腎杯の拡大，B）尿管の途中から上位の尿路拡大，C）尿管開口部より上位の尿路拡大，D）尿道の途中から上位の尿路拡大.

類[2, 3]で評価します（図5）．尿管拡張を伴っておらず，乳幼児で特記すべき既往がない場合は先天的な機能的狭窄であるUPJSを考慮します（いわゆる先天性水腎症）．

パターン2）　尿管の途中から上位の尿路が拡大している場合

　腫瘍など外方からの圧迫，下大静脈後尿管（右のみ），尿路結石（図6）などを考えます．水腎症＋上位の尿管拡大がある場合（図4B），拡張尿管を尾側に追って，閉塞部位を確認します．

パターン3）　尿管開口部より上位の尿路が拡大している場合

　VUJS，VUR，尿管瘤，尿管異所性開口，尿路結石（図6）などを考えます．VUJSでは，水腎症＋腎レベルおよび膀胱レベルの尿管拡大（図4C）を認め，VUJSの方が，VURより下部尿管の拡大が強い傾向があります．鑑別には排尿時膀胱尿道造影検査（voiding cystourethrography：VCG）が必要です．VURがあると膀胱付近の遠位尿管から拡張を認め，水腎症を認めることがあります．排尿前後で尿路拡大の程度が変化することもあります．
　尿管異所開口，尿管瘤（図7）を認める場合もあります．

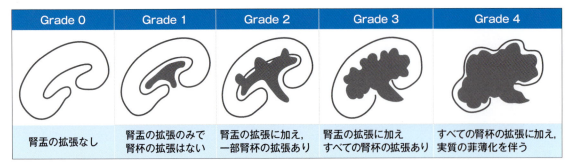

図5 Society for Fetal Urology (SFU) 分類
文献2を参考にして作成.

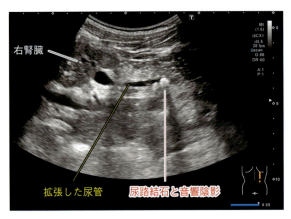

図6 尿路結石 movie01

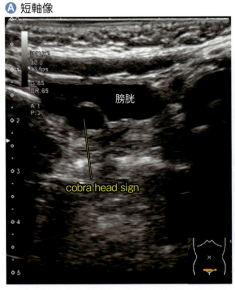

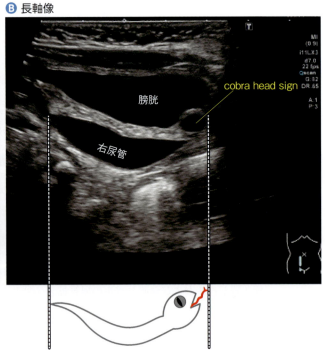

図7 尿管瘤
尿管瘤はコブラの頭のように描出されるためcobra head signと呼ばれている.

パターン4） 尿道の途中より上位の尿路拡大の場合（図4D）

尿道弁（前部，後部）の存在や尿道結石（図8）を考えます．膀胱壁肥厚，両側水腎水尿管，また拡張した後部尿道が特徴的な所見になります．

症例 尿が出ないという主訴に受診し，亀頭包皮炎疑いとして，導尿後一度帰宅となった8歳男児が同症状で再受診した（図8）

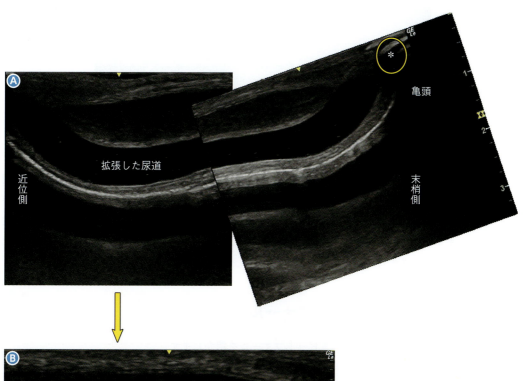

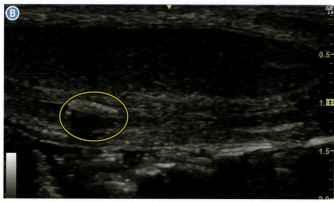

図8 尿道結石
A）尿道の著明な拡張が見られ，尿道先端まで追っていった．B）次の瞬間，尿道口から排尿があり，とともに拡張尿管は解除され，同時に近位側に音響陰影を伴う構造物（○）の落下が確認された．＊では，この構造物が確認されていた．

4 水腎症におけるエコーのエビデンスは？

水腎症は，近年は胎児エコーで指摘されることが多いですが，偶発的に見つかることもしばしばあります．2016年に日本小児泌尿器科学会より公開された"小児膀胱尿管逆流（VUR）診療手引き2016"[3]により，SFU分類などの詳細が記載されています．小児科医は一読しておく価値ありです．

尿路結石については，エコーの感度はCTには及ばないとする報告が多く，エコーでの診断に

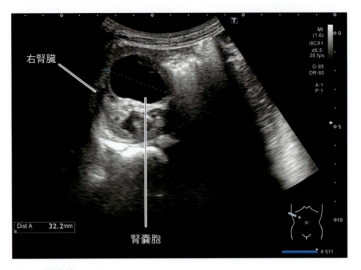

図9 腎嚢胞

は限界があります．エコーで水腎症，腰背部痛，血尿などの症状が続くなら泌尿器科医と相談のうえでCT検査まで行うべきでしょう．欧州泌尿器科／小児泌尿器学会や米国小児科学会のガイドライン[4, 5]では，乳幼児の発熱を伴う尿路感染症において積極的にエコーを行うことが推奨されています．初回尿路感染症の際のエコーの異常は腎瘢痕化のリスク予測に有用であるともいわれているため，必ず入院時にチェックしましょう．

5 臨床でのリアルなピットフォールは？

水腎症に関して，注意すべきピットフォールを紹介します．

- 水分負荷の程度や過度な蓄尿によって，タイミングによってはエコーで軽度の腎盂拡張を認めることがあります．**軽度であれば「腎盂拡張＝異常」とはいえないことに注意です**．
- 腎外腎盂が拡張している場合は水腎症に似た像を呈することがありますが，腎杯に拡張がなければ病的意義はありません．
- 腎盂周辺に発生する腎嚢胞（傍腎盂嚢胞）は水腎症と鑑別が困難な場合があります．水腎症では中心部全体に無エコー領域が広がっており，腎盂・腎杯が連続し尿管の拡張も確認できます．一方で，傍腎盂嚢胞では無エコー領域は均等に広がっておらず，尿管の拡張がない点で鑑別が有用になります（図9）．
- 反復性の腹痛や嘔吐を主訴に訴える際，消化器疾患以外に，**間欠的水腎症**を鑑別にあげる必要もあります．間欠的水腎症の症状は腎盂内圧上昇時に誘発される疝痛発作です．特に強い側腹部痛，腰痛の際には鑑別にあげましょう．発作時と非発作時を比較したときに，腎盂拡大の程度に変化があります（図10）．症状発症から最終診断までには時間がかかることが多く，平均2年4か月という報告もあります[6]．

若手Dr：左右比較してみると片側右側の腎腫大があり，リニア型プローブで見ると腎盂内にデブリスも確認されました．エコーを行っている途中に排尿がありその際，右腎で水腎症の増悪を認めました．

市　村：何を考えるかな？

Ⓐ 発作時　　　　　　　　　　　　Ⓑ 非発作時

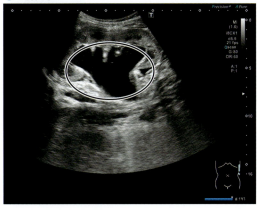 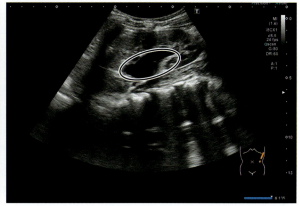

図10　間欠的水腎症
○：腎盂．

> **若手Dr**：VCGと同じ理屈ですね．排尿時に右の水腎症が増悪していることを考えると，右膀胱尿管逆流症の可能性があるのかなと…？
>
> **市　村**：そうだね．あくまで可能性だけど，その所見を確認できたのはラッキーだったね！尿路感染症を疑った場合，血液検査を先に行うと痛み刺激で啼泣して排尿してしまうことがあるから，全身状態が安定していればまず採尿から行うとよいね．そして採尿前に膀胱に尿貯留があるか，排尿時に水腎症所見の増悪があるかをチェックするのは子どもに優しいエコーの上手な使い方だね（**第3章1参照**）．
>
> **若手Dr**：検査を行う順番まで意識するといいんですね，ではグラム染色してきます！

■ 謝辞

図6，7，9，10は北九州市立八幡病院 小児臨床超音波センター 小野友輔 先生のご厚意により提供いただいた．

■ 引用文献

1）河野美幸：先天性水腎症・膀胱尿管逆流．小児外科，52：618-622，2020
2）岡村隆徳：小児腎泌尿器疾患における超音波検査．Jpn J Med Ultrasonics，49：129-139，2022
3）日本小児泌尿器科学会：小児膀胱尿管逆流（VUR）診療手引き 2016．日本小児泌尿器科学会雑誌，25：47-122，2016
4）'t Hoen LA, et al：Update of the EAU/ESPU guidelines on urinary tract infections in children. J Pediatr Urol，17：200-207，2021（PMID：33589366）
5）Subcommittee on Urinary Tract Infection：Reaffirmation of AAP Clinical Practice Guideline: The Diagnosis and Management of the Initial Urinary Tract Infection in Febrile Infants and Young Children 2-24 Months of Age. Pediatrics，138：e20163026，2016（PMID：27940735）
6）Merksz M, et al：Intermittent hydronephrosis in childhood. Orv Hetil，154：940-946，2013（PMID：23752049）

第2章 救急外来

難易度 ★★☆

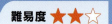

6 頸部腫脹
頸部リンパ節と耳下腺をマスターしよう

木下正和

若手Dr：先生，右頸部の腫脹を主訴に受診した6歳の男児を診察しています．右頸部に圧痛を伴う腫脹がありました．他に川崎病を疑う所見はありません．化膿性リンパ節炎として内服抗菌薬を処方して帰宅にしようと思っています．

木　下：川崎病の所見も確認できていてよいね．確認のため，一緒に診察してみようか．

若手Dr：お願いします！

木　下：…これは，腫れているのは本当にリンパ節かな？

若手Dr：えっ？

木　下：ちょっとエコーで確認してみよう．

　救急外来において，頸部腫脹を主訴に来院する小児は少なくありません．腫脹の原因となっている構造物はリンパ節や唾液腺（耳下腺や顎下腺など）であることが多く，その他にも甲状腺や先天性の遺残構造物，脈管奇形などの場合もあり鑑別が多岐にわたります．診察だけでは病態を判別しづらい場合も多く，すぐにCTも撮影しづらい小児ではエコーが役立ちます．

　本稿では，頻度が高くかつPOCUSが役立つリンパ節と耳下腺のエコーについて解説していきます．

1 頸部腫脹の際のエコーの適応は？

　頸部の腫脹の原因となっている構造物が何か，またその構造物がどのような状態であるかを知りたいときに行うとよいでしょう．外観や触診だけでは，原因がリンパ節なのか，耳下腺なのか，あるいは他の構造物なのか，判別が難しい場合があります．また有痛性の腫脹をきたしている場合など，触診は疼痛を伴うため特に乳幼児では入念に行いづらい場合もあります．エコーでは **2** で述べるようにゼリーをたっぷりと用いて優しく検査をすることができ，情報量も多く治療方針に活用することができます．

　後述しますが，頸部腫脹の患者さんの診療で最も大事な点は気道の開通性の評価です．この評価を行い気道の緊急性が低いことを確認してからエコーを行いましょう．

2 頸部腫脹の際のエコーの方法は？

　患者さんは仰臥位とし，肩枕を入れるなどして頭部をやや後屈させ，観察部位の反対側へ頸部を回旋させるとより観察しやすいです（図1A）．仰臥位を嫌がる乳幼児では，保護者の抱っこや坐位でもあてることは可能です．プローブはリニア型プローブを用います．腫れて痛がる部位に

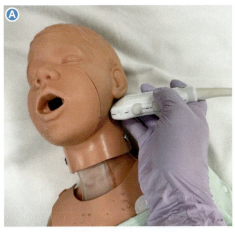
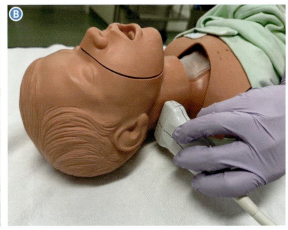

図1　頸部にプローブをあてる様子

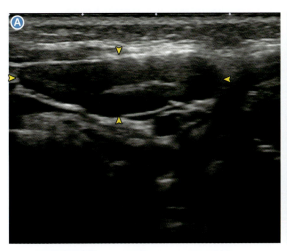
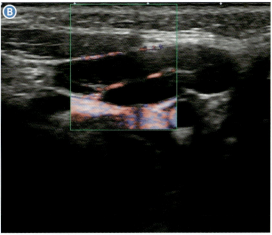

図2　正常な頸部リンパ節とリンパ門の血流
▷：頸部リンパ節

あてる際には，ゼリーをたっぷり使用し，圧迫を最小限にすることを心がけましょう（図1）．

3 頸部リンパ節のエコー所見は？

　リンパ節は頸部の広範囲にわたって分布するため，網羅的に観察することは時間もかかり難しいです．POCUSとしては腫脹や疼痛のある部位を中心にプローブをあて，そこに見えるリンパ節を観察していきましょう．

　正常なリンパ節は境界明瞭で辺縁も平滑な楕円形の低エコーを呈します．よく見ると，内部にリンパ節門と髄質に相当する高エコー域（図2A）があり，大きいリンパ節ほど観察しやすいです．カラードプラではこのリンパ節門から樹枝状に広がる動静脈の血流を観察できます（図2B）．

　小児ではリンパ節のサイズについての明確な基準は確立されていませんが，目安としてはリンパ節が最も長く描出される径を長径，それと直交する径を短径とした際に，**長径が10 mmを超える場合は病的な腫大の可能性があります**．また，**長径／短径比が2未満（楕円形から円形に近づく）の場合は病的な腫大の可能性が高いです**[1]．

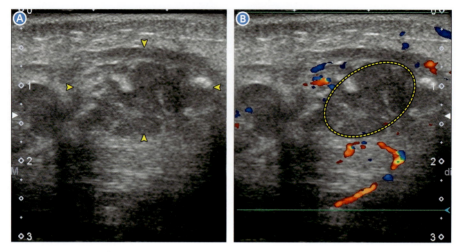

図3 化膿性リンパ節炎
A) 腫大したリンパ節（▷）の内部は不整で，B) 低エコーで血流を欠く領域（◯）は膿瘍化を示唆する．

　小児のリンパ節腫大の代表的な原因としては細菌感染やウイルス感染，川崎病などがあります．全身や近傍組織の炎症に伴い反応性に腫大することも多いです．また，稀ですが悪性リンパ腫などの腫瘍性病変のこともあります．主な病態とエコー所見の特徴を下記に記します．

1）細菌性（化膿性）リンパ節炎

　腫脹や圧痛が最も強い部位にプローブをあてると，周囲のリンパ節と比べてもひと際大きく腫大したリンパ節を同定できることが多いです（図3A）．内部は低エコーで，血流は亢進しています．周囲の軟部組織の浮腫や腫脹を伴うことも多く，蜂窩織炎を合併している場合もあります．膿瘍形成を生じると，膿瘍部分がさらに低エコーとなり，血流は減弱・消失します（図3B）．

2）ウイルス性リンパ節炎

　ウイルス感染では両側あるいは複数の所属にまたがって腫大することが多く，周囲の軟部組織の変化は軽度です movie01．リンパ節の所見に特異的なものはありません．頻度の高いEBウイルスによる伝染性単核球症では，両側かつ円形で不規則な輝度の腫大となり，リンパ門の高輝度は消失しますが門からの血流は保たれる傾向があるともいわれます[2]．

3）川崎病

　ウイルス感染に関連するリンパ節腫大と類似した所見を呈しますが，腫大したリンパ節が複数集簇し「ぶどうの房」のように見えるといわれます[3]〔また，診断基準[4]に「非化膿性頸部リンパ節腫脹」とあるように，膿瘍化しないことが特徴です（図4）〕．

4）悪性リンパ腫

　腫大は単発性のこともあれば多発性のこともあります．リンパ節の形態は球状あるいはいびつで，辺縁はときに不明瞭です．新生血管を反映し，血流はリンパ門からではなく辺縁から流入する傾向があります（図5）．

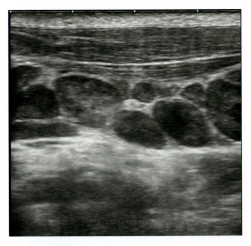

図4 川崎病
腫大したリンパ節が集簇し,「ぶどうの房状」にみえる.

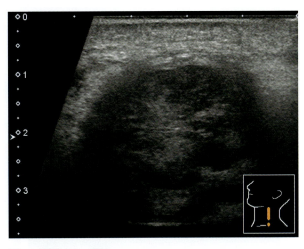

図5 悪性リンパ腫
リンパ節は球状に腫大し,内部は不均一を呈している.

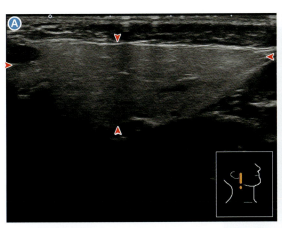
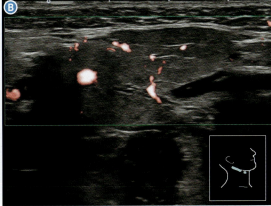

図6 正常耳下腺

4 耳下腺のエコー所見は？

　耳下腺は最も大きな唾液腺であり,耳介付着部の前下方に位置しています.耳介の下縁に横向きにプローブをあてると短軸像が得られます.耳下腺は脂肪を含むため,隣接する筋肉やリンパ節と比してやや高エコーで,均質な構造物として描出されます(図6A).内部には耳下腺内リンパ節が目立つこともあります.パワードプラまたはカラードプラでは内部の血流を確認できます(図6B).耳下腺の定量的な大きさや形態の評価は難しいため,左右で比較しましょう.全体が丸みを帯びているか,辺縁が凸か,実質のエコー輝度,腺管拡張の有無などに着目するとよいです.
　小児で耳下腺腫大を呈する代表的な疾患には,流行性耳下腺炎や反復性耳下腺炎,化膿性耳下腺炎などがあります.

1) 流行性耳下腺炎（おたふくかぜ）

　ムンプスウイルスによる耳下腺炎で3～6歳頃に多く,耳下腺は両側性ときに片側性に腫大します(図7A).エコーでは内部エコーは不均一でやや低エコーを呈します.腺管の拡張はみられ

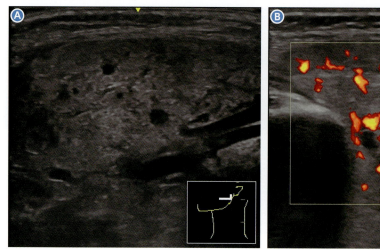
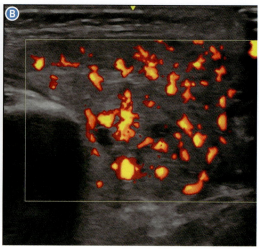

図7 流行性耳下腺炎
A) 耳下腺が腫大し内部は不均一，B) パワードプラでは血流が亢進している．

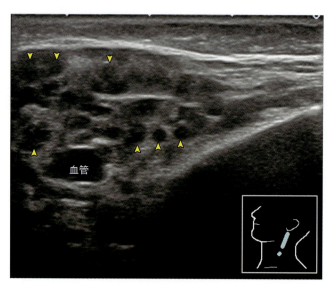

図8 反復性耳下腺炎
耳下腺内部に腺管拡張を示す円形の低エコー領域（▷）を多数認める．

ません．カラードプラでは健側と比べて血流が亢進します（図7B）．

2）反復性耳下腺炎

2〜6歳頃に発症し，年に数回両側または片側の耳下腺の有痛性腫脹をきたす疾患です．多くの症例では10歳頃までに自然治癒します．耳下腺自体の腫大は目立たず，耳下腺内部の腺管拡張が生じるため2〜4 mm程度の円形の低エコー領域が多数認められます（図8）．

3）細菌性（化膿性）耳下腺炎

口腔内から耳下腺に細菌が侵入し起こります．エコーでは片側の耳下腺全体が腫大し，内部エコーは不均質に低下し，カラードプラでは血流が亢進します．この時点では流行性耳下腺炎と類似し，エコー所見のみで鑑別することは難しい場合も多いです．膿瘍を形成すると血流を欠く低または無エコー域を認めます（図9）．

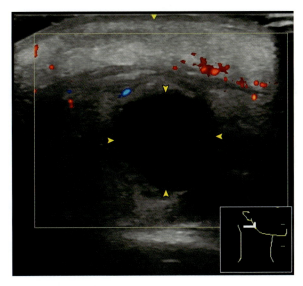

図9 膿瘍形成を伴う化膿性耳下腺炎
耳下腺内部に膿瘍形成を示す血流を欠く低エコー域
(▷)を認める．

5 頸部腫脹に対するエコーのエビデンスは？

　頸部の腫脹を主訴に小児救急外来を受診した小児75例中58例で，救急外来でのPOCUSと放射線科エコーにおける診断が同じで，高い一致率（κ = 0.71：95％CI 0.6-0.83）であったとする報告があります[5]．

　頸部の腫脹を主訴に小児救急外来を受診した小児925例について，POCUSで方針を決めた群と放射線科エコーで方針を決めた群とを比較して，前者のほうがER滞在時間が短かった（中央値69分 vs 154分）とする報告があります[6]．

6 臨床でのリアルなピットフォールは？

1) 気道の開通性の評価が優先

　気道の評価を怠って頸部エコーに躍起にならないようにしましょう．頸部腫脹の患者さんの診療で最も大事な点は**気道の開通性の評価**です．頭部を前方に突き出すsniffing positionの姿勢や流涎，吸気時の胸骨上窩の陥没，吸気性喘鳴（ストライダー），といった上気道狭窄の兆候がみられる場合にはゆっくりエコーをしている余裕はありません．エコーのせいで泣かせたりなんてもってのほかです．モニタリングできる場所へ移動させ，麻酔科医など気道確保に長けた上級医と相談しましょう．

2) エコー所見以外の臨床所見も合わせて診断

　エコー所見のみで安易に診断しないように注意しましょう．小児のリンパ節腫大では，上記以外にねこひっかき病や，結核性リンパ節炎，菊池病など他の鑑別疾患も数多くあります．川崎病や急性リンパ性白血病のように，リンパ節腫大は全身疾患の症状の1つに過ぎないかもしれません．あるいは付近の炎症の波及による二次性の腫大を見ているだけで，深頸部膿瘍や咽後膿瘍が主病態かもしれません．頸部腫脹の原因となる構造物は，ここで解説したリンパ節と耳下腺以外にも，血管腫・血管奇形，囊胞や腫瘍などさまざまです．何がどのように腫れているかを確認す

るのにエコーは有用ですが，診断については他の臨床所見も合わせて考え，治療反応性に乏しい場合には再評価することも重要です．

7 臨床でのリアルな活用場面は？

　頸部の腫脹の原因がリンパ節なのか耳下腺なのか，はたまた他の構造物なのか，触診だけでは迷ったことはありませんか？ また，耳下腺だとしたら流行性耳下腺炎なのか反復性耳下腺炎なのか，リンパ節だとしたら単一なのか複数なのか，膿瘍形成があるのか，穿刺排膿できそうなタイミングなのか（内部が十分に液状化しているのか），といったことは触診だけでは自信がもてないことがあります．そんな場面でエコーを活用することで，**鑑別に役立つだけでなく，自分の診察へのフィードバックとしても活用できます．**

　例えば川崎病を疑う乳児で，頸部リンパ節腫大の有無を判別しにくいと感じたことはありませんか？ 頸部リンパ節腫大は川崎病において診断基準の1項目を担う重要な所見ですが，乳児では頸部の皮下脂肪が厚く，また前述したとおり「ぶどうの房」のように複数が同時に腫大したリンパ節は一つひとつの縁を触知しづらいことから，触診では腫大の有無が判断できないことがあります．そんなときにエコーで見ると，**触診ではわからなかった複数のリンパ節の腫大が明らかで川崎病の診断に役立つ，**といった場面を筆者はしばしば経験します．

木　下：さて，腫れている部位をエコーで見てみようか．

若手Dr：腫れて痛がっているのは…こ，これはリンパ節ではなく耳下腺のようです！

木　下：そうだね．反復性耳下腺炎を疑うような腺管拡張はみられないし，これは流行性耳下腺炎のようだね．

若手Dr：おたふくかぜ！…ということは？

木　下：うん，抗菌薬は要らないし，代わりに出席停止などの感染隔離，あとは難聴や精巣炎などの合併症の可能性を説明をしないといけないね．

若手Dr：方針が全然違いますね…．この腫れ方は耳下腺だったのかぁ．耳下腺炎って思ったより下のほうまで腫れるんですね．エコーのおかげで，診察の見直しにもなりました！

■ 引用文献

1）「小児超音波検査法 一体表編」（岡村隆徳／著），pp101-110，医療科学社，2019
2）「小児超音波診断のすべて」（金川公夫，河野達夫／編），pp247-253，メジカルビュー社，2015
3）Tashiro N, et al：Ultrasonographic evaluation of cervical lymph nodes in Kawasaki disease. Pediatrics, 109：E77-E77, 2002（PMID：11986483）
4）日本川崎病学会、特定非営利活動法人日本川崎病研究センター 厚生労働科学研究 難治性血管炎に関する調査研究班：川崎病診断の手引き 改訂第6版．2019
　https://00m.in/URJEl（2024年12月閲覧）
5）Friedman N, et al：Reliability of Neck Mass Point-of-Care Ultrasound by Pediatric Emergency Physicians. J Ultrasound Med, 38：2893-2900, 2019（PMID：30937939）
6）Claiborne MK, et al：The effect of point-of-care ultrasound on length of stay in the emergency department in children with neck swelling. Am J Emerg Med, 48：295-300, 2021（PMID：34052608）

第2章 救急外来

難易度 ★★☆

7 股関節液体貯留
液体貯留があるかないか，それが重要だ

木下正和

若手Dr：先生，「左足を痛そうにして歩かない」という主訴で受診した1歳6か月の男児の相談をよろしいでしょうか？ もともと1人歩きをしているそうなのですが，今朝から歩かせようとすると泣いてしまいます．特に思い当たるきっかけはないようです．

木　下：乳幼児の痛みの部位を探るのって難しいよね．例えば，ハイハイはするのかな？ 立てないけどハイハイはできる，とかであれば下腿より遠位の痛みだろうと推測することもできるよ．

若手Dr：なるほど！ あ，でもハイハイも泣いてしまうって母親が言っていました．…ということは，股関節から膝のどこかでしょうか？

木　下：うん，母親の抱っこやおもちゃを使って気を惹きながら一緒に診察してみよう．
（診察後）

若手Dr：膝や大腿に腫れや圧痛はなさそうですが，股関節の屈曲は嫌がるようです！ X線写真を撮りますか？！

木　下：そのようだね．X線検査も考慮しなければいけないけど，まずは股関節をエコーで見てみよう！

1 股関節のエコーの適応は？

　一言でいえば「**股関節の液体貯留の有無を確認したいとき**」です．
　小児の股関節痛で最も頻度の多い病態は**単純性股関節炎**です．これは4～10歳頃に好発する非特異的な股関節の炎症で，安静や対症療法で軽快が見込める予後良好な疾患です．それに対して，頻度は下がりますが鑑別が必要な疾患として**化膿性股関節炎**があります．こちらは新生児期から罹患しうる細菌感染症で，早期にドレナージや抗菌薬治療を開始しなければ関節や骨の破壊をきたす可能性のある緊急疾患です．跛行や股関節痛を訴える小児の診察で，これらの疾患を疑った際には，股関節の液体貯留の有無をエコーで確認することで診断に役立てることができます．また，関節液の評価のために穿刺を行う際には，そのガイドに用いることができます．

2 股関節のエコーの方法は？

　主にリニア型プローブを用います．年長児で皮下組織が厚く深部が観察しづらい場合はコンベックス型プローブの方が見やすい場合もあります．患者さんは仰臥位・下肢伸展位とし，前面から大腿骨頸部に沿って縦にプローブをあてます（図1）．大腿骨頸部の軸を意識してわずかに内側に

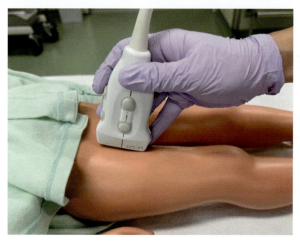

図1 股関節にプローブをあてる様子

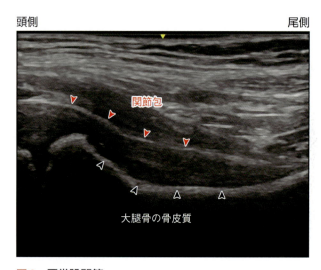

図2 正常股関節

rotatingさせることがコツです．大腿骨頸部の表面の高エコー像を，画面左を頭側としてなだらかな斜面を描くように描出しましょう（図2）．

デリケートな部分にプローブをあてるため，羞恥心への配慮も必要です．下着やおむつは履いたままでも検査できることが多いですが，陰部近くの走査になる場合には陰部にタオルを掛けるのを忘れないようにしましょう．

3 股関節のエコー所見は？

炎症などにより股関節に液体貯留が生じると，**内部に無エコーの関節液が確認できます**．液体貯留の評価には大腿骨頸部前面から関節包前面までの距離を測定します．患側と健側の差が2 mmを超えた場合は異常であり，股関節の液体貯留「あり」の所見です[1]（図3）．

化膿性股関節炎を疑う所見として，関節包内のデブリや滑膜の肥厚，関節包と軟部組織の血流亢進なども報告されていますが，エコー所見のみで正確に鑑別することは困難です[2]．POCUSとしては液体貯留の有無の評価を第一とし，それ以外の所見は参考程度に留めておくのがよいでしょう．

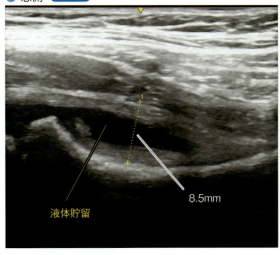
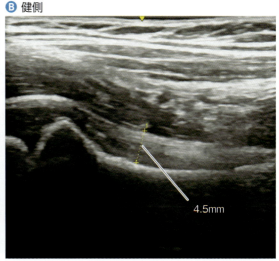

A 患側 movie01　　　**B** 健側

液体貯留　　8.5mm　　4.5mm

図3　股関節液体貯留

4 股関節穿刺を行う際のエコーの使い方は？

　まず前述の描出方法で，穿刺可能な液体貯留があることを確認します．次に大腿動静脈の走行を確認し，それらを穿刺しないよう体位や穿刺部位を決めましょう．股関節をわずかに屈曲・内旋することで関節液が大腿骨頸部前方のくぼみに留まり穿刺しやすくなるとともに，大腿動静脈や神経が内側に移動し，針の経路から遠ざかりやすいといわれています[3]．特に乳児では，本人が楽な肢位をとると下肢が外旋し，関節液が描出しにくくなることに注意しましょう．

　穿刺に際しては，関節液を描出しつつin-plane approach（平行法）でリアルタイムに針を確認するとよいでしょう．

5 小児における股関節エコーのエビデンスは？

　小児の股関節液体貯留の有無に関して，放射線科医によるエコーをreference standardとした場合の小児救急医が行った股関節エコーの感度は85％，特異度は93〜100％と報告されており，エコーの専門家でなくても股関節の液体貯留を評価するためのエコーの精度は高いとされています[4,5]．また経験を重ねることで，その正確性が増していくことも報告されています[5]．

　一方で，股関節エコーのみで単純性股関節炎と化膿性股関節を正確に鑑別することは困難です[2]．

6 臨床でのリアルなピットフォールは？

　あくまでエコーでは股関節の液体貯留の有無しかわからず，エコーだけで化膿性股関節炎を否定したり確定診断できるわけではありません．感染以外にも，股関節に液体貯留をきたす病態は炎症や外傷などさまざまあります．化膿性股関節炎を診断するためには関節液を採取することが重要であり，発熱などの臨床症状や血液検査などを参考に，整形外科医とも穿刺や手術適応を協議しながら鑑別を進める必要があります．Cairdの予測因子（表）などが参考になります[6]．

表　Cairdの予測因子

①	発熱＞38.5℃
②	立位不能な下肢痛
③	白血球数＞12,000 /mm^3
④	赤沈1時間値＞40 mm/時
⑤	CRP＞2.0 mg/dL

7　臨床でのリアルな活用場面は？

筆者は股関節にエコーを行う意義は主に2つあると考えています．

1) 股関節が疼痛の原因であることの確認

年少児では股関節痛を上手く訴えられない場合があります．原因の1つに大腿神経と閉鎖神経が股関節に分布しているせいで，関連痛として大腿部痛や膝痛と感じることがあげられます．股関節炎の児に「どこが痛いの？」と聞くと膝や大腿に手をもっていくことは"あるある"です．跛行で来院した児の疼痛部位がわかりにくいときに，股関節液体貯留を確認することで原因の特定に役立ちます．また，乳児も化膿性股関節炎になることがありますが，もともと歩かない乳児では「跛行」自体が存在しなければ，どこが痛いかも言えず診断が遅れることがしばしばあります．不機嫌な乳児の診察で，よく見ると下肢の動きに左右差があるのでは…？　そんなときは股関節エコーの出番です．

2) 安全に穿刺できそうな液体貯留があるかどうかの判断

これについては前述した通りで液体貯留の有無から周囲の構造物の確認，穿刺中のリアルタイムな描出に有用です．

成人と比べて皮下脂肪や筋軟部組織が薄い小児では股関節が描出しやすく，数ある小児POCUSのなかでも比較的習得しやすいエコーです．ぜひ活用してみてください．

若手Dr：先生，左の股関節に液体貯留があります！

木下：確かにそうだね．この年齢だと年長児と比べて化膿性股関節炎のリスクが高いね．発熱はないんだっけ？

若手Dr：いえ，昨日から39℃の熱があります！

木下：（それは早く言ってくれ…！）それはすぐに鑑別が必要だ．整形外科にコンサルテーションして股関節穿刺を依頼しつつ，MRIや手術の適応を相談しよう．僕たちは血液培養の採取，術前検査，抗菌薬の準備を進めよう．

若手Dr：はい！

■ 引用文献

1）岩田浩志：小児整形外科領域の画像診療：超音波診療. 関節外科, 37：120-129, 2018

2）Eutsler EP, Siegel MJ：Musculoskeletal system and vascular imaging.「Pediatric Sonography, 5th ed.」（Siegel MJ, ed）, pp601-649, Wolters Kluwer, 2019

3）Thapa M, et al：Ultrasound-guided musculoskeletal procedures in children. Pediatr Radiol, 43 Suppl 1：S55-S60, 2013（PMID：23478924）

4）Vieira RL & Levy JA：Bedside ultrasonography to identify hip effusions in pediatric patients. Ann Emerg Med, 55：284-289, 2010（PMID：19695738）

5）Cruz CI, et al：Point-of-care hip ultrasound in a pediatric emergency department. Am J Emerg Med, 36：1174-1177, 2018（PMID：29223689）

6）Caird MS, et al：Factors distinguishing septic arthritis from transient synovitis of the hip in children. A prospective study. J Bone Joint Surg Am, 88：1251-1257, 2006（PMID：16757758）

第2章 救急外来

難易度 ★★☆

8 急性陰嚢症
Time is testicle！

木下正和

> 若手Dr：先生，3時間前からの右の陰嚢痛を主訴に来院した14歳男児がいます．精巣捻転症かどうか鑑別しなくてはいけないので，検査室にエコーを依頼しようかと思います．
>
> 木　下：そうだね．ところで，診察所見はどう？どのくらい精巣捻転症を疑っているのかな？
>
> 若手Dr：えっと，右の陰嚢は腫れていて触ると少し硬くて痛がります．精巣挙筋反射はあるようなないような…．
>
> 木　下：それはゆっくりエコーを依頼している余裕はないかもしれないね．まず，僕らで今すぐエコーをあててみよう．
>
> 若手Dr：は，はいっ！

　陰嚢が急性の有痛性腫脹を呈する疾患群の総称を「急性陰嚢症」といい，精巣捻転（精索捻転）症や精巣炎，精巣上体炎，精巣付属器捻転などが含まれます．臨床においては，**精巣捻転症と他疾患とをすみやかに鑑別すること**が重要です．精巣捻転症では早期に捻転を解除しなければ，精巣を温存できる可能性が低くなります．発症6時間以内に捻転を解除できれば精巣はほとんどが温存できますが，それ以降は時間が経つとともに温存率は大きく低下していきます[1]．"Time is money"（時は金なり）になぞらえてまさに"**Time is testicle**"です．

　精巣捻転症を少しでも疑う場合には早期に泌尿器科や小児外科にコンサルトすることが原則ですが，常にアクセスがよいとは限らず，オンコール医師の呼び出しや転院の判断となると，身体診察だけでは迷う場面も少なくありません．病歴聴取や身体診察に加えてエコーを行うとより正確で迅速な対応が可能となるため，ぜひ習得しておきたいエコーです．

1 急性陰嚢症におけるエコーの適応は？

　急性陰嚢症において，精巣捻転症と他疾患の鑑別のためにエコーを活用するとよいでしょう．急性陰嚢症における精巣捻転症のリスクを見積もるスコアとして，TWISTスコアがよく知られています[2]（表）．これは精巣の腫脹（2点），硬結（2点），精巣の挙上（1点），精巣挙筋反射の消失（1点），嘔気・嘔吐（1点）の所見から2点以下を低リスク，3〜4点を中リスク，5点以上を高リスクとするものです．このような場合に，低リスクであれば精巣捻転症の可能性は十分低くエコーは不要で，高リスクであればエコーを行わずとも早期に専門科へコンサルトをすべき，ともいわれエコーの適応を判断する参考になります[3]．

　TWISTスコアが低くても稀に精巣捻転症であることもあり，陰嚢痛があるならエコーをすることを筆者は勧めます．エコーの閾値を低くすることは，日頃から陰嚢エコーの所見に慣れておくことにもつながります．一方で，診察の時点で精巣捻転症の可能性が高い場合には，エコーに

表　TWISTスコア

項目	点数
精巣の腫脹	2
精巣の硬結	2
嘔気または嘔吐	1
精巣の挙上	1
精巣挙筋反射の消失	1

精巣捻転に対して
2点以下：感度 100％，特異度　87％，陰性的中率 100％
5点以上：感度　76％，特異度 100％，陽性的中率 100％

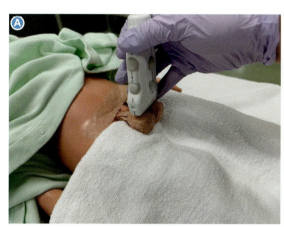 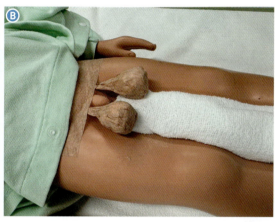

図1　タオルを用いたあて方の工夫
A）大腿をタオルで覆い陰囊を乗せる方法．B）丸めたタオルを股間に挟み陰囊を乗せる方法．

時間をかけ過ぎてコンサルトが遅れてはいけません．

2　陰囊エコーの方法は？

　患者さんは仰臥位とし，リニア型プローブを用いて観察します．陰囊の下にタオルなどを敷くと陰囊が安定しやすいです（図1）．ゼリーを十分に用いて，やさしくプローブをあてましょう．精巣が動いてしまう場合には，左手を添えるとよいでしょう．

　陰囊内の構造物の位置関係や精巣の血流を観察しやすいのは，左右片側ずつ縦方向にあてる左右陰囊縦走査です（図2）．陰囊の正中に横向きにプローブをあてる陰囊正中横走査では，精巣実質の色調や血流の左右差を観察しやすいです（図3）．

　まず健側から観察し，精巣の大きさや血流を確認します．このときにカラードプラまたはパワードプラで健側の血流が確認できるまで流速レンジを調整しましょう．その後，同じ設定条件で患側を観察していきます．

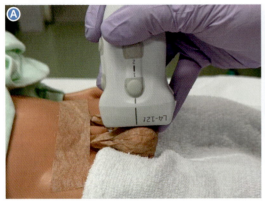
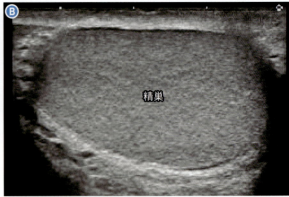

図2 左右陰嚢縦走査

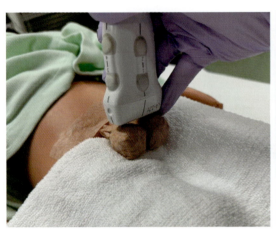
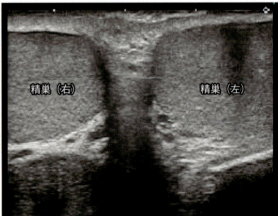

図3 陰嚢正中横走査

3 陰嚢エコーの正常所見は？

　正常の精巣は卵円形の均一な低あるいは等エコー像として描出されます（図4A）．カラードプラやパワードプラを用いると精巣の血流を検出することができます（図4B）．
　精巣上体は縦断像で最もよく観察され，精巣の頭側に精巣と同様のエコー輝度を呈する滑らかな三角形が精巣上体頭部です．精巣垂や精巣上体垂などの付属器は，それ自体が腫脹している場合や陰嚢水腫を伴う場合でなければ描出するのは難しいでしょう．
　プローブを陰嚢の頭側にもっていくと，鼠径から精巣へ伸びる精索を周囲よりやや低エコーな線状の構造物として描出することができます（図5）．

4 精巣捻転（精索捻転）症のエコー所見は？

　精巣捻転症を示唆する主なエコー所見は下記です．

1) 精巣の腫大と内部のエコー輝度の変化

　発症直後（0〜3時間）では正常ですが，4〜6時間経過すると**精巣は腫大**し，内部は**浮腫**のた

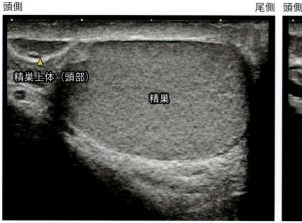
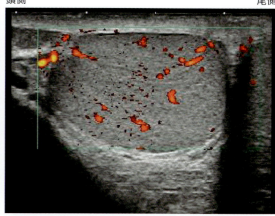

図4 正常精巣

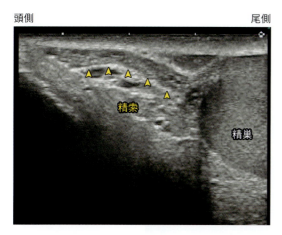

図5 精索の描出

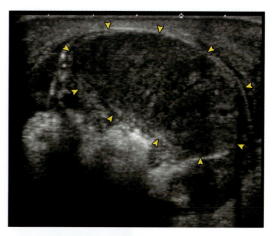

図6 内部が不均一な精巣

め低エコーに変化していきます．24時間以上経過すると，うっ血や出血，梗塞を反映し，内部は不均一になります（図6）[4]．

2）精巣の血流低下または消失

精巣捻転症では健側と比較し，患側で**精巣の血流低下または消失**がみられます（図7）．カラードプラの感度は95〜100％，特異度は85〜95％とされ，診断に非常に重要です[5]．この評価を正しく行うためには，あらかじめ健側で血流を描出しておき，その設定条件のまま患側にプローブをあてましょう．

3）精索のねじれ

精巣捻転症は正確にいえばねじれているのは精巣ではなく精索であり，「精索捻転」と表現されることも多いです．つまり，**ねじれた精索そのものを描出できれば診断に直結するため重要な所見です**．鼠径部から精巣方向へ精索を追っていくと，精巣の頭側でねじれた精索が腫瘤像として描出できます（図8）．頭側から尾側にかけて精索構造がうずまきのように回転する像が得られ，これを「whirlpool sign」と呼びます．

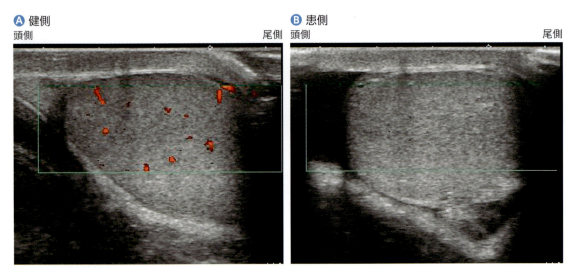

図7 患側の精巣内血流が低下している
Aでは血流を示す赤いシグナルがみられるが，Bでは血流低下のためシグナルがみられない

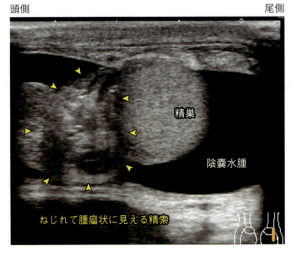

図8 精索のねじれ（whirlpool sign） movie01

精巣を見ていく手順としては，
①通常のBモードで精巣の大きさとエコー輝度の左右差を確認
②カラードプラまたはパワードプラで血流を評価
③プローブを頭側に移して，精索を観察
としていくとよいでしょう．
　その他にも精巣捻転症では，陰嚢水腫（図8）や陰嚢壁の肥厚，精巣上体の腫大，精巣軸の変位（縦断像で正常の卵円形の精巣像を認めず，横向きに描出される）などがみられることがあります．

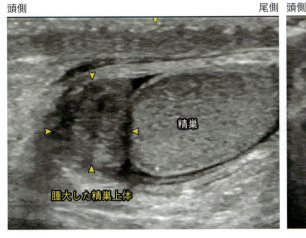
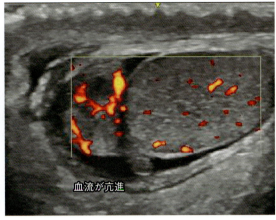

図9 精巣上体炎

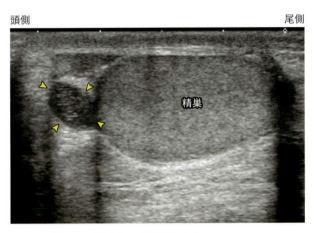

図10 捻転し，腫大した精巣垂（▷）

5 精巣捻転症以外のエコー所見は？

1) 精巣上体炎

精巣上体は限局性あるいはびまん性に腫大しますが，特に頭部の腫大が目立ちやすいです．精巣の頭側に腫大した精巣上体を認め（図9A），カラードプラやパワードプラで血流の亢進が確認できます（図9B）．周囲へ炎症が波及すると，陰嚢水腫を伴います．

2) 精巣付属器捻転（精巣垂捻転や精巣上体垂捻転）

小児の急性陰嚢症で最も多い原因といわれます．精巣の周囲には複数の付属器があり，精巣垂や精巣上体垂がその代表です．これらは発生過程におけるMüller管の遺残であり捻転を起こすことがあります．垂捻転のエコーでは，精巣の頭側に低エコーで5 mm大前後の腫瘤像を認めます（図10）．診察では同部位に限局した圧痛を伴う硬く小さな結節を触れ，皮膚を通じて透見される青みがかった色調変化（blue dot sign）も特徴的です．

3）陰囊外傷

　　陰囊痛の原因は内因系ばかりではありません．外傷の病歴がある場合には鑑別は異なるため病歴聴取では打撲のエピソードがないか必ず確認しましょう．陰囊外傷では主に精巣破裂や陰囊内での出血が問題となります．精巣破裂では，精巣の輪郭（高エコー）が破綻します．精巣の輪郭がきれいな楕円形でなく不整で途絶している部分がある場合は精巣破裂を疑います．打撲により陰囊内に出血をきたすと，まだらなエコー輝度の血腫を陰囊内に認めます．精巣内に低エコー像として血腫を認めることもあります．**精巣内部のエコー輝度が不均一でないか，精巣血流が保たれているかも確認しましょう．**小さい血腫は保存的管理ですが，大きいものや，精巣を圧迫し虚血をきたすものは外科的介入が必要になります．

6　精巣捻転症に対するエコーのエビデンスは？

　　小児の精巣捻転症に対する非放射線科医によるPOCUSについてのメタ解析では感度98％，特異度97％と高い精度が報告されています[6]．

　　小児の精巣捻転症において，救急外来でPOCUSによって診断された患者さんと放射線科でのエコーによって診断された患者さんとを比べて，前者の方が救急外来の滞在時間や手術室入室までの時間が短かったとする報告があります[7, 8]．手術までの時間が精巣の温存率にかかわる精巣捻転症では，**診察医が自らエコーで診断できることは外科医へ迅速に紹介するうえでも重要でしょう．**

7　臨床でのリアルなピットフォールは？

　　ここまでエコーの有用性を解説してきましたが，**診断をエコーに頼りすぎてもいけません．**例えば，不全捻転（捻転の程度が軽度で精巣血流が残っているもの）において，精巣捻転症でもエコーでの精巣血流が正常に見える場合があり，精巣血流が確認できることだけで精巣捻転症を否定することはできません[9]．また，ねじれた精索が呈する腫瘤像を，腫大した精巣上体（＝精巣上体炎）と誤認してしまう場合もあります．エコー所見だけでなく病歴や身体所見も重視し，精巣捻転症が否定できない場合には専門科へコンサルトしましょう．

木　下：さて，エコー所見はどうかな？

若手Dr：内部エコーは均一に見えますが…患側の精巣血流が確認できません！　あとこれは…精巣の頭側に腫瘤像があります！

木　下：うん，よく見るとうずまき状の精索も観察できるから，それはねじれた精索を反映しているね．精巣捻転症で間違いなさそうだ．すぐに泌尿器科にコンサルトしよう．泌尿器科の先生が来る前から術前検査も進めていこう．

若手Dr：はいっ！　自分でエコーをすることで診断に確信ももてたうえ，時間短縮にもなりました！

■ 引用文献

1) Mellick LB, et al：A Systematic Review of Testicle Survival Time After a Torsion Event. Pediatr Emerg Care, 35：821-825, 2019（PMID：28953100）

2) Barbosa JA, et al：Development and initial validation of a scoring system to diagnose testicular torsion in children. J Urol, 189：1859-1864, 2013（PMID：23103800）

3) Qin KR & Qu LG：Diagnosing with a TWIST: Systematic Review and Meta-Analysis of a Testicular Torsion Risk Score. J Urol, 208：62-70, 2022（PMID：35238603）

4)「Pediatric Sonography, 5th ed.」（Siegel MJ, ed），Wolters Kluwer, 2019

5) Alkhori NA & Barth RA：Pediatric scrotal ultrasound: review and update. Pediatr Radiol, 47：1125-1133, 2017（PMID：28779199）

6) Mori T, et al：Diagnostic accuracy of point-of-care ultrasound for paediatric testicular torsion: a systematic review and meta-analysis. Emerg Med J, 40：140-146, 2023（PMID：35523539）

7) Koppel JH, et al：Point-of-Care Ultrasound for the Diagnosis of Pediatric Testicular Torsion: A Retrospective Case Series Analysis. Pediatr Emerg Care, 39：623-628, 2023（PMID：36730943）

8) Park JS, et al：Implementing Point-of-Care Ultrasound for Acute Scrotal Pain in the Pediatric Emergency Department: Screening Testicular Torsion and Patient Flow Analysis. J Ultrasound Med, 42：2757-2764, 2023（PMID：37555776）

9) Scheier E：Testicular Torsion with Intact Blood Flow: A Point of Care Ultrasound Case-Series. POCUS J, 9：55-59, 2024（PMID：38681172）

第2章 救急外来

9 鼠径部腫脹
腫れの原因はヘルニア？それとも…？

難易度 ★★☆

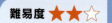

木下正和

> **若手Dr**：先生，鼠径部の腫脹を主訴に受診した2歳男児の相談をさせてください．右鼠径部に腫脹と発赤，圧痛があり，鼠径ヘルニアだと思っています．整復しようと思ったのですが，圧迫しても整復できず困っています．
>
> **木　下**：それは早く整復してあげないとね．一緒に診察してみよう．
>
> **若手Dr**：お願いします！
>
> （診察中）
>
> **木　下**：確かに鼠径が腫れて痛そうだけど…これは本当に鼠径ヘルニアかな？
>
> **若手Dr**：えっ…違うんですか？
>
> **木　下**：ちょっとエコーをして確かめてみよう！

　鼠径部の腫脹は小児でしばしば遭遇する主訴です．乳児でおむつを交換する際に保護者が鼠径部の腫脹や発赤に気づき受診する場合や，不機嫌や嘔吐を主訴に受診した児の診察で気づかれる場合などがあるでしょう．

　鼠径部の腫脹をきたす主な病態は，鼠径ヘルニアや鼠径部リンパ節炎，精索水腫やNuck水腫などがあります．これらのうち，**最も緊急性が高いのは鼠径ヘルニアの嵌頓**です．また化膿性リンパ節炎は抗菌薬投与や排膿切開も考慮されるため鑑別したい病態です．

　本稿では鼠径ヘルニアを中心に，鼠径部の腫脹で受診した小児でのPOCUSの活用方法について解説します．

1 鼠径部腫脹の際のエコーの適応は？

　鼠径部の腫脹を認める場合に，原因の鑑別のためにエコーを活用することができます．また，鼠径ヘルニアにおいては，脱出した内容物の確認や徒手整復における補助的な役目やリアルタイムな観察にも用いることができます．

　小児の鼠径ヘルニアのほとんどは**外鼠径ヘルニア**です．外鼠径ヘルニアは，本来胎生期に閉鎖するはずの腹膜鞘状突起（女児においてはNuck管）が開存することでヘルニア嚢を形成し，腹腔内臓器がヘルニア嚢として脱出したものです．主な脱出物として，消化管（主に小腸）や大網，卵巣，子宮があります．ヘルニア内容が嵌まり込みもとに戻らなくなる病態を**嵌頓**といい，消化管の場合では腸管壊死を合併する危険性があります．小児の鼠径部腫脹における，男女の主な違いとその注意点について**表**に示します．

表　小児の鼠径部腫脹における，男女の主な違いと注意点

	男児	女児
正常時の鼠径管の中身	精巣動静脈，精管	子宮円索
鼠径ヘルニアでの主な脱出物	消化管，大網	消化管，大網，卵巣，卵管，子宮
鼠径ヘルニアで注意する合併症	腸管壊死，精索が圧迫されることによる精巣の血流障害	腸管壊死，脱出した卵巣の捻転や虚血
鼠径部腫脹での性別特有の鑑別	精索水腫／陰嚢水腫，停留精巣／移動性精巣	Nuck水腫

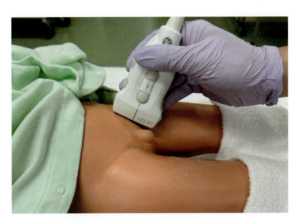

図1　鼠径部にプローブをあてる様子

2　鼠径部腫脹の際のエコーの方法は？

　患者さんは仰臥位で，背中や臀部に枕を入れ軽く反るようにするなどの工夫を行ってもよいでしょう．リニア型プローブを用いて，腫脹部にあてて観察していきます（図1）．体表付近を観察するため，圧迫は通常必要ありません．むしろ鼠径ヘルニア嵌頓や化膿性リンパ節炎など，圧痛を伴う場合も多いため，ゼリーを多く塗り愛護的に行うとよいでしょう．

3　鼠径部腫脹のエコー所見は？

1）鼠径ヘルニア

　鼠径ヘルニアでは，腫脹部の皮下にヘルニア内容を認めます．縦断像で，腹腔内との連続性を確認できれば鼠径ヘルニアと判断します（図2）．

　壁の層構造や腸内容物，蠕動を認めれば腸管と判断します．大網は周囲の脂肪組織と同程度のエコー輝度（やや高エコーの細かいまだらな構造物）であり皮下脂肪と区別しにくいですが，腹腔内からの連続性を証明すれば大網と確認できます．

　女児でやや低エコーで楕円形の腫瘤像があれば卵巣滑脱ヘルニアを疑いましょう（図3）．内部に小さな卵胞を認め「チョコチップ入りクッキー」のように見えれば卵巣と認識しやすいでしょう．

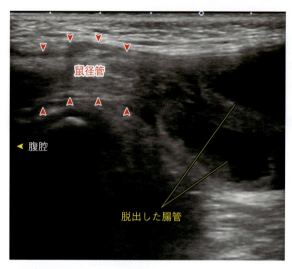

図2 鼠径ヘルニア（腸管ヘルニア）

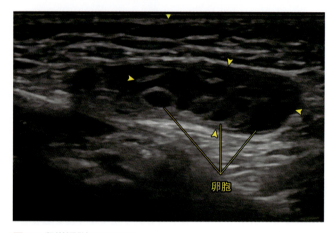

図3 卵巣滑脱ヘルニア
内部に卵胞を含む卵巣（▷）が確認できる．

2）鼠径ヘルニア以外の鑑別疾患

　鼠径部リンパ節炎では，腫脹部にリンパ節があることを確認します（図4）．リンパ節は均一な低エコー像として描出され，ヘルニアではないため腹腔内との連続性はありません．化膿性リンパ節炎では内部構造が破壊され膿瘍化していることもあり，液体状の低エコーが充満しているかを観察し，穿刺適応の判断にも用いることができます．

　鼠径部腫脹の内容物が液体のみである場合には，精索水腫やNuck水腫（図5）であることが多いです．エコー所見としてはいずれも鼠径管内に丸みを帯びた無エコー域がみられます．

　また，鼠径部腫脹の鑑別は他にもリンパ管腫や脂肪腫など多岐にわたりますが，POCUSの域を超えるうえ多くは無症候性で緊急性はないため，これらの解説は成書に譲ります．

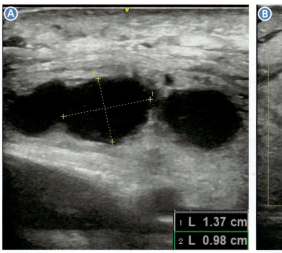
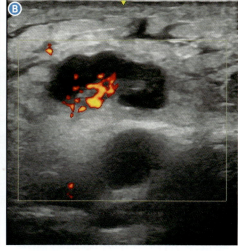

図4 リンパ節炎
A）腫大したリンパ節を複数認める．B）パワードプラでリンパ節門から樹枝状に広がる血流が確認できる．

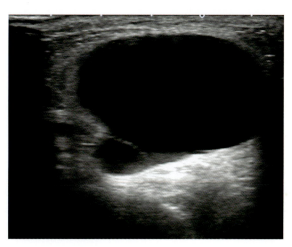

図5 Nuck水腫

4 鼠径部腫脹のエコーのエビデンスは？

　非放射線科医師（非専門医）が行うPOCUSという文脈において，成人領域では鼠径ヘルニアに対するエコーは感度93〜96％，特異度82〜96％と高い精度が報告されています[1]．小児の鼠径ヘルニアに対するPOCUSの質の高いエビデンスはありません．

　一方で，鼠径ヘルニアが疑われる場合にその内容物をエコーで確認する有用性が報告されています．例えば，鼠径ヘルニア嵌頓が疑われ整復を試みたが還納できず，エコーをあてると化膿性リンパ節炎と判明し抗菌薬治療で軽快した例[2]や，卵巣が脱出していることを確認することで無理な整復操作を回避できた例[3]などが報告されています．

5 臨床でのリアルなピットフォールは？

　卵巣とリンパ節を見間違えないよう注意しましょう．どちらもやや低エコーの楕円形の腫瘤として描出され，誤認してしまうことがあります．対応が全く異なるため，前述した卵胞の存在や腹腔内との連続性を確認し鑑別しましょう．カラードプラまたはパワードプラを使用し，リンパ門を確認することでリンパ節と認識することもできます．

　鼠径部や陰嚢内の液体貯留が腹水や腹腔内出血の進展であることがあります．腹膜鞘状突起が開存している（すでに精索水腫やNuck水腫として認識されていることもあります）と，腹腔内の液体が鼠径部まで降りてくるためです[4]．鑑別が全く異なってくるので，腹水貯留の有無もさっと確認するとよいでしょう（**第2章1参照**）．

6 臨床でのリアルな活用場面は？

　鼠径部のPOCUSとしては，痛みや不機嫌，皮膚の発赤を伴う小児で鼠径ヘルニア嵌頓や化膿性リンパ節炎を鑑別し，方針決定に役立てることがまずは重要でしょう．その他にも，エコーを活用できる場面があります．

1) ヘルニア整復前の評価

　鼠径ヘルニアにおいて，整復に注意を要する場合が2つあります．1つは，**女児の卵巣滑脱ヘルニア**です．無理な整復は卵巣虚血をきたすため危険ですし，脱出している卵巣が捻転していることもあります．自信がない場合は，検査室での詳細なエコー評価や外科医へのコンサルトが安全でしょう．

　もう1つは，腸管の嵌頓から時間が経過し，**腸閉塞**をきたしているような場合です．腸閉塞所見（**第2章18参照**）がある場合や小児の全身状態が不良な場合，腸管虚血が進行している可能性があります．全身管理に努め，自らの整復に時間をかけずに早期に外科医へのコンサルトを行いましょう．

2) ヘルニア整復時の補助

　鼠径ヘルニアの整復時にもエコーを活用することができます．嵌頓した鼠径ヘルニアの整復では，鼠径管に向かってゆっくり力を加えて整復する処置が必要です．整復前にエコーで腹腔内へ連続する部位を同定しておくと，整復時に力を加える方向がわかりやすいです．片手でプローブを鼠径管上に置きつつもう一方の手で整復を行い，少しずつ還納されていく様子をリアルタイムに確認しながら，力を加えていくことができれば達人技です（**図6**，**movie01**）．成人での報告ですが，鼠径ヘルニア嵌頓の整復をエコーガイド下に行うことで緊急手術を減らせたとする報告もあります[5]．

　このように，鼠径部エコーは病態の鑑別からヘルニアの整復の補助まで，まさに診断から治療まで有用です．ぜひ活用してみましょう．

木下：エコーの所見はどうかな？　腫れている原因は何だろう？

若手Dr：皮下に腫大したリンパ節があり，周囲も蜂窩織炎の所見があります．これは，鼠径

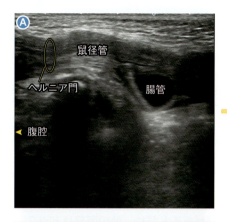
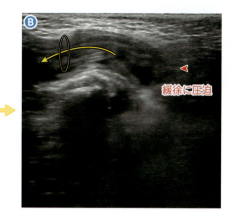
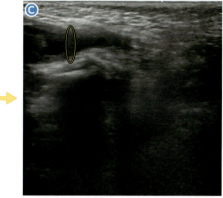

図6 腸管ヘルニアが還納される様子
movie01

部リンパ節炎でしょうか．
木下：そうだね．ヘルニアではなさそうだね．
若手Dr：ヘルニアかと思って，腫れて痛いリンパ節を圧迫してしまっていました….
木下：治療は整復ではなく，抗菌薬だね．
若手Dr：反省です….でも，腫脹の原因を区別するのにエコーが有用であることを実感できました！

■ 引用文献

1）Jacomino K, et al：Point-of-Care Ultrasound in the Diagnosis of an Incarcerated Inguinal Hernia. Cureus, 13：e16281, 2021（PMID：34377614）
2）Friedman N, et al：Using Point-of-Care Ultrasound to Characterize Acute Inguinal Swelling of Young Children in the Pediatric Emergency Department. Pediatr Emerg Care, 36：304-307, 2020（PMID：32011551）
3）Scheier E：Inguinal ovarian hernia on point of care ultrasound: case reports and review of the literature. Emerg Radiol, 29：215-217, 2022（PMID：34427854）
4）吉元和彦：鼠径ヘルニアとその鑑別疾患．「小児超音波診断のすべて」（金川公夫，河野達夫／編），pp470-479，メジカルビュー社，2015
5）Chen SC, et al：Ultrasound may decrease the emergency surgery rate of incarcerated inguinal hernia. Scand J Gastroenterol, 40：721-724, 2005（PMID：16036533）

第2章 救急外来

難易度 ★☆☆

10 蜂窩織炎
"皮下組織"の異常に注目しよう

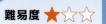

吉井拓眞

> 若手Dr：先生，手背が赤く腫れている幼児が来ています．
> 吉　井：なるほど，局所所見として発赤・腫脹があるんだね．他の所見はどう？
> 若手Dr：熱感はあります．触ると嫌がって泣くのでおそらく圧痛もありそうです．
> 吉　井：そうなんだね．となると鑑別は何があがる？
> 若手Dr：蜂窩織炎，丹毒，壊死性筋膜炎，あとは骨折などの外傷でしょうか？
> 吉　井：素晴らしいね．ほかにも小児で多いのは虫刺症だね．虫刺痕はある？
> 若手Dr：蚊が多い時期ではありますが，明らかな刺された痕はなさそうです．蜂窩織炎かどうかを判断するのは触診だけだと厳しいですよね？
> 吉　井：そんなときにエコーが使えると臨床判断の助けになるね．皮膚軟部組織感染症のエコーについて学んでいこう．

　蜂窩織炎は**真皮および皮下組織に至る急性化膿性炎症**であり，**皮膚の局所的な腫脹・発赤・熱感・疼痛を伴います**．救急外来に受診する小児でもしばしば遭遇します．1990年後半頃から，蜂窩織炎と皮下膿瘍を鑑別するため，皮下膿瘍の有無を評価するという観点で成人および小児の救急領域でエコーに関する研究が報告され始めています．

　小児の場合は，身体診察が困難であることに加え，本人から発症時期や受傷機転などの情報が正確に得られないことがあります．そのため，小児ではエコーの有用性は特に高いと考えています．

1 蜂窩織炎のエコーの適応は？

下記のような場面はエコーのよい適応となります．
- 皮膚の局所所見（発赤・腫脹・圧痛・熱感）を認める場合
- 皮下膿瘍，虫刺症などその他の疾患と鑑別したい場合
- 皮下膿瘍の合併を疑い，サイズや感染の進展度を評価する場合
- 異物や瘻孔形成の評価が必要な場合
- 診断的治療目的に穿刺吸引・切開排膿・生検を行う場合
- 治療効果判定や再燃の有無など経過をフォローする場合

2 蜂窩織炎のエコーの方法は？

方法は簡単で，局所所見（発赤・腫脹・圧痛・熱感）を認める部位にプローブをあてるだけで

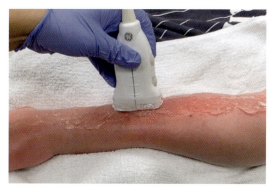

図1 蜂窩織炎におけるプローブ走査

表1 蜂窩織炎と皮下膿瘍の典型的なエコー所見

蜂窩織炎	皮下組織の腫脹
	皮下組織の輝度上昇
	液体貯留に伴う皮下組織の分葉状・房状変化（cobble stoning，図2，3）
	炎症を反映し，健側と比較してカラーまたはパワードプラで血流信号の亢進を認める（図4）
皮下膿瘍	境界が比較的明瞭な低エコー域を認める
	後方へ高エコーの音響増強（acoustic enhancement）がみられる
	カラーまたはパワードプラで膿瘍内は血流信号に乏しい

す（図1）．病変部位によりますが，安定してプローブをあてることができる体位をとります．もし子どもが保護者から離れるのが不安でベッド上で安静にできなければ，保護者に抱っこされたまま適切な声がけやDVDなどで気を逸らしながら評価を行います．

皮膚表層の病変を評価するためには8〜12 Hzの高周波リニア型プローブを使用します．より深層の評価が必要な場合や広い視野での評価が必要な場合は，低周波のコンベックス型プローブも有用です．深さは筋層〜骨膜までが描出できることを目安に調整します．四肢なら横断（短軸）・縦断（長軸）の2方向で観察し，健側と比較します．圧痛が生じないように圧迫は最小限にするため，ゼリーはたっぷりと塗布してプローブはその上にのせるだけというイメージで行います[1]．四肢なら，水がエコーゼリーの代わりとして機能するため温かい水に浸しながら評価する方法（water-bath法）もあります．

3 蜂窩織炎のエコー所見は？

蜂窩織炎の典型的なエコー所見を表1にまとめました．

4 蜂窩織炎のエコーのエビデンスは？

エコー所見を裏付ける機序は不明ですが，真皮〜皮下組織全層の炎症を反映したものとされています．1990年代後半から臨床症状とエコー所見を比較した研究が発表され始めました．ある研

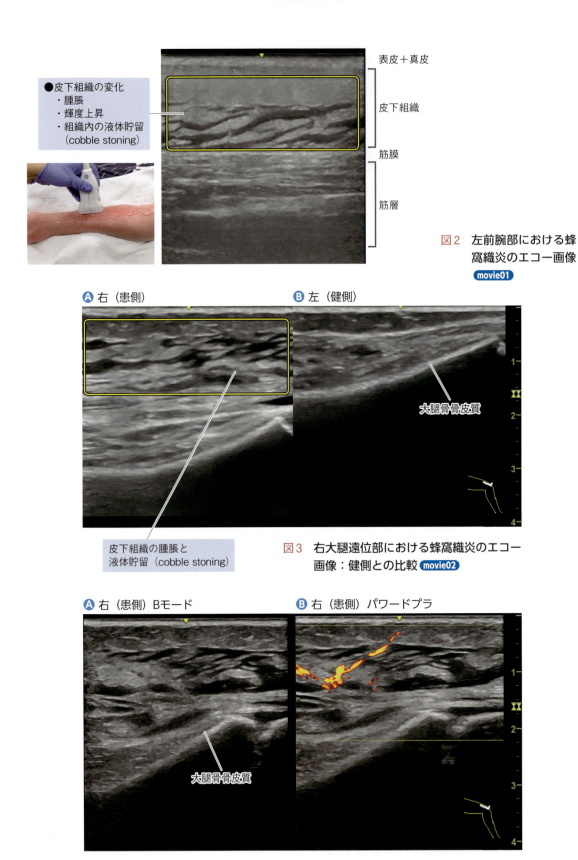

図2 左前腕部における蜂窩織炎のエコー画像 movie01

●皮下組織の変化
・腫脹
・輝度上昇
・組織内の液体貯留（cobble stoning）

表皮＋真皮
皮下組織
筋膜
筋層

Ⓐ 右（患側）　　Ⓑ 左（健側）

皮下組織の腫脹と液体貯留（cobble stoning）

大腿骨骨皮質

図3 右大腿遠位部における蜂窩織炎のエコー画像：健側との比較 movie02

Ⓐ 右（患側）Bモード　　Ⓑ 右（患側）パワードプラ

大腿骨骨皮質

図4 右大腿遠位部における蜂窩織炎のエコー画像：パワードプラでの血流信号

表2 成人と小児における皮膚軟部組織感染症にて鑑別すべき疾患群の違い

成人	うっ滞性皮膚炎
	リンパ浮腫
	深部静脈血栓症
	外傷性変化（皮下血腫）　など
小児	外傷性変化
	虫刺症
	蕁麻疹　など

成人の鑑別疾患については，文献4より．

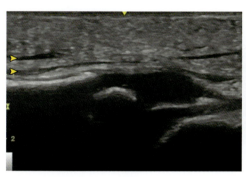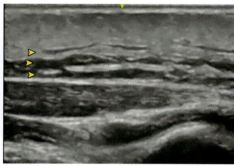

図5　虫刺症のエコー画像
▷にhorizontal linesを数本認める．

究では，蜂窩織炎のエコー所見は感染の進行程度によって異なること，エコーでの異常所見（皮下組織の層構造の不整）と，4日以上の症状持続，高熱，末梢白血球数の高値，CRP上昇との関連性が示されています[2]．

また，皮下膿瘍に関してもエコーの有用性が示されています．米国における小児を対象とした前向き研究では，皮下膿瘍の身体診察とエコーの精度について，エコーは身体診察に勝る感度であることが示されました（身体診察：感度78.7％ 特異度66.7％，エコー：感度97.5％ 特異度69.2％）[3]．

5 臨床でのリアルなピットフォールは？

皮膚軟部組織感染症（蜂窩織炎，丹毒，皮下膿瘍，筋膜炎など）と鑑別すべき疾患群が，成人と小児では異なります（表2）．

虫刺症はlarge local reactionsという非常に強い局所所見を示すことがあります．large local reactionsは，発赤・腫脹・熱感が強く一見蜂窩織炎と見紛うような所見を呈します．虫刺症では一般的に抗菌薬投与が推奨されていませんので，不要な抗菌薬投与を避ける点で虫刺症との鑑別が求められます．近年，虫刺症のエコー所見として，horizontal lines（真皮深層に認める数本の水平・低エコーの直線像）が特徴的と報告されています（図5）[5, 6]．確かに筆者も複数の虫刺症症例でhorizontal linesを経験し，蜂窩織炎のエコー所見（cobble stoning）との鑑別に使用できる実感もあります．判断に悩んだときは積極的にエコーをしてみてもよいかもしれません．

とはいえ，皮膚軟部組織感染症でエコーを使用する主な目的は，蜂窩織炎と皮下膿瘍の鑑別で

す．虫刺症（large local reactions）や他の外傷性変化との鑑別のためのエコーは，あくまで臨床現場の判断材料の1つとして使用しましょう．

> **若手Dr**：エコーでcobble stoningがありますね！ 局所所見と合わせると蜂窩織炎の可能性が高いと思います．全身状態は良好なので，抗菌薬を処方して外来管理の方針にしようと思います．
>
> **吉 井**：そうだね，確定診断とはいえないけどこの症例は抗菌薬を開始するメリットの方が大きそうだね．しっかり経過を追ってみていこう．

■ **引用文献**

1）Ramirez-Schrempp D, et al：Ultrasound soft-tissue applications in the pediatric emergency department: to drain or not to drain? Pediatr Emerg Care, 25：44-48, 2009（PMID：19148015）

2）Chao HC, et al：Sonographic evaluation of cellulitis in children. J Ultrasound Med, 19：743-749, 2000（PMID：11065262）

3）Iverson K, et al：The effect of bedside ultrasound on diagnosis and management of soft tissue infections in a pediatric ED. Am J Emerg Med, 30：1347-1351, 2012（PMID：22100468）

4）David CV, et al：Diagnostic accuracy in patients admitted to hospitals with cellulitis. Dermatol Online J, 17：1, 2011（PMID：21426867）

5）Tay ET & Tsung JW：Sonographic appearance of angioedema in local allergic reactions to insect bites and stings. J Ultrasound Med, 33：1705-1710, 2014（PMID：25154956）

6）Tay ET, et al：Point-of-Care Ultrasound on Management of Cellulitis Versus Local Angioedema in the Pediatric Emergency Department. Pediatr Emerg Care, 38：e674-e677, 2022（PMID：34398861）

第2章 救急外来

難易度 ★☆☆

11 皮下異物
X線に写らない…そんなときは！

市村 将

若手Dr：先生，10歳男児が「雑木林で遊んでいたら，足に何かが刺さった」といって受診しています．足底に刺入痕があり発赤部位に一致する圧痛があるんですが，皮膚表面に異物が確認できないです（図1）．

市　村：なるほど．身体診察では限界がありそうだね．皮下に迷入した異物の可能性があるけど異物同定のためにどんな画像検査をしようか？

若手Dr：X線検査？ CT検査？ でしょうか．

市　村：異物が木片や鉛筆の芯など放射線透過性物質の場合，X線写真にはうまく写らないんだ．異物が小さすぎるとCTでも評価困難なこともある．何より放射線被ばくの問題もあるしね．

若手Dr：では…アレ（エコー）ですね．

市　村：そうアレ（エコー）だね．早速プローブをあててみよう．

---

1 どんな状態の皮下異物がエコーの適応か？

　皮下異物の例は木片，ガラス，金属，針，鉛筆の芯，プラスチック，ガラス片などさまざまです．木片が最も多く次いでガラス片，金属であったと報告されています[1]．X線検査やCT検査は，ガラスや金属などの異物の同定感度は高いですが，木片やサイズの小さい異物の同定感度は決して高くありません．**エコー検査は，素材・サイズを問わず皮下異物検索に有用といわれており，摘出処置中にリアルタイムで異物の位置を確認できる利点があります**．皮下異物が強く疑われ，異物の正確な位置，深さ，方向を評価したい場合，周囲組織（血管，神経，靱帯や腱，骨など）との位置関係を把握したい場合，異物残存を確認する場合にもエコー検査を行います．

2 皮下異物をエコーで検索する方法は？

　使用するプローブとしてはリニア型プローブが適しています[2]．皮下異物を検索する際には，プローブの探触子に近い部位に指先を添えてしっかり持ち，患児の皮膚に乗せた小指でプローブを支え皮膚との距離や角度を調整します（図2）．**プローブを皮膚に対して垂直にあてること，ゼリーをたっぷりと塗布して圧迫しないことが重要です**．

　基本は上記のやり方を行いますが，評価しづらい場合はstand-off pad法やwater-bath法[3]を検討します．

　stand-off pad法はプローブと生体間に音響伝達用パッドを入れて，皮膚浅層の異物を評価する

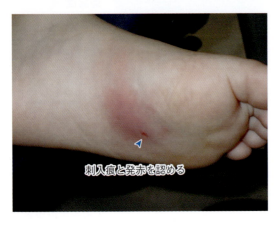

図1 左足底の受傷後の皮膚所見
北九州市立八幡病院 小児臨床超音波センター 小野友輔 先生のご厚意により提供いただいた.

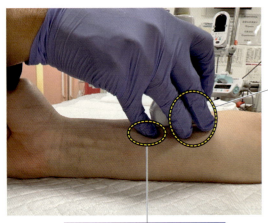

図2 皮膚へのプローブのあて方

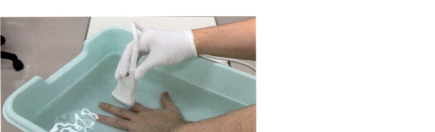

図3 water-bath法

ことができます[4, 5].対象を焦点域に移動させる目的や生体の凹凸へ対処するために使用します.さらに,パッドの代用品としてコンドームを使用した症例報告[6]もあります.

　四肢の異物では,water-bath法(図3:患児の手を水のプールに浸けてリニア型プローブで評価する方法)を用いることで,患児の皮膚に直接触れなくとも浅い皮下異物を評価することができます.

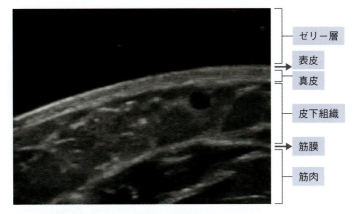

図4　正常皮膚のエコー画像（前腕）

3 皮下異物のエコー所見はどのように見えるのか？

　正常皮膚（前腕）にプローブをあてると，図4のように，表皮，真皮，皮下組織，筋層（筋膜，筋肉）の順に層構造が描出されます．**皮下異物は，高輝度の構造物として描出**され，硬性の異物であれば，**音響陰影を伴います**．時間が経てば，異物周辺に炎症や浮腫が生じ，それを反映して**皮下組織腫脹と輝度上昇がみられます．血腫や膿瘍を反映した液体貯留を認めること**もあります．筆者は，皮下異物のエコー所見を勉強するためにゼリーの中にいろいろな異物を入れたモデルを作ってエコーでどのように見えるのかを評価してみました（図5）．どうでしょう？ 少しは目慣らしになるかもしれません．

　冒頭の症例のエコーでは発赤部位直下に筋層にまで至る約15 mm長の異物（木の枝）を認めました（図6，movie01）．本症例はエコーで異物を同定し，形成外科医と協力してエコーを駆使しながら異物を除去しました．摘出した異物はエコーで同定した長さと一致しており（図7），処置後のエコー（movie02）でも異物の残存はなさそうと判断できました．

4 皮下異物に対するエコーのエビデンスは？

　ガラスや金属はX線不透過性異物でありX線検査で評価が可能ですが，木片や植物の棘などはX線透過性異物であり，X線検査のみでその存在を証明するのは困難です[7, 8]．皮下異物に対するエコーの診断精度についてのシステマティックレビューおよびメタ分析では17件の論文が評価されその統合感度72％，統合特異度92％でした[9]．その他の研究でも，エコーは異物の種類にかかわらず皮下異物の検出精度，感度ともに非常に高いと報告されています[10]．

5 臨床でのリアルなピットフォールは？

　以下の事項について注意しましょう．

- 局所麻酔薬を注入する際，空気が少しでも皮下に混入してしまうと異物の検出が困難になるため，局所麻酔薬注入の際は注意しましょう．
- 異物の存在部位が皮膚深層である場合や，交通外傷などで受傷範囲が広範である場合は，エコーだけに頼らず，ほかの画像検査も組合わせて評価します．

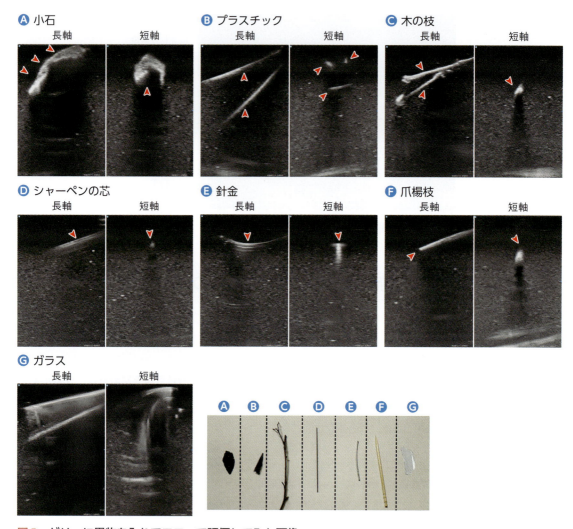

図5　ゼリーに異物を入れてエコーで評価してみた画像
▶は異物を示す．Gのガラスは，長軸では写真上部に，短軸では全体にアーチファクトとして描出される．

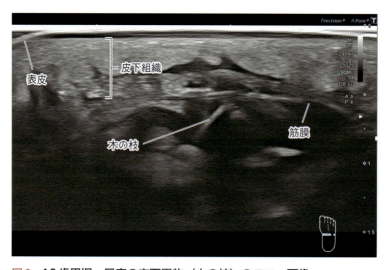

図6　10歳男児，足底の皮下異物（木の枝）のエコー画像
movie01 に摘出前，movie02 に摘出後の動画を示している．北九州市立八幡病院 小児臨床超音波センター　小野友輔 先生のご厚意により提供いただいた．

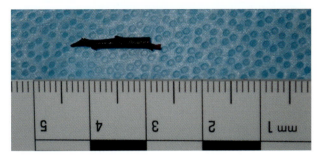

図7 摘出された皮下異物（木の枝）

北九州市立八幡病院 小児臨床超音波センター 小野友輔 先生のご厚意により提供いただいた．

- エコーで異物がないことを証明するのは非常に難しいです．**皮下異物のエコーには限界がある**ことは常に意識しておきましょう．

若手Dr：無事に異物を摘出できてよかったです．摘出された異物が，エコーで確認した木の枝と同じ長さだったときは鳥肌が立ちました！

市 村：皮下異物同定のエコーの醍醐味を感じてくれたみたいだね．

若手Dr：異物の正確な位置，深さ，方向をリアルタイムに把握することができるんですね．CT検査よりもエコーの方が優れているようにも感じました．すごいですね．

市 村：一方で限界があることも勉強できたね．エコーで「異物なし」と言い切るのも難しいからね．

若手Dr：確かに普段から皮膚軟部組織のエコー画像を見慣れていないと靱帯や筋膜や骨を異物と間違ってしまいそうですね…．

市 村：そうだね，そういう意味でも皮下異物モデルをつくって目慣らししてみてね．健側との左右差を比べることでも評価できるよ．いずれにせよ，皮下異物かな？と思ったらエコーしてみない手はない！これを機にぜひマスターしよう！

引用文献

1）Anderson MA, et al：Diagnosis and treatment of retained foreign bodies in the hand. Am J Surg, 144：63-67, 1982（PMID：7091533）
2）Rooks VJ, et al：Soft tissue foreign bodies: A training manual for sonographic diagnosis and guided removal. J Clin Ultrasound, 48：330-336, 2020（PMID：32385865）
3）Leech SJ：Water-bath vs Direct Contact Ultrasound: A Randomized, Controlled, Blinded Image Review. Acad Emerg Med, 10：573-574, 2003
4）Ultrasound Standoff Gel Pad：https://ultrasoundgelpad.com/（2024年12月閲覧）
5）ULTRASOUND STANDOFFS：https://www.bolandvetsales.com/ultrasound-standoffs（2024年12月閲覧）
6）Sandeep M, et al.：A Substitute of Ultrasound Acoustic Stand-Off Pad Made From Locally Available Material: An innovation to Survive in Resource Limited Conditions. Arch Clin Biomed Res, 5：61-67, 2021
7）Blankstein A, et al：Ultrasonography as a diagnostic modality and therapeutic adjuvant in the management of soft tissue foreign bodies in the lower extremities. Isr Med Assoc J, 3：411-413, 2001（PMID：11433632）
8）八代 浩，長谷川義典：外傷性異物における画像所見の検討．Skin Surg，18：91-94，2009
9）Davis J, et al：Diagnostic Accuracy of Ultrasonography in Retained Soft Tissue Foreign Bodies: A Systematic Review and Meta-analysis. Acad Emerg Med, 22：777-787, 2015（PMID：26111545）
10）Tantray MD, et al：Role of ultrasound in detection of radiolucent foreign bodies in extremities. Strategies Trauma Limb Reconstr, 13：81-85, 2018（PMID：29426979）

第2章 救急外来

難易度 ★★☆

12 肘内障
輪状靱帯を"見る"ことができるのはエコーだけ

木下正和

> **若手Dr**：木下先生，兄弟同士で遊んだ後から右肘を痛がっている2歳男児を診察していますが，相談してもよいですか？
> **木　下**：もちろん，診察所見はどう？
> **若手Dr**：肘関節の腫脹や骨に一致する圧痛ははっきりしませんし，かといって鎖骨や上腕，前腕，指など肘以外の痛みでもなさそうなんです．
> **木　下**：肘の解剖や他の鑑別も意識して診察できていて素晴らしいね．
> **若手Dr**：詳しい受傷機転はわからず，X線写真では骨折は認めませんでした．それで肘内障かもしれないと考えていて整復手技をしようか悩んでいます．X線写真で骨傷がないということだけで，肘内障と診断してしまってよいのでしょうか？
> **木　下**：なるほど，肘内障か骨折か，悩んでいるんだね．では，エコーを使ってみるのはどうだろう？
> **若手Dr**：え？ エコーで肘内障がわかるんですか?!

　肘内障といえば，典型的には乳幼児が「腕を引っ張られた後から痛がって動かさない」として受診し，さっと徒手整復して終了，というイメージではないでしょうか．もちろん多くはそうですが，時になかなか整復が完遂できず肘内障かどうか迷ったり，骨折との鑑別に難渋する症例があります．そんなとき，エコーを用いると非常に役立ちます．ここでは，肘内障のエコー所見と，肘関節の骨折のエコー所見を解説していきます．

1　肘内障の病態は？

　まず，そもそも肘内障がどのような状態か理解することが重要です．肘関節で，尺骨の近位部から橈骨に巻き付いている靱帯である「**輪状靱帯**」がキーとなる構造物です（図1）．橈骨に対して牽引，かつ回内の力が働き，この**輪状靱帯が肘関節（腕橈関節）にはまり込むと肘内障の状態**となります．この輪状靱帯を知っておくことが，エコーをするうえでも非常に重要です．

2　肘内障に対するエコーの適応は？

　ひとことでいえば，「肘内障かどうかを確認したいとき」です．あたり前といえばあたり前ですが，これはX線検査にはないエコーの強みです．
　具体的には，整復前に肘内障か確認したいときや，肘内障だと思うのになかなか整復できず本当に肘内障なのか確かめたいとき，整復できたのか確認したいときなど，さまざまな場面で用い

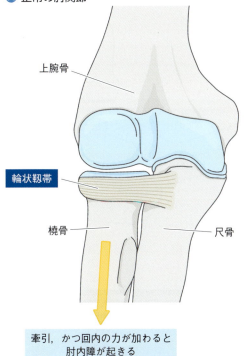

図1　肘関節の解剖と肘内障の病態
本図では右肘を示している.

ることができます.

3　肘内障に対するエコーの方法は？

1）プローブのあて方

　リニア型プローブを用います．体位は問わず，患者さんのほとんどは乳幼児であるため，保護者に抱っこしてもらいリラックスした姿勢で行うとよいでしょう．伸ばした肘の前面，やや外側（橈側）に，縦にプローブをあてます（図2）.

2）正常な肘関節のエコー所見を覚えよう

　まず，上腕骨小頭と少し小さい橈骨頭の2つの「山」と，橈骨骨幹部が一続きになるよう描出します（図3A）．乳幼児の骨頭はまだ軟骨でできているため，2つの骨頭は黒く内部まで見え，骨幹部は白い表面からアーチファクトを引いて見えます．橈骨の上には回外筋が見えます．そして橈骨頭の直上，回外筋と橈骨頭との間に見える少しだけ厚みのある高エコー像が，**輪状靱帯の断面**です．図1も踏まえて，イメージできるでしょうか.

　さて，肘内障の所見を捉えるうえで着目する重要な構造物は3つです．1つはもちろん「**輪状靱帯**」と，2つ目はそれに連続している「**回外筋**」です．もう1つは，関節のすきまに食い込んで見える「**滑膜ひだ**」です（図3A）．正常像におけるこの3つをまずは覚え，図3Bの画像で着眼できるようになってください.

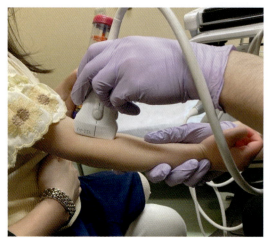 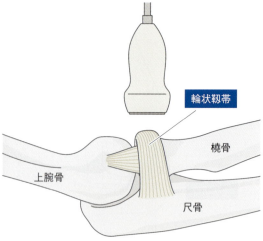

図2　プローブのあて方と解剖のイメージ

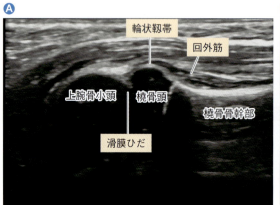 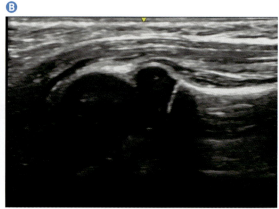

図3　正常な肘関節前面のエコー所見

4 肘内障のエコー所見は？

　　　肘内障でのエコー画像を図4に示します．正常像との違いがわかりますか？　まず，回外筋が関節内に嵌入し形状が変化しています（図4A①）．これはアルファベットの「J」の字に似ていることから，国内では「J sign」として知られる所見です．そして橈骨頭の上に乗っていた輪状靱帯が見えなくなっています（図4A②）．わずかに薄い高エコーの線が見えているかもしれませんが，これは滑液包が薄く見えているだけで，さきほどまでの靱帯の「厚み」はなくなっています．また，輪状靱帯が関節内に嵌入したことに伴い，滑膜ひだも引き込まれ巨大化して見えます（図4A③）．

　　　健側（図3）と患側（図4）を見比べて，3つの所見，見えるようになりましたか？「J sign」がよく知られていますが，筆者は**「輪状靱帯が橈骨頭に乗っているか」**が最もわかりやすく信頼できる所見だと感じています．原因となっている構造物を直接捉えているからです．整復前後で見比べてみると，さらに一目瞭然です．**movie01**は整復の瞬間を捉えていますので，ぜひ一度ご覧ください．はまり込んで見えなかった輪状靱帯が戻る瞬間をみることで，肘内障の病態やエコー所見への理解が深まるでしょう．

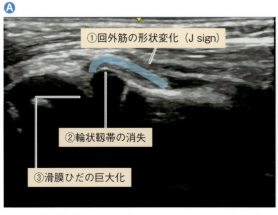 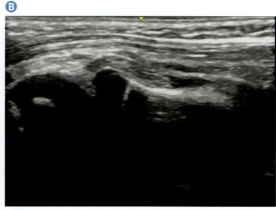

図4 肘内障のエコー所見

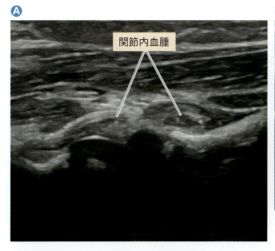 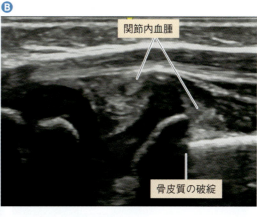

図5 骨折のエコー所見（肘関節前面）
A）腕橈関節や輪状靭帯がきれいに描出できず，関節内血腫の存在を示している．B）関節内血腫に加えて骨皮質の連続性の破綻が見られることもある．

5 肘内障へのエコーのエビデンスは？

　　上記の3つの所見を合わせてみることで，感度・特異度とも100％で肘内障を正確に診断できるとした報告[1]や，J signの感度が高く，輪状靭帯の消失が特異度が高いといった報告[2]があります．

6 骨折のエコー所見は？

　　さて，肘を痛がる小児において，最もコモンな鑑別は肘内障と骨折です．肘内障でのエコーはここまで解説した通りですが，実は肘の骨折もエコーで簡単に捉えることができます．あてる部位は主に2か所あります．
　　1か所は先ほどの肘内障と同じように，肘関節前面に縦にあてます．図5Aを見てみましょう．関節前面にまだらなエコー域があり，前述したような腕橈関節や輪状靭帯がきれいに描出できま

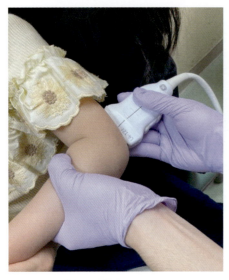

図6 上腕後面へのプローブのあて方

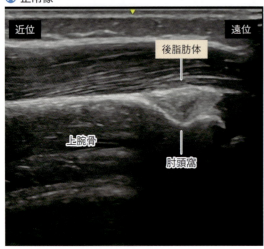
Ⓐ 正常像

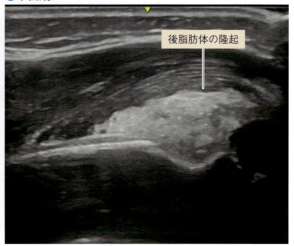
Ⓑ 異常像

図7 上腕後面のエコー所見

せん．これは，**関節内血腫**を示しており，つまり肘関節の骨折を強く示唆します．場合によっては，図5Bのように**骨皮質の連続性の破綻**が直接見えることもあります．

2か所目は上腕後面で，肘を直角に曲げた姿勢で上腕の後面の遠位部に縦にプローブをあてます（図6）．正常では，後脂肪体は肘頭窩におさまっており，上腕骨表面の高エコーと一連して直線状に見えます（図7A）．しかし関節内血腫があると後脂肪体が押し上げられ隆起して見えます（図7B）．こちらの所見の方が，肘関節前面よりも見るポイントが簡潔であり，所見としては捉えやすいことが多いです．

これら2点（腕橈関節前面と肘頭窩）をエコーで確認するだけで，肘内障と骨折が感度・特異度とも100％の精度で鑑別できた，とする報告もあります[3]．いずれも，所見に迷ったら健側と比較するとよいでしょう．

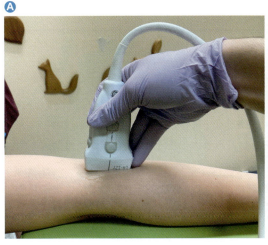 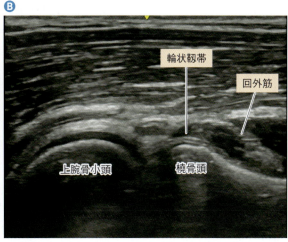

図8 健常成人の肘関節前面にあてた様子とエコー所見

7 臨床でのリアルな活用場面は？

　　肘内障か骨折を鑑別したい場面で非常に有用です．両者を鑑別するための検査といえば，まずX線検査を思いつくのではないでしょうか．しかし，X線検査は「骨折である」とは教えてくれますが，その骨折の所見はわかりにくいこともあるうえ，「肘内障かどうか」までは教えてくれません．しかしエコーは「肘内障である」「肘内障ではない」を教えてくれます．それはつまり，整復操作を試すべきなのか，試す意味がないのかを教えてくれるのです．さらに，骨折を高い精度で捉えることもできます．どうでしょう，活用してみたくなりませんか？

8 肘内障でエコーを使いこなすコツは？

1) いつでも健側と比較できる！

　　慣れないうちは所見に迷うこともあるでしょう．骨化の程度が年齢によって異なるため，肘関節の所見は体格や年齢により見え方に多少個人差があります．しかし，誰しも「健側」があるため，左右を比較することができます．**慣れないうちはまず健側で見るポイントを確認してから，患側にあてるとよいでしょう．**

2) 自分にあててトレーニング！

　　慣れないまま患者にあてる前に，簡単にトレーニングする方法があります．それは「自分にあててみる」ことです．健常成人ももちろん輪状靱帯がありますので，自身にあてて輪状靱帯や上腕骨小頭や橈骨頭，肘頭窩を描出する練習ができます（図8）．

3)「悩まなくても」エコー！

　　肘内障の多くは診断や整復には困らないため，これまで解説してきたエコーを全例で行う必要はありません．しかし悩んだときだけやろうとすると所見に慣れておらず迷いやすいため，悩んでいない肘内障の患者さんにもときどきエコーをあて所見に慣れておくことをオススメします．

整復前後で見比べてみてください，輪状靱帯の虜になること，間違いありません．

木 下：さて，エコーをあててみるとどうかな？

若手Dr：教えてもらった3つの所見，すべてあります！ 骨折の所見もありませんし，やっぱり肘内障ですね！

木 下：その通り．もう一度，整復を試してみよう．

若手Dr：…！ クリック音を感じました．エコーをしてみると…あ！ 輪状靱帯が橈骨頭の上に戻ってきました！

木 下：間違いなく整復されているね．整復の瞬間は少し痛かったみたいだね．泣き止んだら，バイバイやハイタッチができることを確認してあげよう．

若手Dr：はい，肘内障もわかるなんて，やっぱりエコーって楽しいですね！

■ 引用文献

1）皆川洋至：整形外科超音波画像の基礎と臨床応用 − 見えるから分かる，分かるからできる −．日本整形外科学会雑誌，86：1057-1064，2012

2）Lee YS, et al：New, specific ultrasonographic findings for the diagnosis of pulled elbow. Clin Exp Emerg Med, 1：109-113, 2014（PMID：27752561）

3）Varga M, et al：Two- plane point of care ultrasonography helps in the differential diagnosis of pulled elbow. Injury, 52 Suppl 1：S21-S24, 2021（PMID：32093942）

第2章 救急外来

難易度 ★★★

13 急性虫垂炎 応用編
症例から学ぶ虫垂炎エコーのピットフォール

本間利生

若手Dr：今回のテーマはなんですか？

本　間：今回は「虫垂炎」だよ．

若手Dr：虫垂炎は以前（**第2章4参照**）で詳しく解説してもらいましたが？

本　間：虫垂炎は頻度が非常に高いので，いろいろなパターンがあるんだ．それは患者要素だったり，珍しい臨床経過のいわゆる非典型例だったり…．虫垂炎にまつわる苦い思い出がある小児科医は珍しくないと思う．今回はそういったadvancedな症例をエコーに関連させて紹介するよ．

若手Dr：よろしくお願いします！

1 描出しにくい虫垂炎に対してのアプローチは？

虫垂炎はさまざまな走行をしています（**図1**）．よく知られていることですが，**上行結腸の背側に回ると隠れてしまうため，エコーで虫垂が見つけられないことがあります**．通常のアプローチ（上行結腸から盲腸を同定，盲腸から出る管腔臓器を探す，詳細は**第2章4を参照**）をして体位変換をしても虫垂が描出できないときに，試してほしい方法があります．解剖学的なアプローチはいったん忘れ，**「とにかく最も痛い場所にプローブをあてる」**ということです．

「下腹部が痛い」「お腹全体が痛い」など広範囲の痛みを訴える患者さんでも，患者さんと話しながら細かく触診していけば，痛みの最強点をピンポイントで同定できます．その場所に必ず痛みの原因がある，と思いながらプローブをあてることで腫大虫垂を見つけられることがあります．

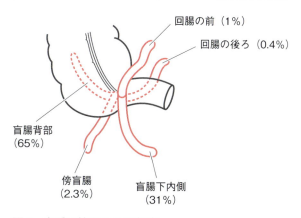

図1　虫垂の位置とその頻度
値は，その方向に虫垂が走行している頻度を示す．値は，文献1より．

2 虫垂炎の炎症が波及する組織は？

　　　虫垂炎の炎症が強いと脂肪織や支持組織のエコー輝度が上昇し，血流信号が亢進します．虫垂炎の炎症が二次的に周囲の組織に波及することは珍しくありません．その際に，**炎症が波及した臓器そのものを，炎症の原因と誤認しないように注意しなければなりません**．
　以下に，虫垂炎の炎症が周辺の組織に波及した症例を紹介します．

1）上行結腸に波及している症例（結腸炎と誤認）

症例　12歳，男児．前日からの嘔気・心窩部痛で来院した．右下腹部に限局する圧痛を認める（図2）．

Ⓐ 虫垂にプローブをあててみると…

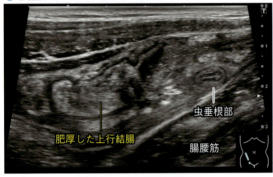

Ⓑ プローブで虫垂を追っていくと…

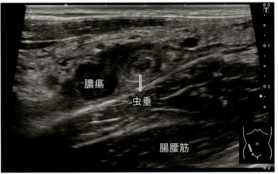

- 結腸壁の肥厚を認める
- 虫垂根部が目立つ
- この時点では細菌性腸炎疑い

→ 虫垂を追っていくと，虫垂腫大と膿瘍形成を認めた

↓

上行結腸への炎症の波及を伴う急性虫垂炎・虫垂穿孔と診断

図2　結腸への炎症の波及

2）卵巣付属器に波及している症例（卵管炎と誤認）

症例 11歳，女児．当日朝からの腹痛・嘔吐・下痢で来院した．ぐったりしており，下腹部全体の圧痛を認める（図3）．

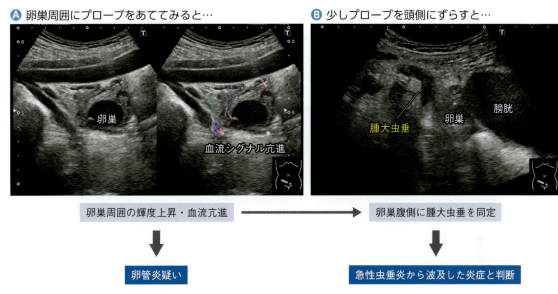

図3 卵巣付属器への炎症の波及

　エコー画像で炎症所見を呈する臓器を見つけるとすぐにそれが炎症の原因だと飛びつきたくなりますが，**正常虫垂を確認するまでは虫垂炎の否定はできません**．これは急性腸炎の項（第2章15参照）でも述べた通りです．**虫垂炎からの炎症の波及である可能性を忘れず，必ず虫垂炎のPOCUSアプローチも行うことが重要です**．それくらい虫垂炎はcommonなのです．特に回盲部や骨盤内臓器など虫垂近傍の臓器は波及しやすいので注意します．

3 虫垂炎以外の虫垂肥厚をきたす疾患は？

虫垂に異常所見を認めうる急性虫垂炎以外の疾患の症例をご紹介します．

1) Crohn病の初発が虫垂の炎症だった症例 （図4）

症例 7歳，男児．多関節痛と遷延する発熱から若年性特発性関節炎の暫定診断で外来治療を続けていた．当日朝からの発熱と下腹部痛を主訴に受診し，右下腹部に限局する圧痛を認めた．

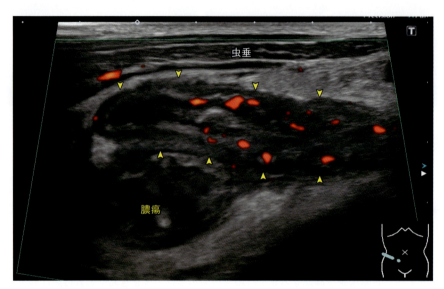

図4 Crohn病の虫垂病変
腫大した虫垂，虫垂壁肥厚を認める（▷）．血流シグナルが入らない低エコー域は膿瘍疑い．

炎症性腸疾患，特にCrohn病では虫垂に炎症をきたす場合があります．通常の急性虫垂炎は進行すると**内腔は拡張し，壁は菲薄化**していきますが，Crohn病に伴う虫垂肥厚は**壁が肥厚し，内腔はむしろ狭小化**します．

この症例では消化管内視鏡が施行され，十二指腸にも炎症所見を認めました．若年性特発性関節炎と思われていましたが，腹部症状とエコーが方向転換のきっかけになりCrohn病の診断に至りました．

2）虫垂原発の悪性リンパ腫（図5）

症例 9歳，男児．当日からの右下腹部痛と発熱を主訴に受診した．右下腹部に圧痛と反跳痛あり．
当初は腫瘤形成性虫垂炎が疑われましたが，手術が施行され病理で悪性リンパ腫と診断されました．

Ⓐ 楕円形に腫大した虫垂と思われる低エコー

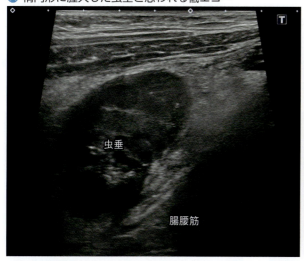

Ⓑ 悪性リンパ腫（虫垂原発）：◎

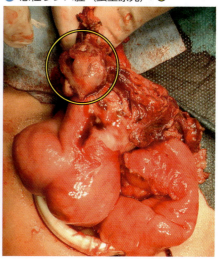

図5 虫垂原発の悪性リンパ腫

　病歴・身体所見を合わせると典型的な虫垂炎とはいえない症例を紹介しました．エコー所見での違和感を言語化できるかは，典型的な虫垂炎を数多く経験する（エコーをする）ことと，非典型的な虫垂所見をみたときのフィードバックにかかっています．もちろん，自らの経験だけでなく，先人たちの残した文献や教科書で所見を追跡したり，面識のあるエコーの達人に話を伺うなどしてみるのもよいでしょう．

4 乳幼児の急性虫垂炎の注意点は？

次は低年齢の急性虫垂炎の症例です．

症例

2歳，女児．発熱・下痢・経口摂取不良を主訴に受診した．腹痛の訴えなく，腹部は柔らかい．急性胃腸炎と暫定診断し，補液管理目的で入院した．入院後も発熱が持続し下痢が頻回であった．変わらず腹痛の訴えはなく，腹部は柔らかく機嫌も悪くない．

入院2日目に腹部エコーを施行した（図6）．小腸蠕動は乏しく，内容物のto and fro（腸管内容物の往復運動）を認めイレウスの所見（小腸の拡張と小腸壁の浮腫）を認めたが，症状がなく全身状態良好のため経過観察とした．

入院3日目の再検で腹水を認めた．造影CTを施行したところ急性虫垂炎穿孔・汎発性腹膜炎と診断（図7）され，緊急手術となった．

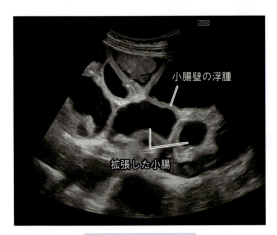

小腸はびまん性に拡張

図6 イレウス movie01

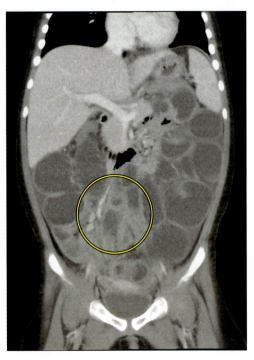

図7 腹部造影CT
腫大虫垂と思われる管腔臓器を認める（◯）．腹水，イレウス，急性虫垂炎の穿孔による汎発性腹膜炎と診断された．

本症例では，筆者はエコーでイレウスと判断していましたが，その原因として急性虫垂炎を想定していませんでした．痛みや板状硬がなく，機嫌も悪くない→「急性腹症のはずがない」と決めつけ（正常バイアス），虫垂をしつこく探しませんでした．その後，腹水が出現したことで造影CTを施行し，穿孔性虫垂炎と診断されました．**乳幼児の急性虫垂炎は自覚症状の訴えに乏しいことや腹膜炎を示唆する身体所見がわかりにくいことから**，診断が遅れることが多いと報告されています[2, 3]．そして穿孔した場合，乳幼児では大網による被覆がなされず容易に汎発性腹膜炎に至ることから重篤化しやすいともいわれます．

エコーを施行して異常所見を見ても，疾患の背景知識がなければ適切な判断に結びつきません．筆者に「乳幼児では臨床徴候の乏しい虫垂炎がありうる」という知識が足りなかったため，診断が遅れた反省症例でした．また原因不明のイレウスを見た場合には，まずは汎発性腹膜炎の可能性を考慮して検索を進めるべきという原則に立ち返った一例です．

幸い外科チームの適切な対応により患者さんは回復し，元気に過ごしています．

まとめ

「典型的所見を示すuncommon diseaseよりも，非典型的所見を示すcommon diseaseに遭遇する機会の方が多い」という格言がありますが，急性虫垂炎はまさにその代表疾患だと思います．エコーを通してさまざまな虫垂炎に触れることで臨床の幅が拡がると感じています．

> **若手Dr**：虫垂炎は奥が深いですね！
>
> **本　間**：小児科医は誰もが経験する疾患だけど，それだけに落とし穴も多いね．エコーは「虫垂炎かどうか」を判断することに加えて，「どんな虫垂炎か」を知ることでより綿密に患者さんの病態を把握することができるんだ．虫垂炎診療がとても楽しくなるよ！

■ 引用文献

1）「Anatom：A Regional Atlas of the Human Body. 3rd ed」（Carmine DC），Urban & Schwartzenberg, 1987
2）Bence CM & Densmore JC：Neonatal and Infant Appendicitis. Clin Perinatol, 47：183-196, 2020（PMID：32000925）
3）Michelson KA, et al：Clinical Features and Preventability of Delayed Diagnosis of Pediatric Appendicitis. JAMA Netw Open, 4：e2122248, 2021（PMID：34463745）

第2章 救急外来

14 急性膵炎
忘れた頃にやってくる！

難易度 ★★★

本間利生

本 間：今回は「急性膵炎」について解説するよ．

若手Dr：成人の消化器科では経験したことがあります．エコーもやってみましたが，膵臓はなかなか描出するのが難しくて…．

本 間：膵臓はエコーで描出するのが最も難しい臓器の1つとされていて，POCUSの対象臓器になりにくいのが現状だね．しかし，小児では成人に比べてきれいに描出できることが多いよ．理由としては体格が小さく膵臓が浅い位置にあること，膵臓の脂肪沈着が少ないので周囲の組織と区別しやすいということがあるんだ．

若手Dr：なるほど！ 小児では見やすいんですね．

本 間：慣れれば異常があった際に「あれ？変だな？」と気づくことができるかもしれない．ただし痛みがある場合は患者さんの負担になるので，圧迫は愛護的に行うことが大事だね．

1 急性膵炎の原因は？

　急性膵炎の原因は多岐にわたります．**小児で多いのは外傷**です[1]．それ以外では化学療法，膵液ドレナージに関する解剖学的異常（膵臓離断症，輪状膵，十二指腸重複症，胆嚢嚢胞），自己免疫性膵炎，遺伝性膵炎などです．小児では30％が原因不明とされており，虐待も鑑別にあげます．膵炎の好発年齢は学童期以降で，乳幼児の膵炎は稀です．乳幼児の膵炎では不機嫌・嘔吐など非特異的な症状を呈するため，診断は非常に難しいです．エコーだけではなく，上記のリスク因子や血液検査なども参考にして診断を進めます．

　なお，急性膵炎をくり返したり長期化することにより進行性の破壊をきたす慢性膵炎という病態がありますが，本稿では省略します．

2 膵炎のエコーの適応は？

　急性膵炎の改訂Atlanta分類では，下記のうち2項目を満たし，他の疾患を除外することで診断されるとしています[2]．
　　①上腹部痛・圧痛
　　②血中もしくは尿中の膵酵素の上昇
　　③画像所見（エコー／CT）

　救急外来では強い上腹部痛や嘔吐を主訴に血液検査を行い，膵酵素の上昇を認めた患者さんにエコーを行うという流れが多いでしょう．上腹部痛でも，特に臍上やや左側のポイントを深く触

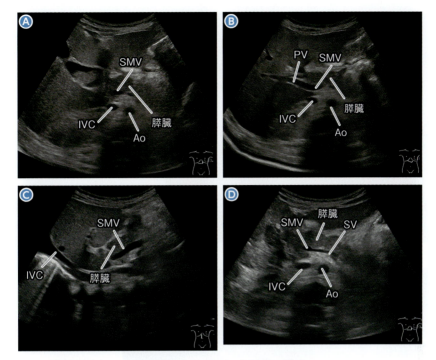

図1　膵臓の描出：上腸間膜静脈（SMV）を目印に描出

A）下大静脈（IVC）と大動脈（Ao）を目印にSMVを同定する．B）少し時計回りにrotatingするとSMVから分岐した門脈（PV）が肝臓に入るところが確認できる．C）縦走査でもSMVを確認できる．D）SMVに流入する脾静脈（SV）を同定する．膵臓はSMVの周囲とSVの上に横たわるように存在する．
IVC：inferior vena cava（下大静脈），Ao：aorta（大動脈），SMV：superior mesenteric vein（上腸間膜動脈），PV：portal vein（門脈），SV：splenic vein（脾静脈）．

診した際に圧痛を認めれば，膵炎を疑って積極的にエコーを行ってもよいでしょう．エコーで異常所見（後述）を認めれば急性膵炎の診断となります．

3　膵臓エコーの方法は？

　膵臓の周囲は腸管や血管などが多く存在するため，解剖を理解しておかなければ描出された画像の解釈が難しいかもしれません．**画像内の構造物が何なのかがわかるようになれば，膵臓の描出は意外と難しくありません**．コンベックス型プローブを使用し，周波数は体格によって調整します．

　膵臓は頭部・体部・尾部に分けて描出します．

1）頭部・体部

　基本は上腹部横走査で描出し，上腸間膜静脈を同定することを意識します．理由は，上腸間膜静脈と脾静脈が合流して門脈となるため，脾静脈を見逃しにくいからです．脾静脈の上に横たわっているのが膵臓です（図1）．

　上腹部横走査でメルクマールとなる血管（IVC，SMA，Aoとそこから分岐するSMA）を同定します．SMVをとり囲むように存在する実質臓器が膵頭部・鉤部です（図2）．膵が見えなくなるまでsliding/tiltingを行い評価します．肝臓を音響窓にすると見えやすいことがあります．図2

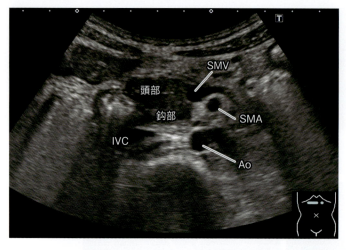

図2　膵臓の描出：頭部（鈎部）
SMA：superior mesenteric artery（上腸間膜動脈）.

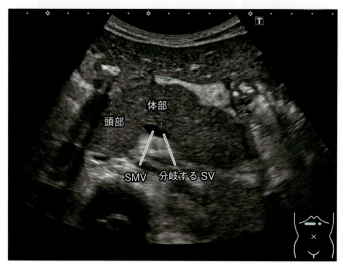

図3　膵臓の描出：体部

からsliding/tiltingすると体部が描出されます（図3）．SMVから分岐するSV（脾静脈）の腹側に存在するため，SVが分岐するポイントを意識します．

　膵臓の腹側に存在する腸管内ガスが邪魔をしてうまく描出できないことがあります．このような場合はすぐに諦めず，圧迫を加えるとガスが少しずつ避けていきます．この際，一度加えた圧は緩めないように手首を固定してゆっくりと圧を加えていきます．患者さんの呼気に合わせてプローブを沈ませていくような感覚で施行します．より小さいサイズのコンベックス型プローブの方が深くまで沈みます．絶食，飲水により消化管ガスの影響を最小にすることができ，左側臥位にすると描出しやすくなります．

2）尾部

　上腹部横走査でプローブを若干反時計回りにrotatingすることで深部に尾部が描出されます（図4A）．右側臥位にすると描出しやすくなります．また，尾部は左側腹部から脾臓や左腎臓を音響窓にすることができます（図4B）．脾臓に出入りする脈管をメルクマールにすることで同定します．

Ⓐ 心窩部アプローチ　　　　　　　　　Ⓑ 脾臓を音響窓として描出

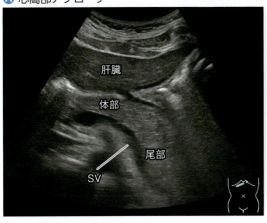
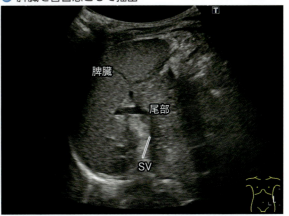

図4　膵臓の描出：尾部

表　小児の膵臓の大きさ

年齢	頭部	体部	尾部
＜生後1か月	1.0±0.4	0.6±0.2	1.0±0.4
生後1か月～1歳	1.5±0.5	0.8±0.3	1.2±0.4
1～5歳	1.7±0.3	1.0±0.2	1.8±0.4
5～10歳	1.6±0.4	1.0±0 3	1.8±0.4
10～19歳	2.0±0.5	1.1±0.3	2.0±0.4

最大前後径，平均±標準偏差（cm）
文献3より作成．

3 膵炎のエコー所見は？

　軽症の膵炎では異常を呈さないこともあり，所見がないからといって膵炎を否定することはできません．

1）膵実質の腫大，低エコー化，辺縁の不整

　膵臓の大きさは個人差が大きく，正常値は文献によって差があります（表）．一般的には短径（厚さ）が頭部・体部は30 mm，尾部は25 mm以上で腫大と判断します．びまん性腫大から限局性腫大までさまざまで，図5のように軽症では正常範囲に留まります．浮腫を反映して膵実質は低エコー化します．しかし膵実質の輝度は個人差があり，正常時との比較ができない場合の判断は難しいことがあります．辺縁の不整は認めないこともあります．

2）膵周囲液体貯留

　膵周囲や網囊への液体貯留を認めます（図6A）．量が多ければ脾腎境界（図6B）やDouglas窩など離れた場所にも腹水を認めます．

3）膵管拡張

　膵管は，高輝度の2本の並行な壁をもつ直線的な管状構造です．文献によりますが，おおむね

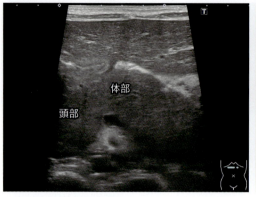
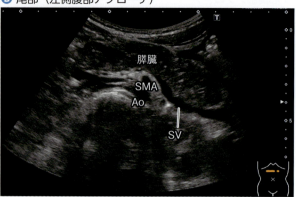

図5　急性膵炎：膵腫大

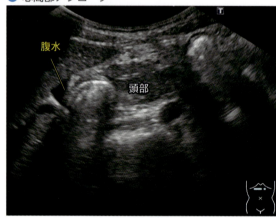
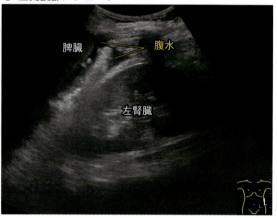

図6　急性膵炎：膵周囲液体貯留

2〜3mm以上で拡張と判断します（図7）．正常では条件次第で描出困難なことがありますが，描出困難なことで「拡張はなさそう」と判断できます．急性膵炎では拡張はあっても軽度であることが多く，著明な拡張や不整を認めた場合は慢性膵炎の急性増悪や膵胆管合流異常，膵管損傷を考えます．

4）周囲の腸管の蠕動低下

十二指腸など，近傍の腸管の蠕動が低下します（図8）．また，十二指腸壁の浮腫性変化が認められることがあります．これらは炎症の波及によるイレウスや浮腫を反映しています．

また，急性膵炎の合併症である膵仮性囊胞（pseudocyst）の検出にも使えます（図9）．膵仮性囊胞は，線維性・肉芽腫性組織によって囲まれ，やや厚い被膜が形成されます．形成には4〜6週間かかり，膵臓周囲・小網・左腎傍腔・肝左葉に認められます．自然消失は少なく，隣接する消化管や腹腔内で破裂（rupture）して出血・膿瘍形成をすることがあります．脾静脈や腸管膜静脈の閉塞や脾動脈の仮性動脈瘤をきたすこともあります．

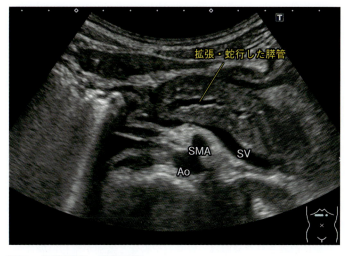

図7　急性膵炎：膵管拡張

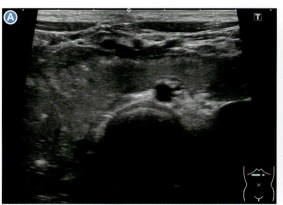
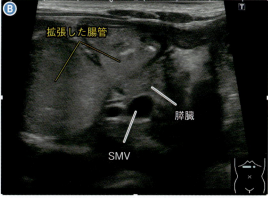

図8　急性膵炎：膵周囲の腸管の蠕動低下 movie01
膵臓周囲の腸管が拡張し，内容物のto and froが見られる（イレウス）．

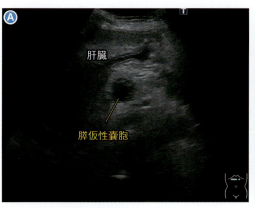
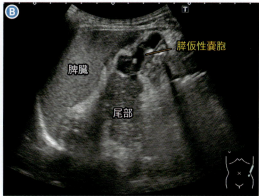

図9　膵仮性嚢胞 movie02

4 膵炎に対するエコーのエビデンスは？

「急性膵炎ガイドライン2021」では超音波検査における膵の描出率は62〜90％，膵周囲の炎症性変化の描出率は，前腎傍腔が100％，小網腔が90％，腸間膜が65％であると報告されており「急性膵炎が疑われる場合には，超音波検査は有用である」としています[2]．多くの報告では急性膵炎の診断精度はおおむね80％程度とされています[4〜6]．

5 臨床でのリアルなピットフォールは？

エコーで異常所見がないからといって膵炎を否定することはできない点に注意が必要です．

膵仮性嚢胞は重要な所見ですが，多様なサイズ・所見を呈するため診断が難しい場合があります．特に尾部側に形成された嚢胞は，腎嚢胞や腸管と鑑別が難しい場合があります．

若手Dr：膵臓POCUS，勉強になりました！

本間：身体所見や病歴がとりにくい小児において，特異的な症状がなく頻度の少ない急性膵炎は診断が難しいとされている．そんななかで身体所見の延長として膵臓POCUSの有用性は高いと思うよ．また，病勢のフォローアップにも有用だよ．

若手Dr：うまく描出できるでしょうか．

本間：大丈夫！ 普段から正常を見慣れておこう．その一方で，必ずしもエコーで判断しなくていい，という姿勢も大切だね．臨床的に強く疑っているのなら，造影CTを躊躇う必要はないからね．

■ 引用文献

1）「Pediatric Sonography, 5th ed.」（Siegel MJ, ed），p493, Wolters Kluwer, 2018
2）「急性膵炎診療ガイドライン2021 第5版」（急性膵炎診療ガイドライン2021改訂出版委員会/編），金原出版，2021
3）Siegel MJ, et al：Normal and abnormal pancreas in children: US studies. Radiology, 165：15-18, 1987（PMID：3306783）
4）Eutsler EP & Siegel MJ：Musculoskeletal system and vascular imaging.「Pediatric Sonography, 5th ed.」（Siegel MJ, ed），pp601-649, Wolters Kluwer, 2019
5）Pietri H, et al：Value of echography in acute pancreatitis. Acta Gastroenterol Latinoam, 15：81-88, 1985（PMID：3915172）
6）Galarraga D, et al：Acute pancreatitis: the value of ultrasonography in its prognosis. GEN, 46：93-101, 1992（PMID：1340822）

第2章 救急外来　難易度 ★★☆

15 急性腸炎
病歴と身体診察にエコーを添えて

本間利生

本　間：今回は「腸炎」がテーマだよ．

若手Dr：腸炎の患者さんを診ることは多いのですが，病歴や身体所見などで診断しています．エコーが役に立つんですか？

本　間：その通り，一番大事なのは病歴や身体所見などの臨床情報だね．しかしエコーを加えることで，一歩進んだ腸炎診療ができるようになるよ．腸炎は感染性・非感染性含めてさまざまな原因がある．そしてそれぞれ特徴的なエコー所見を呈するんだ．

若手Dr：ぜひやってみたいです！

本　間：本稿では，感染性腸炎（ウイルス性腸炎・細菌性腸炎）について紹介しよう．

1 腸炎のエコーの適応は？

　嘔吐，腹痛，血便などの症状や臨床経過から急性腸炎が強く疑われる場合，エコーの適応となります．ウイルス性腸炎や細菌性腸炎に特徴的な所見を知っておくことで，診断の信頼性が上がり，経過観察の指標にもなります．

　ただし，腸炎らしい画像所見が得られたからといって安易に虫垂炎や腸重積を除外してはいけません．虫垂炎，腸重積はそれらの可能性を見積りそれぞれのPOCUSアプローチを行いましょう（第2章3，4，13参照）．

　炎症性腸疾患が疑われる場合もエコーが有用なことがありますが，POCUSの範囲からは逸脱するので今回は割愛します．

2 腸炎のエコーの方法は？

　まず，コンベックス型プローブで腸管全体をスクリーニングします．消化管の位置をイメージして，胃・十二指腸・小腸・結腸を描出します．腸管エコーの障壁はなんといっても**腸管ガス**です．ガスは超音波を通さないのでガスよりも深い部位はよく見えません．プローブによる適度な圧迫でガスをよける技術が必要です．"短時間に強い圧をかけてすぐ離す"のではなく"**じっくりと圧を強めていってガスがなくなるのを待つ．この間プローブにかける力は緩めない**"のが重要なコツです．圧を強めながらじーっと待っていれば，ゆっくりガスは減っていきます．腹痛がある場合が多いので，患児の様子を見ながら愛護的に行います．壁肥厚や腸管内容物を観察するにはリニア型プローブも用います．

15 急性腸炎

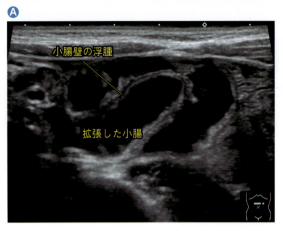

図1 ウイルス性腸炎の小腸：小腸の拡張と壁の浮腫性変化 movie01

3 腸炎のエコー所見は？

1）ウイルス性腸炎

　　小児で最もcommonな疾患の1つです．代表的にはノロウイルス，ロタウイルス，アデノウイルスなどが原因になります．ウイルス性腸炎の典型的な症状は嘔吐，腹痛，下痢であり，小児では腹痛の程度を見積もるのが困難なこともあります．実際に嘔吐や腹痛を主訴に受診した小児を安易に「ウイルス性腸炎」と診断し，後に重症疾患であることが判明したというケースは枚挙にいとまがありません．本来ウイルス性腸炎の診断に画像所見は必須ではありませんが，本項では病歴と身体所見に加えて，「ウイルス性腸炎らしさ」のエコー所見を追求してみようと思います．

　　以下，ウイルス性腸炎に特徴的な画像所見を示します[1, 2]．

a 小腸が拡張し，腸管蠕動が減弱あるいは亢進している

　　正常の空腸は虚脱しており（「空」腸），回腸はある程度の内容液（腸液）を含んでいます．ウイルス性腸炎は，**空腸・回腸いずれも腸液が貯留し拡張します**（図1）．腸閉塞でも小腸が拡張（**第2章18参照**）しますが，ウイルス性腸炎の方が輪状ヒダの背丈が低く目立たないことで区別されます（図2）．腸閉塞では輪状ヒダの浮腫が強く，分厚くキーボード様（keyboard sign）に見えます．また，腸閉塞は拡張腸管の緊満感が強く内圧が高いことがわかります．

b 腸管内容物のto and fro

　　腸管内容物が行ったり来たりしている所見です（図3）．ただし単純性腸閉塞や絞扼性腸閉塞の初期にも認められます（**第2章18参照**）．

c 結腸内の水様便

　　多量の液体貯留（便汁）のため結腸が拡張します（図4）．ウイルス性腸炎の診断には水様便の存在が必要とされていますが，この所見があれば水様便が出る前に判断することができます．軽症例や初期には認めないことがあります．

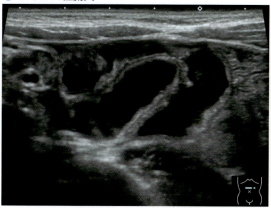
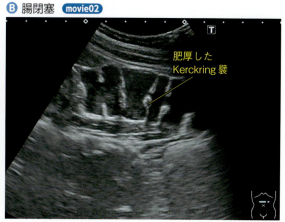

図2　ウイルス性腸炎：腸閉塞との比較
A）輪状襞の背丈が低く目立たない．一方，B）ではKerckring襞が肥厚している．

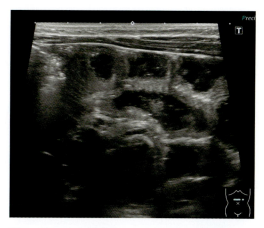

図3　ウイルス性腸炎：to and fro

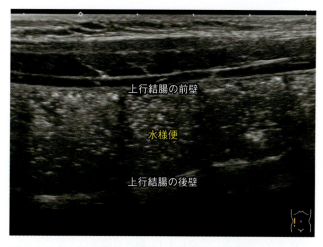

図4　ウイルス性腸炎：結腸内に貯留した水様便

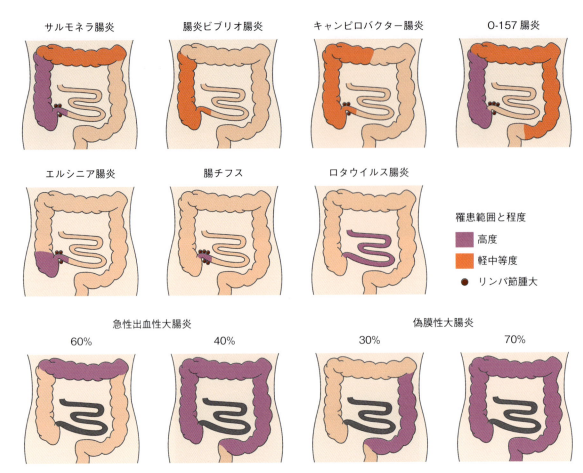

図5 細菌性腸炎：腸疾患の病巣分布
文献4より引用.

d 腸管膜リンパ節腫脹

　　腸管膜リンパ節の腫脹を認めることがあります．細菌性腸炎と比較してサイズが小さい（10 mm 以下）であることが多いとされています．

　　いかがでしょうか？ただこれらは教科書的に「ウイルス性腸炎らしい」所見とされていますが，感度や特異度を検証した文献はありません．腸閉塞や川崎病などでもその病勢段階によっては類似した所見を呈することがあるため，「エコー所見のみでウイルス性腸炎」と診断するのは危険でもあります．例えば，小腸の腸蠕動が完全に停止し，腸管内容物のto and froもみられない場合には絞扼性腸閉塞（第2章18参照）を考慮する必要がありますし，腹水を認めた場合は外科的急性腹症としての対応が望まれます．

2) 細菌性腸炎

　　腹痛・発熱・血便などを主訴に受診します．細菌性腸炎は炎症によって結腸の壁肥厚（≧4 mm）が起きます[3]．測定するのは片側の壁厚で，主に高エコーの第3層（粘膜下層）が肥厚します．菌種により病変部位に特徴があるともいわれますが（図5），典型的ではないこともしばしば経験します．また，O-157腸炎や偽膜性腸炎など炎症が強い細菌性腸炎では腹水を認めることがありま

Ⓐ 上行結腸の肥厚（▷）　　　Ⓑ 回盲部リンパ節腫脹（▶）

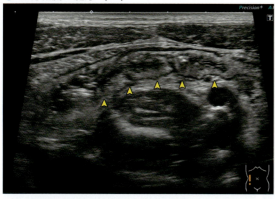 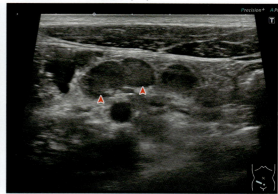

図6　細菌性腸炎：エルシニア腸炎

Ⓐ 肥厚した上行結腸（▷）　　　Ⓑ 肥厚した下行結腸（▶）

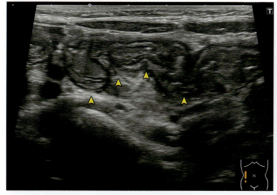 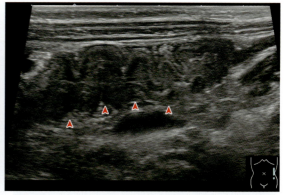

図7　細菌性腸炎：サルモネラ腸炎

す．炎症がある場合は結腸内腔が狭小化しガスがなくなるので，結腸が後壁側までしっかり見えて観察しやすくなります．

① エルシニア腸炎

リンパ節を含めた回盲部を中心に炎症を認めます．臨床的に虫垂炎や川崎病と鑑別を要することがあります（図6）．

② サルモネラ腸炎

エルシニア腸炎同様回盲部を中心に炎症を認めますが，結腸の炎症をより広範囲で認めることがあります（図7）．

③ O-157腸炎

結腸の広範囲，特に直腸まで肥厚を認めた際にはO-157腸炎を考えます（図8A）．溶血性尿毒症症候群ののの発症リスクがあるため，腎臓も評価し高輝度変化（図8B）や血流信号の低下がないかまで確認できれば行いましょう．

④ 偽膜性腸炎（*C. difficile*腸炎：CD腸炎）

O-157腸炎と同様に結腸を広範囲に障害します．抗菌薬使用歴をはじめ，ICU入室歴，手術後，

15 急性腸炎　133

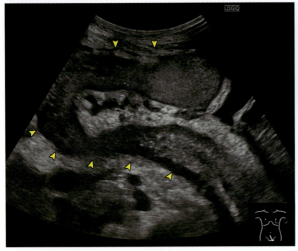
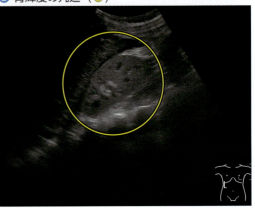

図8 細菌性腸炎：O-157腸炎
Ⓐ 肥厚した直腸（▷）　Ⓑ 腎輝度の亢進（○）

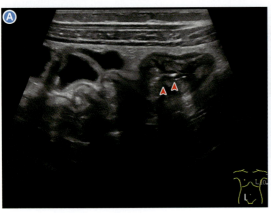
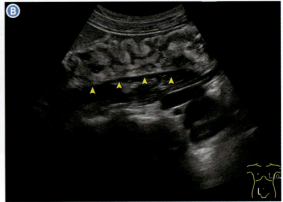

図9 細菌性腸炎：偽膜性腸炎
A) 粘膜層表面の点在する高エコー（▶）．B) accordion sign（▷）：粘膜が折りたたまれてアコーディオンのように見える（CTにおける偽膜性腸炎の所見）．

経鼻胃管の挿入などがリスクとなって発症します[5]．壁肥厚は第2・3層の粘膜層と粘膜下層が中心で，直腸〜左半結腸に炎症が強いときに全結腸に及びます．粘膜層表面の点在する高エコーは偽膜形成に相当するとされています（図9A）．偽膜性腸炎では壁構造やハウストラが保たれている場合が多く，結腸の襞が折り畳まれたような特徴的な所見を呈します（図9B）．下痢のないCD腸炎も報告されているため，エコーは不明熱の熱源精査としても有用です．

⑤ 抗菌薬関連出血性大腸炎

C. difficile 以外にも結腸炎をきたす菌が存在し，大腸炎の原因となります（図10）．

4 臨床でのリアルなピットフォールは？

前述した通り，初期の腸閉塞や川崎病では小腸も結腸いずれも腸炎と似るエコー所見を呈することがあります．

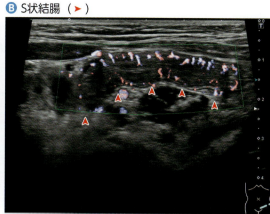

図10 細菌性腸炎：抗菌薬関連出血性大腸炎

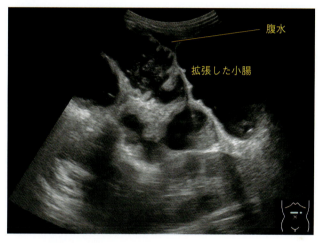

図11 腹膜炎に伴うイレウス

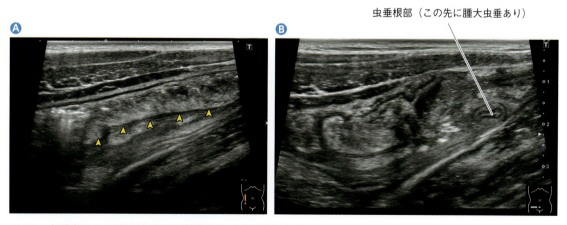

図12 虫垂炎からの炎症の波及で肥厚した上行結腸（▷）

　腹膜炎の炎症の波及によるイレウスのエコー像はウイルス性腸炎と類似します（図11）し，急性虫垂炎の炎症の波及による結腸の壁肥厚は細菌性腸炎と類似します（図12）．腸炎を示唆する所見を認めた際はそれが原因そのものではなく何らかの炎症の二次的な波及である可能性にも留

意する必要があります．逆に炎症の主座となる部位を検索し，原因部位を同定できる場合もあります．

「ウイルス性腸炎らしさ」をエコー所見のみで判断するのは危険であり，やはり病歴と身体診察との組合わせで判断しましょう．

若手Dr：ありがとうございました．まずは腸炎だけではなく，正常な腸管のエコー像に慣れておくことも重要そうですね．

本　間：確かに腸炎エコーを日常的に施行するようになると，自然と「正常腸管」を見慣れていくので異常の検出感度が上がることを実感するよ．「健康な腸」と「病気がある腸」がわかるようになってくるんだ．

若手Dr：まさに「身体診察の延長」ですね！

本　間：そしてエコーで身体診察の答え合わせができるのも，大きな利点だね．熟練した先生は，細菌性腸炎とウイルス性腸炎を触診で判断できるというけど，エコーを使うことで少しでもその領域に近づけるといいね！

■ **引用文献**

1）「Pediatric Sonography, 5th ed.」（Siegel MJ, ed），p371, Wolters Kluwer, 2019
2）「小児超音波診断のすべて」（金川公夫，河野達夫／編），pp434-435，メジカルビュー社，2015
3）Truong M, et al：Sonographic appearance of benign and malignant conditions of the colon. AJR Am J Roentgenol, 170：1451-1455, 1998（PMID：9609152）
4）感染性腸炎．「消化管アトラス」（長谷川雄一／著），p125，ベクトル・コア，2008
5）Razzaq R & Sukumar SA：Ultrasound diagnosis of clinically undetected Clostridium difficile toxin colitis. Clin Radiol, 61：446-452, 2006（PMID：16679120）

第2章 救急外来

難易度 ★★☆

16 肥厚性幽門狭窄症
早期乳児の反復する嘔吐ではエコーが必須

movie

竹井寛和

> **若手Dr**：先生！ ちょうど本日で生後1か月になる男児で，昨夜から5回以上嘔吐しているという患者さんが来院されました．
>
> **竹　井**：見た目の全身状態，いわゆるPAT（pediatric assessment triangle）はどう？
>
> **若手Dr**：ぐったりした様子はなく，呼吸・循環状態は安定しています．哺乳はするけれど哺乳直後に派手に嘔吐してしまうようです．
>
> **竹　井**：どんな鑑別疾患が考えられるだろう？
>
> **若手Dr**：嘔吐以外の症状がなく，診察でも異常心音や神経学的な異常は認めません．また周産期歴も異常なく，既知の先天性疾患はないようです．頭蓋内病変や心疾患や外科的急性腹症というよりも，月齢的には肥厚性幽門狭窄症の可能性を第一に考えます．
>
> **竹　井**：素晴らしい．血糖も正常だし，脱水を示唆する所見もなさそうだね．
>
> **若手Dr**：早速エコーをしてみようと思います！

　肥厚性幽門狭窄症は，**胃の幽門筋の肥厚により，幽門管が延長し狭小化する疾患**です．生後3〜6週の乳児に好発し，男女比は4〜6：1，男児では第1子に多いとされます．

1 肥厚性幽門狭窄症のエコーの適応は？

1）肥厚性幽門狭窄症の鑑別

　上記月齢でミルクや母乳をくり返し嘔吐する場合，肥厚性幽門狭窄症を鑑別にあげます．もちろん生後3か月未満の乳児の嘔吐として，肥厚性幽門狭窄症以外にも，急性腹症（壊死性腸炎，捻転を伴う腸回転異常症，腸閉塞，Hirschsprung病，鼠径ヘルニア嵌頓など），頭蓋内疾患（脳腫瘍，水頭症，髄膜炎，脳炎，虐待など），心疾患，敗血症，先天代謝異常なども鑑別にあげて病歴聴取，身体診察を行うのはいうまでもありません[1]．

2）肥厚性幽門狭窄症の特徴

　肥厚性幽門狭窄症では，哺乳直後の非胆汁性嘔吐（噴水状嘔吐），哺乳後にすぐに哺乳を要求する（hungry vomiter）が特徴的です．国試的には"オリーブ様腫瘤"が有名ですが，近年の研究では腫瘤の触診率が減少し，身体診察のみで疑うのは非常に難しいともいわれています[2]．肥厚性幽門狭窄症では嘔吐直前に左上腹部の腫瘤が左から右へと進行する蠕動波を認めることもあります（caterpillar sign）[3]．

16 肥厚性幽門狭窄症　137

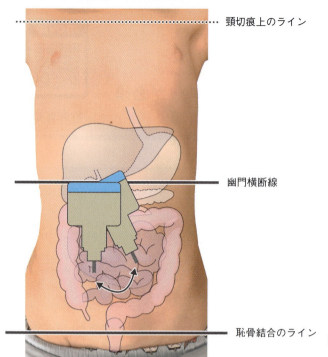

図1 肥厚性幽門狭窄症におけるエコー検査のプローブ走査

これらの所見を評価し，肥厚性幽門狭窄症かもしれないと思ったら積極的にエコーを行ってよいでしょう．

2 肥厚性幽門狭窄症のエコーの方法と所見は？

高周波リニア型プローブを使用します．患児の体位は仰臥位から始めますが，新生児～早期乳児なので保護者の膝の上で実施可能です．心窩部やや右側にプローブを横～やや斜めにおきます．この際，頸切痕上，恥骨結合上にそれぞれ横のラインを引きその中線（幽門横断線）を目安にするとよいとされています（図1）．

肝臓を音響窓にし，胆嚢のやや左側を意識して探すと幽門を描出できます（図2 ，図3）．胃粘膜の5層構造のうち幽門筋として第4層（固有筋層）に注目し，幽門筋厚（pyloric muscle thickness：PMT），幽門筋長（pyloric muscle length：PML）を計測します（図4）．正常範囲の上限として，PMT：3～4 mm，PML：15～19 mmをカットオフ値とします．

3 肥厚性幽門狭窄症のエコーのエビデンスは？

肥厚性幽門狭窄症のPOCUSについてはケースシリーズとして有用性が示されてきました[4, 5]．直近の研究を1つ紹介すると，嘔吐の症状で救急外来を受診した生後90日未満の早期乳児のうち，臨床的に肥厚性幽門狭窄症が疑われた171例を対象にした研究では，POCUS実施群，放射線科エコー群を解析した結果，POCUSによる診断精度は感度96.6％，特異度94.0％という結果でした[6]．診断精度もさることながら，救急外来滞在時間についてもPOCUS実施群が放射線科エコー群に比べ短かったということもあり，肥厚性幽門狭窄症のPOCUSは診療の質向上に十分寄与するといえるでしょう．

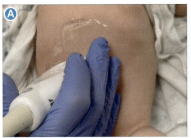
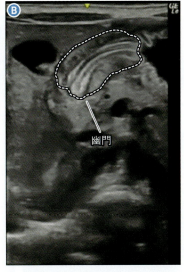

図2 肥厚性幽門狭窄症のエコー（長軸像）と実際にあてている様子 movie01

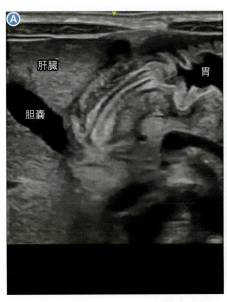
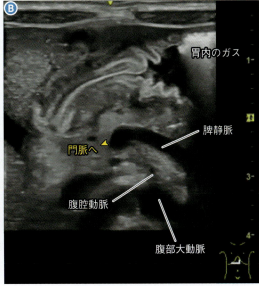

図3 エコーで描出された幽門周辺の解剖

4 臨床でのリアルなピットフォールは？

　　肝臓を音響窓にしようとプローブを調節しても，幽門が胃や腸管ガスでうまく描出できない場合があります．その場合，患者さんを右側臥位にしたり，授乳後に再度エコーを行ってみましょう．**全身状態が悪くなければ，時間を味方につけてくり返しエコーをしてみることも重要です．**
　　"幽門痙攣（pylorospasm）"は，嘔吐が持続するけれどエコーで幽門筋の肥厚がみられない病態で，幽門の機能障害ともいわれています．肥厚性幽門狭窄症に移行する可能性やアトロピンの有用性が報告されている[7]ので，症状が続いている場合には小児科や小児外科への相談が必須となります．

16 肥厚性幽門狭窄症

Ⓐ 幽門筋厚（PMT）　Ⓑ 幽門筋長（PML）

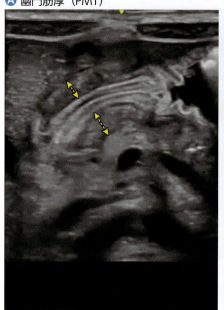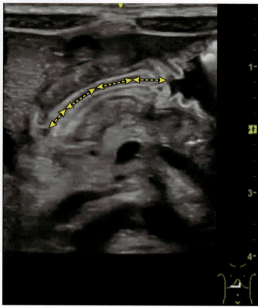

図4　肥厚性幽門狭窄症のエコー像（幽門筋厚と幽門筋長の計測のしかた）

というわけで，エコー所見で肥厚性幽門狭窄症がはっきりしなくても，嘔吐症状が続いている場合は，数日以内に再診を指示しましょう！

若手Dr：確かに肝臓と胆嚢をイメージしながら幽門を探すと見つけることができました．意外と腹壁に近いんですね．小児外科に相談したところ，入院して内科的治療から行う方針になりました．

竹井：救急外来で出会う頻度も急性虫垂炎や腸重積症と比べると少ないから，あまり経験しないかもしれないね．エコーの有用性は示されているので，早期乳児の反復する嘔吐ではまずエコーをしてみることをお勧めするよ．

若手Dr：肥厚性幽門狭窄症が重症化するとどうなるんですか？

竹井：嘔吐が長く続くと低Cl性アルカローシスを伴う脱水症に至ることもある．日本では受診のタイミングは比較的早いからそこまで全身状態が悪いことは本当にごく稀だけどね．

■ 引用文献

1) Downey AG：Emesis in the Neonate: Recommendations for Initial Management. Clinical Pediatric Emergency Medicine, 17：122-128, 2016
2) Bakal U, et al：Recent changes in the features of hypertrophic pyloric stenosis. Pediatr Int, 58：369-371, 2016（PMID：26615824）
3) Altit G & Milot M：Images in clinical medicine. Peristaltic waves in pyloric stenosis. N Engl J Med, 369：e18, 2013（PMID：24088114）
4) Malcom GE 3rd, et al：Feasibility of emergency physician diagnosis of hypertrophic pyloric stenosis using point-of-care ultrasound: a multi-center case series. J Emerg Med, 37：283-286, 2009（PMID：18572347）
5) Sivitz AB, et al：Evaluation of hypertrophic pyloric stenosis by pediatric emergency physician sonography. Acad Emerg Med, 20：646-651, 2013（PMID：23781883）

6）Park JS, et al：Feasibility of Point-of-Care Ultrasound for Diagnosing Hypertrophic Pyloric Stenosis in the Emergency Department. Pediatr Emerg Care, 37：550-554, 2021（PMID：34550920）

7）Mendenhall ET, et al：Successful management of pylorospasm with atropine in a failure-to-thrive neonate case report. SAGE Open Med Case Rep, 12：2050313X241236334, 2024（PMID：38444696）

第2章 救急外来

17 腸回転異常症・中腸軸捻転
発生と病態を理解すると見えてくる

難易度 ★★★

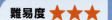

本間利生

本　間：今回のテーマは「腸回転異常症・中腸軸捻転」だよ．それぞれどんな疾患か説明できる？

若手Dr：実はちょっと曖昧で…．

本　間：腸回転異常症と中腸軸捻転はセットで出てくることが多く，たまに混同されることがある．まずは図1で腸管の発生を確認しながら，用語の整理をしよう．

腸回転異常症
「胎生期になされるべき中腸（十二指腸から横行結腸）の回転（rotation）が途中で止まっていて，腸が適切な位置に固定されてない」状態
中腸軸捻転
「中腸が軸（SMA）を中心に捻転（torsion）している」疾患

SMA：superior mesenteric artery（上腸間膜動脈）

本　間：rotationとtorsionの違いが日本語（「回転」「捻転」）だと似通っていて混同されやすいのかもしれないね．腸回転異常症によって小腸は通常と異なる状態（腸間膜が後腹膜の非常に狭い部位から広がる）となり，中腸（回腸〜横行結腸）が上腸間膜動脈を中心に捻れやすい形態になります．それが実際に捻れてしまうことを中腸軸捻転と呼ぶよ．つまり中腸軸捻転は腸回転異常症の合併症なんだ（図2）．合併症は他にもあるけどね．

若手Dr：すると腸回転異常症だけなら大丈夫ということですか？

本　間：腸回転異常症だけなら無症状のこともある．偶発的に見つかったり，剖検ではじめて指摘される患者さんもいるよ．まず，腸回転異常症の分類と特徴的なエコー所見を紹介するよ．

腸回転異常症に特徴的なエコー所見
・通常SMAの右側にあるSMVが腹側あるいは左方に位置している（SMV rotation sign） ・十二指腸水平脚がAo/SMAの分岐に挟まれていない ・上行結腸が右後腹膜に固定されていない（Bauhin弁が右下腹部にない）

Ao：aorta（大動脈），SMV：superior mesenteric vein（上腸間膜静脈）

本　間：本稿では，中腸軸捻転のエコー所見について解説しよう．

1 中腸軸捻転のエコーの適応は？

　　　　腸回転異常症のほとんどは新生児期に中腸軸捻転などの合併症を起こすとされており[3]，新生児の胆汁性嘔吐では中腸軸捻転を鑑別にあげてエコーを施行します．腸回転異常症には中腸軸捻

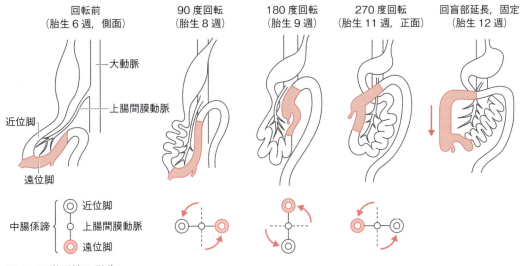

図1　正常腸管の発生
文献1より引用.

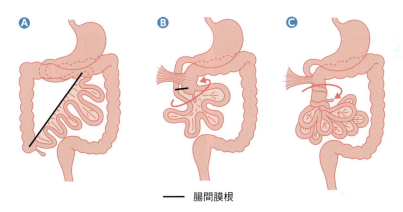

図2　正常および腸回転異常症の腸間膜根と中腸軸捻転
A）正常，B）腸回転異常症，C）中腸軸捻転．文献2を参考に作成．

転を起こしにくいタイプがあり，年長児や成人になってからさまざまな症状（間欠的腹痛や非胆汁性嘔吐，便秘など）をきっかけに診断されることがあります[4]．すでに腸回転異常症が判明している児についてはさらに鑑別の上位にあがり，積極的な精査の対象となります．

2　中腸軸捻転のエコーの方法は？

　基本画像は上腹部正中の横走査です．プローブは児の体格にもよりますが，コンベックス型プローブを使用します．新生児や乳児ではリニア型プローブでも評価できます．正常であれば図3のようにAo/SMA/SMVを描出することができます．腸管ガスが邪魔して描出が困難であることがありますが，その場合はゆっくりとプローブに圧をかけ，圧を緩めずにゆっくりslideさせる（swipe）ことでガスが避けてくれることがあります．それでもガスが邪魔する場合は，少し頭側から見下げるようにあてて肝臓や胆嚢をwindowにする方法があります．

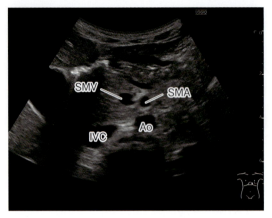

図3 正常な Ao/SMA/SMV の位置関係

IVC：inferior vena cava（下大静脈）．

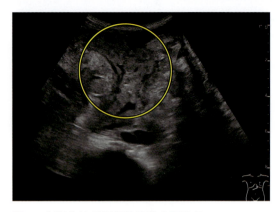

図4 小腸全体の浮腫性変化を認める

Ⓐ 「何かがくるくると回っている」(whirlpool sign) movie01

Ⓑ ドプラエコー movie02

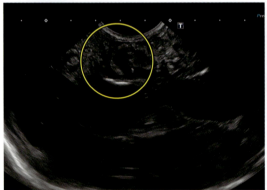
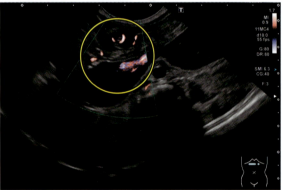

図5 whirlpool sign

3 中腸軸捻転のエコー所見は？

　　中腸軸捻転で見られるエコー所見を4つ紹介します．

1) 腸管浮腫

　　絞扼によるうっ血で腸管の浮腫性変化を認めます（図4）．浮腫が進行することによりさらに絞扼が進み，動脈血流も遮断されることにより腸管虚血に至ります．

2) whirlpool sign

　　教科書的には「SMAの周りをSMV（と小腸・腸間膜）が回転する」という所見です．しかし実際の中腸軸捻転では，うっ血や炎症で浮腫をきたした小腸や腸間膜がごちゃっと一塊となっており，通常とはかなり異なる景色（「何が何だかよくわからない」）になっています．またそれぞれの血管の分枝も一緒に回転しますのでSMAやSMVの同定は簡単ではありません．
　　現実的には，上腹部横断像を出した状態でプローブを頭側から尾側にslideさせ，「何かくるくる回っている」ところを見つけます（whirlpool sign, 図5）．そこでドプラを乗せ，中心となっ

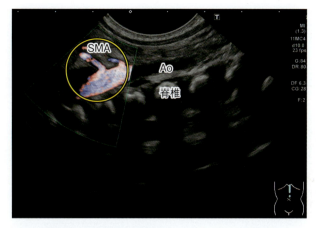

図6　急峻に立ち上がるSMA

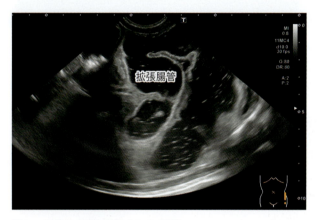

図7　拡張し蠕動が停止した腸管

ている血管がSMA（だろう），周囲を時計回りに回転している血管がSMV（だろう）ということになります．その後，縦断像でも評価して確認します．

3）SMA分岐角

　うっ血や炎症で肥厚し一塊となった腸管や腸間膜によりSMAが頭側に圧排され，Aoから分岐する角度が急峻になります（図6）．Aoの縦断像で確認します．

4）絞扼性腸閉塞としての所見

　進行度に応じて，第2章18で述べた絞扼性腸閉塞の所見「拡張腸管と虚脱腸管の混在」「蠕動の停止」「腹水」が認められます（図7）．

4 中腸軸捻転のエコー所見がみられたときは？

　中腸軸捻転は迅速な外科介入を要する緊急疾患です．whirlpool signを認めれば迅速に手術適応を外科に相談します．またwhirlpool signを確認できなくても，絞扼性腸閉塞としての所見（「拡張腸管と虚脱腸管の混在」「蠕動の停止」「腹水」）があれば本疾患も鑑別にあげます．

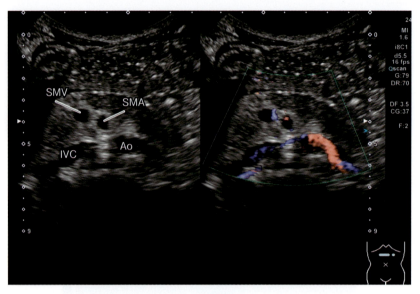

図8 counterclockwise whirlpool movie03
SMAの周りを反時計回りにSMVの分枝が回っている．

5 中腸軸捻転でのエコーのエビデンスは？

中腸軸捻転に対するエコー診断は感度92〜100％，特異度89〜100％と報告されています[5]．しかし実際には，腸管ガスの影響や検査者の経験によって感度は幅があるものと思われます．エコーで所見を認めなくても臨床経過や他の検査も含めた総合的な判断が必要です．

6 臨床でのリアルなピットフォールは？

whirlpool signは頭側から尾側へプローブをslideさせたときにSMVがSMAの周りを「時計周りに回転する（clockwise whirlpool sign）」所見です．「反時計回り（counterclockwise whirlpool sign）」の場合はSMA/SMVの分枝を見ており有意でないとされています[6]（図8）．

7 臨床でのリアルな活用場面は？

中腸軸捻転は特異度が高く診断をエコーで行うことができます．場合によっては，消化管造影を省略できるのが大きなメリットといえます．

若手Dr：中腸軸捻転と腸回転異常症について理解が深まりました．
本　間：エコーの勉強は，自然と病態の理解につながるんだ．実際に画像で何が起こっているか見えるということと，そもそも病態がわかっていないとエコーはあてられないからね．
若手Dr：エコーを通じて，病気自体の勉強にもなるということですね！
本　間：そう．一緒にいろんな疾患の理解を深めよう！

引用文献

1) 横山清七：腸回転異常. ：「標準小児外科学 第4版」（岡田　正，他／編），118，医学書院，2000
2) Radiology Cases In Pediatric Emergency Medicine
   https://www.hawaii.edu/medicine/pediatrics/pemxray/v2c08.html（2024年12月閲覧）
3) 伊勢一哉：腸回転異常症. 日本周産期・新生児医学会雑誌. 59：294-303, 2023
4) 北河徳彦：年長児における腸回転異常症の診断と治療. 小児外科，37：803-808, 2005
5) 「腸回転異常症診療ガイドライン」（日本小児外科学会／編），東京医学社，2022
6) 「Pediatric Sonography, 5th ed.」（Siegel MJ, ed），pp359-362, Wolters Kluwer, 2019

第2章 救急外来

難易度 ★★☆

18 イレウス・腸閉塞
左上から右下へ全体を眺めて評価

本間利生

本 間：今回は「イレウス・腸閉塞」がテーマです．昔は「イレウス」「腸閉塞」は同じような意味で使われることが多かったけど，現在は明確に区別する必要があるとされているよ．違いはわかる？

若手Dr：はい！ 腸管麻痺によって機能的に通過障害がある状態が「イレウス」，腸管内腔の閉塞によって機械的に通過障害がある状態が「腸閉塞」です．

本 間：さすがだね！ そして腸閉塞の原因として腸管虚血を伴うものを「絞扼性（複雑性）腸閉塞」と呼ぶ．小児では表のような疾患が鑑別にあがるね．

表1 小児における絞扼性（複雑性）腸閉塞をきたす代表疾患

腸回転異常に伴う中腸軸捻転
癒着性
Meckel憩室関連内ヘルニア
腸間膜裂孔ヘルニア
鼠径ヘルニア嵌頓

若手Dr：頻度の高い疾患も入っていますね．

本 間：今回は疾患個別のエコー所見の話ではなく，イレウス・腸閉塞を判断するための腸管全体の話をするよ．

---

1 イレウス・腸閉塞のエコーの適応は？

腸閉塞（bowel obstruction）は腹痛・嘔吐がほぼ必発とされています[1]．また脱水・腹部膨満を呈している患者さんに対して，イレウス（ileus）・腸閉塞を考慮してエコーの適応があると考えます．

2 イレウス・腸閉塞のエコーの方法は？

まずはコンベックス型プローブを仰臥位で腹部にあて，ざっと全体の評価をします．その後，リニア型プローブに持ち替え細部を詳細に評価します．小腸・大腸を順番に描出していきます．

まず，左上腹部で空腸を，次に右下腹部に移動して回腸を描出します．Bauhin弁を経て，上行結腸から結腸を順番に見ていきます．**細かい作法よりは，「全体を満遍なく見る」**ことが大事です．正常の小腸は蠕動があり，内腔にairを認めます（図1）．空腸は内腔が虚脱しており（「空」

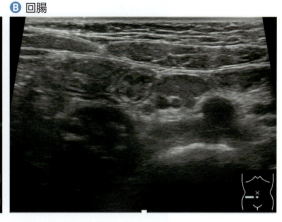

図1 正常の小腸
内腔にairを認め，ゆっくり蠕動する．空腸の方が内容物が少ない．

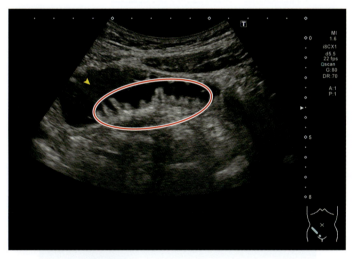

図2 イレウス movie01
腸管蠕動の低下，腸管拡張（▷），キーボードサイン（○）がみられる．

腸），回腸は空腸と比べてある程度の内容物を含んでいることが多いです．

3 イレウス・腸閉塞のエコー所見は？

まず，**共通する所見として小腸の拡張**があります．おおむね20～30 mm以上で拡張と判断します[2〜4]．

1) イレウス

術後や，腹膜炎に伴う炎症の波及，心不全などによる腸管蠕動の低下で起こります．小腸の拡張により**キーボードサイン**（keyboard sign）を認めます．腸管蠕動が低下し，腸内容物のto and froを認めます（図2, movie01）．閉塞がないため結腸の虚脱は認めません．腹水はないかあっても少量ですが，穿孔性虫垂炎による腹膜炎や心不全など，イレウスをきたしている原因によって腹水が出現していることがあります．

18 イレウス・腸閉塞

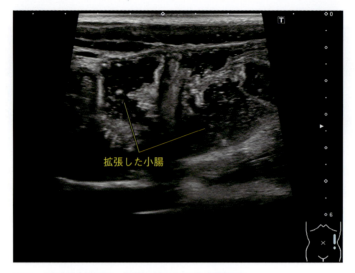

図3 単純性腸閉塞：蠕動運動の亢進 movie02
拡張した小腸と，内容物のto and froがみられる．蠕動運動は亢進している．

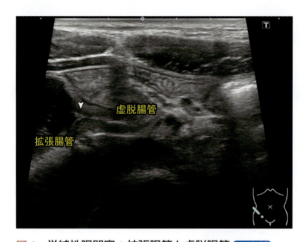

図4 単純性腸閉塞：拡張腸管と虚脱腸管 movie03
閉塞部位から口側にある腸管の拡張と肛門側にある腸管の虚脱がみられる．beak sign（▷）．

2）単純性腸閉塞

　何らかの閉塞起点（腸管内・腸管外）により発症します．閉塞の上流では腸管蠕動はしばしば亢進し，内容物が停留しto and froを呈します（図3, movie02）．拡張した腸管を追っていくと閉塞起点が描出できることがあります．

　閉塞部位より口側の腸管の拡張と肛門側の腸管（結腸含む）の虚脱を認めます（図4, movie03）．閉塞起点ではbeak signという鳥の嘴様の所見が特徴的ですが（図4），確認できないことも多いです．腹水も確認されません．また，重度の便秘でも単純性腸閉塞になります．

3）絞扼性腸閉塞

　絞扼性腸閉塞は絞扼による腸管血流障害から腸穿孔を続発し，腹膜炎・敗血症に至り致死的な経過を辿る緊急疾患です．虚血が進行すると小腸のKerckring襞が消失し，腸管壁が菲薄化（も

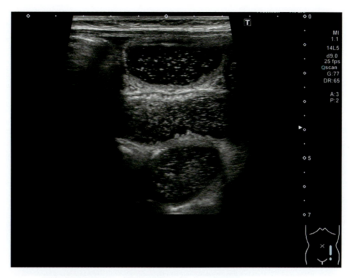

図5　絞扼性腸閉塞：蠕動運動の停止 movie04
Kerckring襞が消失し，蠕動も停止する．

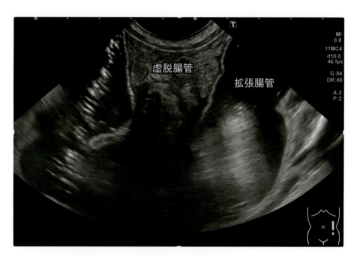

図6　絞扼性腸閉塞：拡張腸管と虚脱腸管
虚脱腸管と拡張腸管が同時に描出される．

しくは浮腫）します．蠕動は完全に消失し，to and froもみられなくなります（図5，movie04）．単純性と同様に，閉塞部位より口側の拡張と肛門側の虚脱を認めます（図6）．進行度に応じて混濁腹水が，Douglas窩に貯留します（図7）．カラードプラによる腸管血流の有無で絞扼性の判断ができることがありますが精度は低いとされており，近年は造影エコーによる診断が報告されています[5]．

　腸管の拡張を認めた場合に，絞扼性腸閉塞を見逃さないことが最も重要です．エコーで絞扼性腸閉塞を疑う所見を認め原因がわからない場合は，躊躇なく造影CTを施行しましょう．
　これまで解説したエコー所見をまとめると表2のようになります．

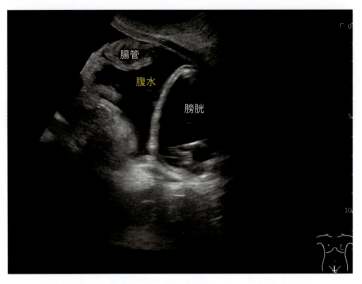

図7 絞扼性腸閉塞の際にみられる腹水
Douglas窩に腹水が貯留する．

表2 イレウスと腸閉塞におけるエコー所見の違い

	イレウス	単純性腸閉塞	絞扼性腸閉塞
小腸	拡張	拡張	拡張
蠕動	低下	正常〜亢進	進行すると消失
to and fro	あり	あり	あり〜なし
結腸	正常〜拡張	虚脱	虚脱
腹水	なし	なし	なし〜あり

4 イレウス・腸閉塞のエコーのエビデンスは？

　腸閉塞のエコー検査についてはNicoraらの総説では感度92％，特異度93％と報告されています[6]．またBeckerらによる多施設前向き観察研究によると，集中的なPOCUSのトレーニングを終えた救急医が施行した場合の特異度は82％と比較的高く，有用であることが示されています[7]．

5 臨床でのリアルなピットフォールは？

　腸管エコーはそのときの状態をリアルタイムで描出するものなので，絞扼性腸閉塞をきたす疾患であっても病初期には腸管血流や蠕動が保たれている場合があります．腹水も初期には認められないことがあります．**絞扼性であれば病態の進行に伴い所見が変化してきますので，フォローアップが重要です．**

6 臨床でのリアルな活用場面は？

　腹痛・嘔吐や腹満をきたしている患児で判断に迷うときに強力なツールとなります．特に乳児や重症心身障害児など病歴・腹部所見がとりにくい患児において有用です．

> **若手Dr**：エコーはイレウスや腸閉塞の診断にも有用なんですね．
>
> **本　間**：腸管エコーはある程度の経験が必要かもしれないね．あとは病期によって所見が変わることを念頭におく必要がある．あくまで病歴や身体所見をしっかりとって病態考察をしたうえで，プラスαの情報として使うのがいいと思うよ．それでも僕はエコーに助けられることはすごく多いと感じているけどね．
>
> **若手Dr**：自分でも早くやってみたいです！

■ 引用文献

1) Bordeianou L, et al：Etiologies, clinical manifestations, and diagnosis of mechanical small bowel obstruction in adults. UpToDate, 2023
2) Gottlieb M, et al：Utilization of ultrasound for the evaluation of small bowel obstruction: A systematic review and meta-analysis. Am J Emerg Med, 36：234-242, 2018（PMID：28797559）
3) Guttman J, et al：Point-of-care ultrasonography for the diagnosis of small bowel obstruction in the emergency department. CJEM, 17：206-209, 2015（PMID：25927264）
4) Kameda T & Taniguchi N：Overview of point-of-care abdominal ultrasound in emergency and critical care. J Intensive Care, 4：53, 2016（PMID：27529029）
5) 畠 二郎，他：腸閉塞症．小児外科，53：826-830, 2021
6) Rosano N, et al：Ultrasound of Small Bowel Obstruction: A Pictorial Review. Diagnostics (Basel), 11：617, 2021（PMID：33808245）
7) Becker BA, et al：A Prospective, Multicenter Evaluation of Point-of-care Ultrasound for Small-bowel Obstruction in the Emergency Department. Acad Emerg Med, 26：921-930, 2019（PMID：30762916）

第2章 救急外来

難易度 ★★★

19 卵巣出血
女児の下腹部痛にはぜったいエコー

市村 将

若手Dr：市村先生，14歳の女児が急性発症の下腹部痛で受診されています．バイタルサインは安定していますが下腹部痛は強そうで，苦悶様でベッドに横になっています．

市　村：嘔気や嘔吐もあるんだね．腹膜刺激症状はなさそうで，特に腫瘤も触れないね．ただ確かに下腹部正中に強い痛みはありそうだね．

若手Dr：消化器系以外に婦人科系の疾患も鑑別にあがりますね．外傷歴はなさそうです．

市　村：月経歴や性交渉歴はどうだった？

若手Dr：…聴取することをすっかり忘れていました．

市　村：これらがとても重要な情報であることを本人に伝えたうえで，しっかりと聴取しよう．最終月経や月経周期の情報から，排卵期も予測することができるからね．

若手Dr：わかりました．聞いてきます！

市　村：あと，エコーを準備しよう．思春期女児の下腹部痛こそエコーが役立つことが多いんだ．

若手Dr：はい！

　卵巣出血は必ずしもcommonではありませんが，聴取した情報とエコーで診断に近づくことがあるので，今回あえてとり上げてみました．

　卵胞出血や黄体出血は，患児の排卵期を予想することで診断に近づきます．卵胞出血であれば，排卵期を挟む月経周期の第12～18日目に，黄体出血では予定月経の1か月前の頻度が高いとされます．卵巣出血には，排卵がきっかけになる場合，性行為や激しい運動がきっかけになる場合などがあり，それ以外は特発性です．約80％が経過観察のみで改善します[1]．小児の場合は，特発性であることが多いです．

1 卵巣出血のエコーの適応は？

　下腹部痛で来院した思春期女児では，**必ず婦人科系の緊急疾患を鑑別にあげます**．その1つが卵巣出血です．卵巣出血は右側に多く，右下腹部痛を主訴とすることもあります．急性虫垂炎や卵巣捻転などとの鑑別にエコーが有用です．

　ショックの患児では，FASTによる腹腔内出血の検索を行いますが，その際に思春期女児では卵巣出血も鑑別にあがります．その際は卵巣出血の診断のエコーよりも，**FASTを優先して行う**ことが重要です．

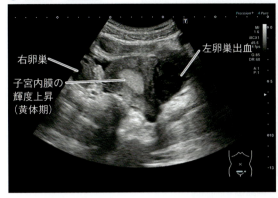
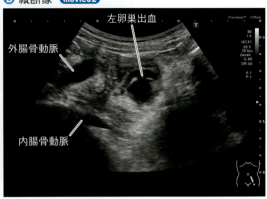

図1 卵巣出血におけるエコーでのプローブのあて方
北九州市立八幡病院 小児臨床超音波センター 小野友輔 先生のご厚意により提供いただいた.

2 卵巣出血のエコーの方法は？

思春期女児の下腹部を扱う手技となるので，患児を仰臥位とし，必ず女性のスタッフに同席してもらいます．骨盤部にタオルをかけたり，ゼリーを温めておくなどの配慮は忘れず，エコーを行う意図を十分に本人と保護者に説明したうえで開始します．

また，卵巣出血を描出するためには，卵巣を適切に描出する必要があります．そのため，横走査や縦走査を行います．

1) 骨盤部横走査

卵巣は子宮体部の側後方にあるため，腸管に囲まれて観察困難な場合もありますが，周囲よりやや低輝度の楕円形構造物を観察します．膀胱に尿貯留している場合は見やすいです．膀胱の右側からrockingしつつ，膀胱を音響窓にすると左卵巣が描出しやすい場合があります．一方で，膀胱に尿貯留していない場合のコツとしては，腸管を押し上げて避けるイメージで，恥骨上部にプローブをあて，斜め上方を潜りながら見上げるように圧迫していくと卵巣を描出できます（図1A）．

2) 骨盤部縦走査

腸骨動脈の分岐部に囲まれて位置するため，腸骨動脈をメルクマールにする方法もあります．しっかりとtiltingして骨盤全体を評価します（図1B）．

3 卵巣出血のエコー所見は？

卵巣出血を示唆するエコー所見として，**腹腔内の液体貯留（出血）があること**，**出血している側の卵巣が腫大（出血性黄体嚢胞）していること**を押さえておきましょう．出血からの経過時間によって，びまん性の高輝度点状像，スポンジ状，網状（lacy net, spider web）のように見えます[2]（図2）．

卵巣出血のほとんどが出血性黄体嚢胞であり，主に出血後の凝血の形成やその吸収などの時間的推移により多彩ですが，そのエコー所見は以下の4つに分類されます[3, 4]．

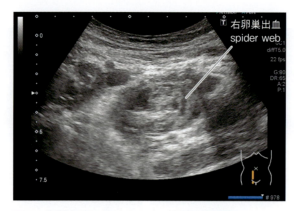

図2 卵巣出血におけるエコー所見 movie03
spider webが見られる.

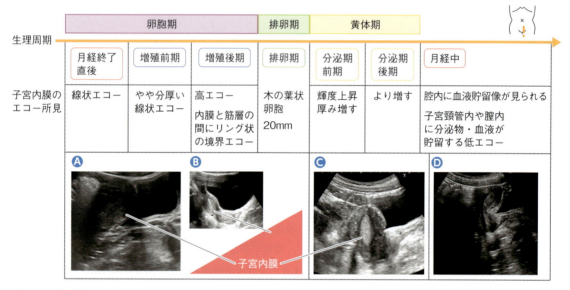

図3 生理周期と子宮
A）卵胞期の木の葉状の子宮内膜，B）排卵期の子宮，C）黄体期の子宮内膜，D）月経中の子宮.
生理周期の図は，文献5を参考に作成.

①**びまん性の高輝度点状・線状エコー像**：比較的新しく，量の少ない卵巣内の出血を示唆する
②**比較的境界明瞭な充実性部分様エコー像**：卵巣内の出血後の溶血過程で，凝血と血清部分が分離し，その境界が画像上比較的明瞭に示される
③**スポンジ状，網状（lacy net, spider web）のエコー像**：比較的新しく，量の多い卵巣内出血を示唆する
④**綿くず様の不明瞭なエコー像**：比較的量の多い卵巣内出血が溶血の過程でエコー輝度が減衰していったもの

上記のような卵巣腫大と腹腔内出血を黄体期に認めれば，卵巣出血の可能性が高いとされます.

4 臨床でのリアルな活用場面は？

病歴聴取ももちろんですが，子宮内膜の様子から，生理周期を予測することができます（図3）.

ここから逆算して，卵巣出血のリスクがある時期を推定することも可能です．

5 臨床でのリアルなピットフォールは？

黄体出血のエコー像は悪性腫瘍の鑑別が必要になる場合があります．複雑なエコー所見がゆえに卵巣がんと初期診断されることもあります．ポイントとしては，黄体出血は**経時的に観察する**ことで縮小傾向となりますので鑑別は可能です．

なお，実臨床では，月経歴は男性医師でも「婦人科的な聴取になりますが，」と前置きをして聴取し，必ずしも，女性スタッフは同席しておりません．思春期女児の診察やエコーを行う場合は必ず女性スタッフを同席させています．細やかな配慮を心がけましょう．

若手Dr：説明を聞いて，正直，ちょっとお腹いっぱいです．自分一人で評価できるかというと難しいかもしれません．

市　村：ここまで見えるんだ，評価できるんだというのを体感してもらえるだけで十分だよ．実際の臨床ではエコーを臨床情報の1つとして考えればいいんだ．聴取した情報や身体診察所見を吟味したうえでこれ以上の画像検査に進むのか，専門家にコンサルテーションするのかという判断をしていかなければならないからね．

若手Dr：子宮や卵巣がこんなふうに見えるんだ，そしてその見え方で月経歴との関連もわかるんだということははじめて知りました．

市　村：エコーと照らし合わせて答え合わせができることで，聴取した情報が生きた事実になるからね．思春期の女児はデリケートな対応が必要になるから，エコーを駆使することで安全で優しい医療を提供できるはず．ぜひこれからも使ってみてね．

■ 引用文献

1) Kim JH, et al：Successful conservative management of ruptured ovarian cysts with hemoperitoneum in healthy women. PLoS One, 9：e91171, 2014（PMID：24608424）
2) Roche O, et al：Radiological appearances of gynaecological emergencies. Insights Imaging, 3：265-275, 2012（PMID：22696088）
3) 梁 栄治，他：卵巣出血，出血性黄体嚢胞．産科と婦人科，69：365-370，2002
4) Okai T, et al：Transvaginal sonographic appearance of hemorrhagic functional ovarian cysts and their spontaneous regression. Int J Gynaecol Obstet, 44：47-52, 1994（PMID：7907058）
5) Doherty CM, et al：Transvaginal ultrasonography and the assessment of luteal phase endometrium. Am J Obstet Gynecol, 168：1702-7; discussion 1707, 1993（PMID：8317511）

第2章 救急外来

難易度 ★★★

20 卵巣茎捻転
女児の下腹部痛にはやっぱりエコー

本間利生

若手Dr：今回のテーマはなんですか？

本間：今回は女児の腹部症状の鑑別疾患として見逃せない卵巣茎捻転について解説するよ．

若手Dr：卵巣茎捻転…怖い印象しかありません．

本間：卵巣茎捻転は，卵管や支持靱帯（卵巣固有靱帯・卵巣間膜）を軸として卵巣が捻転し，発症するよ．今回は卵巣そのものだけではなく支持靱帯などの付属器も一緒にねじれる捻転も卵巣茎捻転と定義しよう．卵巣機能を温存するために早急な対応が求められる疾患だけど，実は診断が遅れることが少なくないんだ[1]．卵巣茎捻転を起こした小児の63%が初診時に胃腸炎や便秘と診断されたとの報告があるよ[2]．

若手Dr：自分も見逃してしまわないか心配です．卵巣茎捻転は卵巣腫瘍に合併することが多いと思いますが，小児では珍しいのではないでしょうか？ 成人の疾患のイメージがあります．

本間：小児は卵巣腫瘍の発生頻度は低いけど，卵管が相対的に長いことや，卵巣周囲の結合組織が未発達であることから卵巣茎捻転を起こす割合が成人より高いといわれているよ[3]．

若手Dr：小児でも重要な疾患なんですね！

本間：経験する頻度は低いけど，重要な疾患だからしっかり勉強して準備したいね！ では卵巣茎捻転のエコーについて解説しよう．

---

1 卵巣茎捻転のエコーの適応は？

　卵巣茎捻転が鑑別にあがるとき，すなわち「**女児の下腹部痛・嘔吐**」がエコーの適応になります．卵巣茎捻転は症状が腹痛・嘔吐と非特異的であり，かつ増悪・自然緩解をくり返すことがあります．これは不全捻転と自然整復をくり返していることによる現象とされていますが，この「波のある腹痛・嘔気」が消化器由来の蠕動痛と解釈されてしまうことが多々あります．腹痛の女児を診た際に，痛がり方・痛みのonset・痛みの持続している期間などから，「ただの腹痛（胃腸炎・便秘）」ではないという違和感を感じればエコーを施行すべきタイミングです．

2 卵巣茎捻転のエコーの方法は？

　下腹部正中にプローブを置き，骨盤内を検索します．膀胱をwindowにしてスクリーニングすることで深部まで見やすくなります．膀胱を縦走査・横走査で端から端まで描出し，腫瘤性病変の有無を確認します（図1）．排尿前の膀胱が充満した状態が望ましいですが，異常がある場合は膀胱が虚脱していても判断できることが多いです．

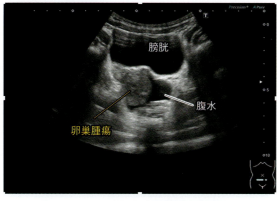
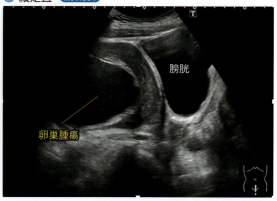

図1 膀胱をwindowにして骨盤内を検索
膀胱の端から端まで（画面から消えるまで）描出する．

消化管ガスが邪魔になって上手く描出されないことがありますが，圧迫を加えることでガスを避けることができます．急な圧迫は痛いので，患児の様子を見ながらゆっくりじんわりと圧迫します．

3 卵巣茎捻転のエコー所見は？

卵巣茎捻転のエコー所見で最も重要かつわかりやすいのは，**腫大した卵巣・卵巣腫瘍の存在そのもの**です．5cm以上に腫大した腫瘤が80％といわれています[4]が，それ以下のサイズでも症状を伴っていれば卵巣茎捻転を強く疑う所見といえます．図2に実際の卵巣茎捻転の症例を画像で示します．

また，卵巣腫瘍以外の所見も紹介します（図3〜6）．

1) whirlpool sign

whirlpool signは，**捻転している付属器のねじれを直接描出している所見**です（図3）．感度は30〜70％程度ですが特異度は100％と報告されています[5]．実際に熟練者でも描出されないことは珍しくなく，出せなくても問題ありません．腫瘤性病変と子宮との間に，索状の構造物（CT所見としては「tubal wall thickening」と呼ばれる捻転した卵管が周囲の間膜や血管と塊状になったもの，図3B）を確認し，それに注目しながらプローブをスライドさせることでwhirlpool signが描出できることがあります．

2) 子宮の患側偏位

次の特徴的な所見としては子宮の患側偏位です．支持組織である子宮靱帯などの構造物が捻転により短縮し，子宮が患側に偏位します（図4）．さらに対側の卵巣もそれに伴い患側偏位します．この所見は感度76％，特異度75％とされています[2]．

3) カラードプラ法による血流確認

図5は腫瘍の一部に血流が確認できる例です．カラードプラ法による血流評価については，血流の途絶を認めるのは60％に過ぎないと報告されています[6]．**血流の確認によって捻転を否定す**

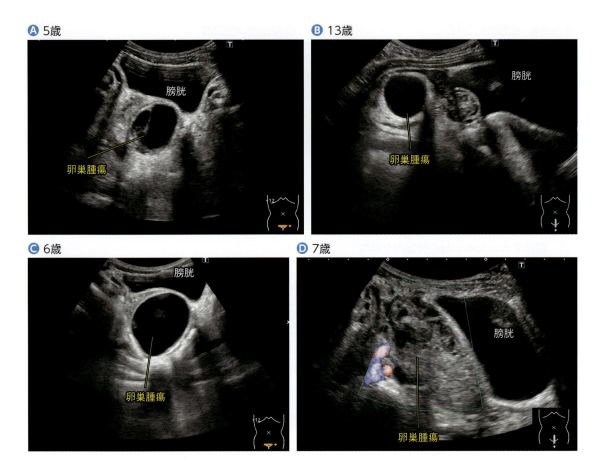

図2 さまざまな卵巣腫瘍茎捻転（成熟嚢胞性奇形腫）
A〜C）は嚢胞性成分と一部の充実性成分を有した成熟嚢胞性奇形腫．D）は充実性成分を主とした成熟嚢胞性奇形腫で，カラードプラで血流信号を認めない．

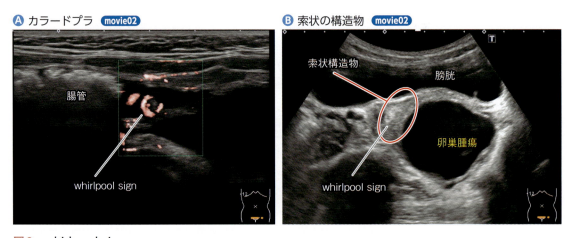

図3 whirlpool sign

ることは，診断の遅れ・誤りにつながる恐れがあり注意を要します．捻転していても血流が維持される理由としては，卵巣茎捻転では初期にはまず静脈血流が障害され，うっ血が進行すると動脈血流も障害されて卵巣が壊死に陥るという経過を辿るためです．さらに卵巣は卵巣動脈と子宮動脈の二重支配であることも血流が維持される理由とされています（図5）[1]．

Ⓐ エコー　　　　　　　　　　　　　　Ⓑ 造影CT

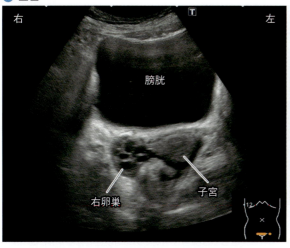
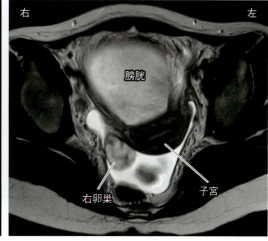

図4　子宮と対側卵巣の患側偏位（左卵巣捻転）
通常正中にある子宮が，患側である左側に偏位している．捻転により支持組織が短縮したことによる変化．

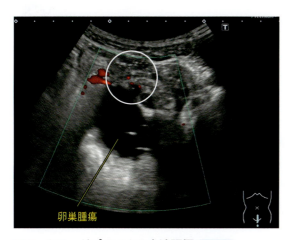
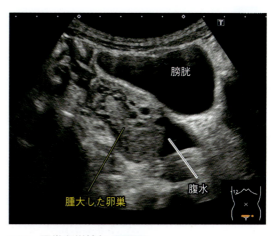

図5　カラードプラによる血流評価 movie03
腫瘍の一部に血流が確認できる（○：腫瘍）．術中所見では180°の捻転．

図6　正常卵巣捻転 movie04
腫大した卵巣の辺縁に囊胞構造が並んでいる（follicular ring sign）．

4）正常卵巣茎捻転

　卵巣茎捻転は正常卵巣にも起こり，小児期（特に生後1年間と初経前）に多いとされています．卵巣に病変があるのは51〜84％です[1]．図6に正常卵巣の茎捻転の画像を示します．
　腫大した卵巣の辺縁に複数の囊胞が認められfollicular ring signと呼ばれています（図6）．卵巣周囲やDouglas窩に腹水を認めるのは卵巣（腫瘍）茎捻転に共通してみられる所見です．

　くり返しになりますが1〜3）の所見はいずれも**特異度は高いが感度は低く，陰性であっても捻転を否定することはできません**．これらの所見を確認できなかったとしても，腹部症状がある女児の骨盤内に腫瘤性病変を認めた場合，それだけで卵巣茎捻転を疑う根拠となります[7]．造影CT・外科系専門医との連携など次のステップを考慮するタイミングといえます．

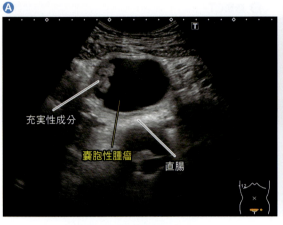
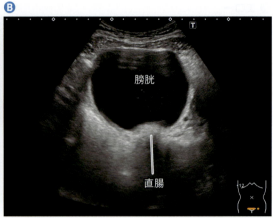

図7 膀胱と嚢胞性腫瘤 movie05

A) 嚢胞内に充実性成分を認める．他に膀胱と思われる構造物があれば，こちらは腫瘍性病変である可能性を考慮する．B) は膀胱．灰色の薄い層構造である膀胱壁に囲まれている．

4 卵巣茎捻転のエコーのエビデンスは？

卵巣茎捻転の診断のための画像検査について，直近のメタアナリシスではエコーの感度，特異度はそれぞれ0.79（95％CI：0.63-0.92），0.76（95％CI：0.54-0.93）で，MRIの0.81（95％CI：0.63-0.91），0.91（95％CI：0.80-0.96）と比べてわずかに劣るという結果でした[8]．POCUSという切り口における小児の卵巣茎捻転診断のためのエコーに関する報告は，現時点では症例報告に限られています[9〜12]．前述したとおり，卵巣茎捻転は軽度の腹痛や間欠的な腹痛，嘔吐などで受診することも多いため，診断が遅れがちであることは間違いありません．故に，診断に直結する検査として**早期のPOCUSが重要**であるといえます[9]．また早期にエコーで異常がないと判断していても後ほど卵巣腫瘍の茎捻転と診断がついた症例も報告されており[12]，**症状が続けばくり返し評価することも重要**です．

5 臨床でのリアルなピットフォールは？

卵巣茎捻転の3〜16％が奇形腫であり，嚢胞成分を多く含んでいます[13]．図7AとBをじっくりと参照ください．かなり意識しないと嚢胞部分と膀胱を誤認してしまうのがわかるはずです．**充実性成分や石灰化成分など，腫瘍を示唆する所見がないかを見極める必要があります**．短軸像だけではなく長軸像も確認すること，普段からFASTなどで膀胱・子宮を見慣れておくことで，こうした誤りを減らすことができます（図7）．

> **若手Dr**：細かい所見は描出できるかわかりませんが，骨盤内に腫瘍があるかどうかだけなら僕でも判断できそうな気がします．
>
> **本　間**：卵巣茎捻転は，初学者でも高い感度でdetectできるとされているよ．疾患の重症度や治療方針へのインパクトが大きいので，病歴や身体所見から少しでも疑ったら積極的にエコーを施行する価値があるといえるね．
>
> **若手Dr**：腹痛の女児を診るときの不安が少し解消されました！

本　間：原因のわからない腹痛の女児において，「骨盤内に腫瘍性病変がない」ことを確認するだけでもその後のフォローがしやすくなるよ．「女児の気になる消化器症状」にぜひ活用してみてね．

引用文献

1）安井良僚，河野美幸：卵巣茎捻転の診断および治療法に関する検討．日本腹部救急医学会雑誌，33：941-945，2013

2）笈田 諭，他：迅速な判断を必要とする疾患 小児卵巣茎捻転症例の臨床像に関する解析．小児内科，53：250-254，2021

3）Geimanaite L & Trainavicius K：Ovarian torsion in children: management and outcomes. J Pediatr Surg, 48：1946-1953, 2013（PMID：24074673）

4）Huang C, et al：A review of ovary torsion. Ci Ji Yi Xue Za Zhi, 29：143-147, 2017（PMID：28974907）

5）藤井進也：卵巣疾患に関連するサイン Tubal wall thickening．画像診断，37：898-899，2017

6）Sasaki KJ & Miller CE：Adnexal torsion: review of the literature. J Minim Invasive Gynecol, 21：196-202, 2014（PMID：24126258）

7）畠 二郎：急性腹症のPOCUS（産婦人科領域を中心に）．産科と婦人科，90：181-188，2023

8）Wattar B, et al：Accuracy of imaging modalities for adnexal torsion: a systematic review and meta-analysis. BJOG, 128：37-44, 2021（PMID：32570294）

9）Scheier E & Balla U：Pediatric Ovarian Torsion on Point-of-Care Ultrasound: A Case Series. Pediatr Emerg Care, 38：e1159-e1163, 2022（PMID：34406995）

10）Valle Alonso J, et al：Abdominal Pain in a Young Female Adolescent: Point-of-Care Ultrasound Added Value. Pediatr Emerg Care, 36：355-357, 2020（PMID：31851073）

11）Scheier E & Balla U：Ovarian torsion identified on point-of-care ultrasound in the paediatric emergency department. Emerg Med Australas, 31：905-906, 2019（PMID：31419036）

12）Skappak C, et al：Ovarian Torsion in a Pediatric Patient: The Importance of Repeat Imaging. Pediatr Emerg Care, 35：e154-e155, 2019（PMID：28857959）

13）Duigenan S, et al：Ovarian torsion: diagnostic features on CT and MRI with pathologic correlation. AJR Am J Roentgenol, 198：W122-W131, 2012（PMID：22268201）

第2章 救急外来

21 Toddler's fracture
エコーは歩行障害，下腿痛の強い味方

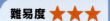

吉井拓眞

若手Dr：吉井先生，1歳の男児が「昨夜から歩き方がおかしい」という訴えで受診されています．発熱はなく，関節炎や皮膚軟部組織感染を疑う局所所見もありません．

吉　井：いわゆる「跛行」という主訴だね．外傷の可能性はどうだろう？

若手Dr：その後話をよく伺ってみると，まだ1人歩きが上手になってきたばかりで昨夜に転倒して泣いたというエピソードはあったようです．診察室に入ってからはずっと泣いていて診察自体も難しくって…（僕も泣きそうです）．

吉　井：一緒に診察してみよう．DVDを見てもらいながらだと気を逸らしながら診察できそうだね．ハイハイはできるけど，右足に荷重はかけられない様子だね．右足の脛骨遠位をグッと掴むように触診すると嫌がる様子もみられるね．Toddler's fractureという脛骨らせん骨折かもしれないね．X線検査で評価しようか．

若手Dr：X線写真（正面，側面）では明らかな骨折線はなさそうです．

吉　井：う〜ん，Toddler's fractureはX線でも異常がみられないことがあるんだ．念のため，エコーでも確認してみよう！

　Toddler's fractureとは，**歩行を始めた乳幼児にみられる脛骨のらせん状骨折**です．部位としては脛骨遠位1/3が最も多いとされています．受傷機転は軽微なものが多いですが，回旋力が加わることで骨折が生じ荷重が困難となります．跛行や下肢痛を訴える9か月〜3歳頃までの乳幼児では鑑別疾患の上位にあがります．正確な受傷機転，症状，身体所見が得られにくく，しばしば診断は困難です．診断のゴールドスタンダードはX線検査ですが，受傷後間もない時期は異常所見を認めないことがあり，受傷の7〜10日後にみられる骨硬化像や骨膜反応で診断がつくこともあります[1]．このToddler's fractureの診断にPOCUSが使える！というのが最近のトピックで，今回紹介しようと思います．

1 Toddler's fractureのエコーの適応は？[2]

　以下のようなToddler's fractureを疑う状況で，X線写真で異常を認めない場合，エコーをしてみてもよいかもしれません．

- 脛骨に再現性をもった圧痛を認める場合
- 足関節の過伸展や脛骨遠位を捻ることで疼痛が誘発される場合
- 健側と比較して熱感や腫脹を認める場合
- 荷重困難による歩行障害を認める場合

Ⓐ 縦走査（長軸像）

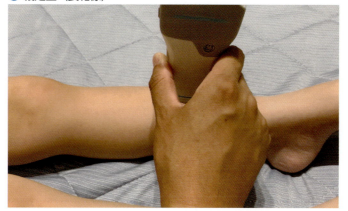

Ⓑ 横走査（短軸像）

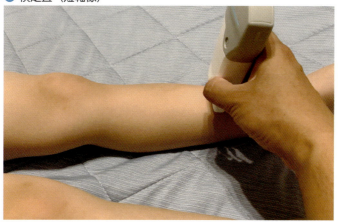

図1 脛骨前面のプローブ走査

2 Toddler's fracture のエコーの方法は？

　圧痛や熱感を伴う脛骨前面の病変部にリニア型プローブをおいて骨皮質の長軸像を描出し（図1A），その後脛骨全体のおおよそ1/3を評価します．深度は脛骨の骨皮質表面が明瞭に描出されるようにdepth（深さ）を調整します．比較目的に健側も同様に観察します．5分以内に完遂するのがよいでしょう[3]．実際には，短軸像で骨皮質の連続性も評価します（図1B）．

3 Toddler's fracture のエコー所見は？

　Toddler's fractureのみならず，転位を伴わない骨折のエコー所見として「**骨皮質の連続性の破綻**」が知られています[2,3]（図2の▷）．つまり，直線として見られる骨皮質にずれが生じる箇所をみつければよいのです．脛骨の骨折部付近の骨皮質表面には低エコーの血腫を認めることがあります[2,3]（図2）．

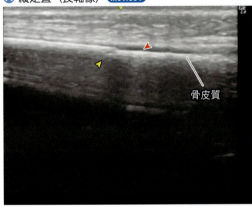
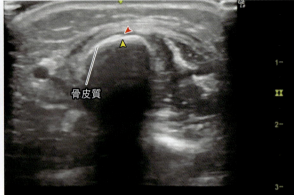

図2　Toddler's fractureのエコー画像
▷：骨折線，▶：血腫

4 Toddler's fractureのエコーのエビデンスは？

　元来，転位を伴わない骨折（occult fracture）のPOCUS所見に関しては小児，成人領域で報告されており，2006年のLewisらによる症例報告ではじめてToddler's fractureのエコーの有用性が示されました[3]．同報告内では，前述した骨皮質表面の低エコーに注目しています．臨床的にToddler's fractureが疑われたにもかかわらず，X線写真で異常を認めなかった患者さんでエコーが診断に寄与した症例がその後も報告され，さらなるX線検査による被ばくを防ぐ可能性についても言及されています[1, 3]．

5 臨床でのリアルなピットフォールは？

1）跛行の小児を診療する際のポイント

　冒頭の症例のような跛行の小児を診療するうえでまず重要なことは，**化膿性関節炎**などの緊急性の高い疾患ではないかを見極めることです（第2章7参照）．
　乳幼児ではその鑑別疾患の上位に，Toddler's fractureが入ります．Toddler's fractureは診断が当日につかないことがあるため，保護者に**自宅で観察する**ポイントや再診の目安を伝えて，**外来でフォローアップ**することも重要です．

2）虐待の可能性を考慮

　外傷診療において忘れてはいけないのは虐待の可能性です．Toddler's fractureの症例のうち，特に脛骨骨幹部〜近位部骨折では，7〜11％で虐待との関連が指摘されたという報告[1]もあります．まだ歩行できない乳児，受診までが遅いなどの社会的ハイリスクの患者さん，病歴と身体診察で矛盾のある患者さんでは，虐待を想定しなければなりません．

若手Dr：1人歩きができるようになった乳幼児のToddler's fracture！ 勉強になりました.

吉　井：疫学的に頻度の高い骨折を知っておき，病歴聴取，身体診察に加えてPOCUSを駆使することでToddler's fractureさえも診断できる可能性があるんだ.

若手Dr：エコーによる骨皮質の描出のしかたや，骨折のエコー所見に日頃から慣れておく必要がありますね.

吉　井：ちなみにToddler's fractureに対して固定が必要かどうかについては，近年議論が分かれているんだ[2,4]．海外ではギプス固定の合併症のデメリットが指摘されていたり，治療プランに単純X線の頻回撮影は不要ともいわれているからね[4,5]．

若手Dr：がっちり固定しなくても4週間でほぼ確実に治癒する骨折ということが特に最近指摘されているんですね[2,3,5]．知らなかったです.

吉　井：なかなか難しいかもしれないけれど，あらかじめ自施設の整形外科や，救急科内で管理・治療の共通認識をもっておくとよいかもしれないね.

■ **引用文献**

1）Llorente Pelayo S, et al：［Current diagnosis and management of toddler's fracture］. An Pediatr（Engl Ed），92：262-267, 2020（PMID：31311775）

2）Wang Y, et al：The Toddler's Fracture. Pediatr Emerg Care, 38：36-39, 2022（PMID：34986580）

3）Lewis D & Logan P：Sonographic diagnosis of toddler's fracture in the emergency department. J Clin Ultrasound, 34：190-194, 2006（PMID：16615049）

4）Jeganathan K, et al：Management of Toddler's Fractures: A Systematic Review. Pediatr Emerg Care, 37：e1290-e1295, 2021（PMID：31977777）

5）Bauer JM & Lovejoy SA：Toddler's Fractures: Time to Weight-bear With Regard to Immobilization Type and Radiographic Monitoring. J Pediatr Orthop, 39：314-317, 2019（PMID：31169752）

第2章 救急外来

難易度 ★★☆

22 前腕骨骨折
診断より整復で真価を発揮！

木下正和

> **若手Dr**：先生！このX線写真を見てもらってよいですか（図1）？ 遊具から転落して，地面に右手をついて受傷した8歳男児です．橈骨遠位骨幹部骨折でよいですよね？！
>
> **木 下**：診断はその通りだね．この後はどうする？
>
> **若手Dr**：転位が大きく整復が必要と考えます．整形外科医と透視室に連絡して…と！
>
> **木 下**：ちょっと待って．この骨折であればこのまま救急外来でエコー下に整復しようか．
>
> **若手Dr**：え？！ エコーでですか？ 場所も移動しなくてもいいんですか？！
>
> **木 下**：そう．施設のルールによるかもしれないけれど，エコーを使えば透視室ではなく救急外来で整復を完遂することができるよ．静脈鎮静も安全に行えるしね．
>
> **若手Dr**：そうですね！ ところでエコー下で骨折の整復って，どうやるんですか？ 成功率は高いんですか？
>
> **木 下**：では，前腕骨骨折におけるエコーの活用法について，勉強してみよう．

1 前腕骨骨折のエコーの適応は？

　　　　　骨折の有無や転位の程度を可視化しやすいため，**前腕骨骨折の「診断」や「整復中のリアルタイムな確認」としてのツール**がよい**適応**です．

　橈骨遠位端骨折をはじめ，前腕骨骨折は小児で頻度の高い骨折です．日本国内をはじめX線検査へのアクセスが良好な環境では，前腕骨骨折の診断には通常X線検査が用いられます．一方で，エコーも前腕骨骨折の検出には優れており，X線検査へアクセスしづらい環境やX線写真を撮影すべきか迷う状況では，診断をつけるために有効です．

　また，皆さんは小児の前腕骨骨折の徒手整復は，どこでどのように行っているでしょうか？ 整形外科医が透視下で整復するか，診察室で盲目的に整復・固定した後にX線写真で確認することが多いのではないでしょうか．実は前腕骨骨折の整復においてエコーは，その高い診断性能に加えて**被ばくがない**，**くり返し行いやすい**，というメリットゆえに非常に有用なツールとなります．

2 前腕骨骨折のエコーの方法は？

　　　　　リニア型プローブを用います．患者さんの体位は問いませんが，骨折を疑う腕を扱う際には**疼痛に十分配慮し，ゼリーもたっぷりと用いて圧迫しすぎないよう**心がけましょう．

　診察で腫脹や圧痛のある骨折を疑う部位に，骨の長軸に沿ってプローブをあてます（図2）．前腕には橈骨と尺骨の2本の長管骨があり，それぞれについて背側（①，⑥）と掌側（③，④），側

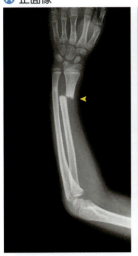
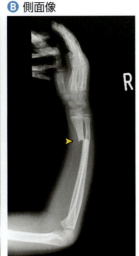

図1　8歳男児の橈骨遠位骨幹部骨折の X線写真

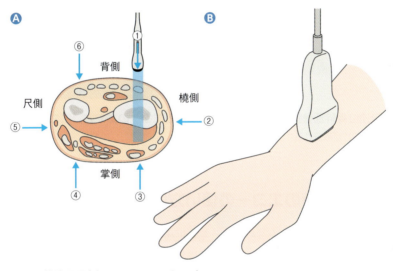

図2　前腕骨骨折へのエコーのあて方

A) 前腕骨骨折では，①〜⑥の位置にあてて，6か所で観察します．B) Aの①にあてている様子．

方（②，⑤）の合計6か所で観察します．**背側と掌側からのエコー所見はX線写真での側面像，側方からのエコー所見はX線写真での正面像**の所見と対応することを意識して，手背面に対して直角または平行になる角度からプローブをあてましょう．掌側は皮下の軟部組織が厚く観察しにくいため，背側と側面のみの4か所で行っている報告も多く，これでも十分高い感度で観察できますが，6か所で観察するほうがやや精度が高いとされています[1]．

3 前腕骨骨折のエコー所見は？

　骨の表面である骨皮質は画面を横切る高エコーの滑らかな線として皮下組織や筋肉の下方に描出されます．骨折を疑っている部位で骨皮質の連続性とアライメントを確認し，連続性が絶たれていたり不自然な隆起や変形があれば骨折を疑います．図3，4に橈骨遠位骨幹部骨折のエコー所見とX線写真を掲載しております．対応について確認してみましょう．

22 前腕骨骨折

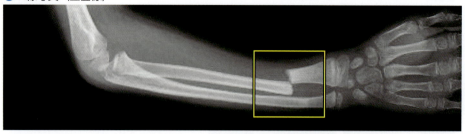
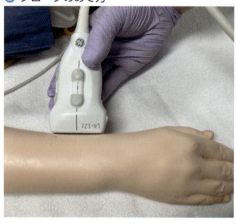
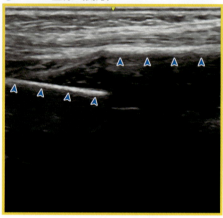

図3 橈骨遠位骨幹部骨折のX線写真（正面像）とエコーのあて方，エコー所見
骨皮質（▶）のずれがみられる．

4 前腕骨骨折整復時のエコーの使い方は？

　　徒手整復の際には，あらかじめエコーで骨折部位や転位の程度を確認し，転位に合わせて力を加えていきます（図5）．適宜，エコーで骨皮質のアライメントを確認することで，整復の程度を評価することができます（図6）．図6Bでは，初回の整復操作で転位が大きく改善したことがわかりますが，まだ転位が残っています．ここで再度整復操作を加えることで，図6Cではさらにアライメントが改善したことが確認できました．このように簡便にくり返しあてることができ，かつ転位の残存の検出にも優れているため，整復操作を過不足なく行うことができます movie01．

5 前腕骨骨折のエコーのエビデンスは？

1）エコーによる骨折の診断

　　小児の前腕骨骨折に対するエコーは，診断については複数のメタ解析で感度93〜98％，特異度93〜97％と高い精度が報告されています[1〜3]．また最近では前腕骨遠位端骨折の小児において，初回にエコーで診断しフォローした場合と，X線検査で診断しフォローした場合とを比べて，エコーによる診断でも上肢の機能予後は劣らなかったとする報告もあり，X線検査にアクセスしづらい環境でもその有用性が注目されてきています[4]．

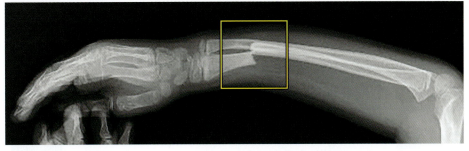
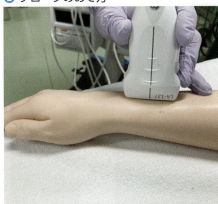
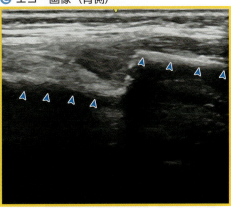

図4 橈骨遠位骨幹部骨折のX線写真（側面像）とエコーのあて方，エコー所見
骨皮質（▶）のずれがみられる．

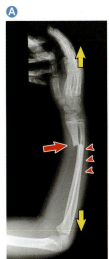
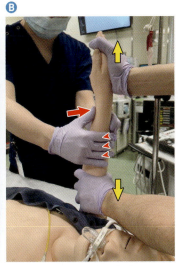

図5 鎮静下での徒手整復の様子（人形での再現）
A）徒手整復時のX線写真，B）実際の徒手整復．→，▶：整復者がかける力，⇨：介助者による牽引．

2）エコーによる骨折の整復

　整復については，小児の骨折に対する救急外来でのエコーガイド下整復に関する研究も前腕骨骨折を中心に近年次々と報告されています．その成功率は92〜100％と全体的に高く，再整復率も0.6〜8％と低いとされています[5〜10]．救急医が整復を行っている研究も多く，整形外科医でなくても高い整復率が報告されています．またエコーガイド下整復が透視下整復と比較しても成功

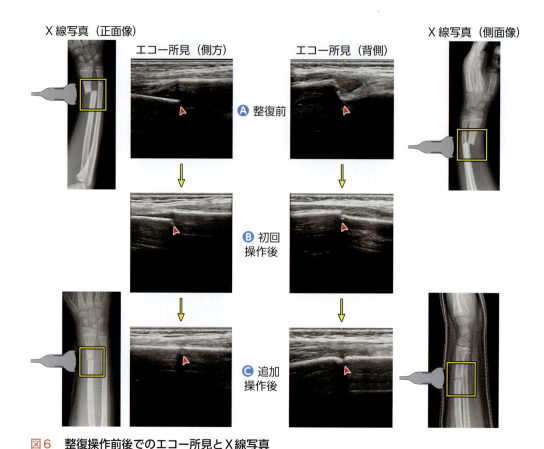

図6 整復操作前後でのエコー所見とX線写真

率は劣らないこと[8],盲目的整復と比較して再整復率や手術率が低いということも報告されています[10].

6 臨床でのリアルな活用場面は？

　前腕骨骨折の「診断」については国内ではほとんどの環境でX線検査が簡単に撮影できますし,仮にエコーで骨折を認めた場合もX線検査で確認することになるため,エコーのみで診断する場面は多くありません.

　一方で「整復」においては非常に有用です.盲目的な徒手整復では骨折に伴う皮下の腫脹もあり,骨折部位の同定や転位の残存がややわかりにくいことも多いです.シーネ固定してX線写真を撮影したものの予想以上に転位が残っていてやり直し,ということがありますが,エコーで転位が十分に改善したことを確認しておくとそういったことも減らせるでしょう.

　整復過程をリアルタイムに確認する方法として**透視**がありますが,患者さんの移動や人員(放射線技師など)が必要,被ばくなどのデメリットがあります.また前腕骨骨折の整復にあたっては鎮静下に行うことも多いですが,透視室での鎮静は気道や呼吸のトラブルなどの急変に対応しづらいのに対し,エコーガイド下整復は場所を選ばず救急外来でも行うことができます.あるいは,透視下で整復する場合にもエコーを併用することで,照射時間を短縮することにも役立つでしょう.

　以上のように,エコーは小児の骨折整復(特に鎮静下整復)に適しており,また前腕骨骨折を

中心に高い整復率が期待できます．そしてエビデンスは前腕骨が中心ですが，手指や足趾をはじめ，他の骨折の整復にも応用できます．まずは**慣れた方法で整復しつつ，その過程をエコーで観察するプロセスから始める**ことで，その利点を実感しつつ慣れていくこともできます．ぜひ行ってみてください．

木　下：エコーガイド下整復，うまくできたね．やってみてどうだった？

若手Dr：X線所見も把握したうえで，骨折をエコーで確認するのは思ったより簡単でした！小児は皮下組織も薄いから，骨皮質のラインが見やすいですね．たしかに，診断にも適していそうです．

木　下：そうだね．整復手技ではどうだった？

若手Dr：被ばくも気にせず，転位がなくなるまで適宜エコーで確認できたので，自信をもってシーネ固定し，確認のX線写真を撮影することができました．それに，鎮静の影響で途中SpO$_2$が不安定になったのですが，救急外来で行ったので人や物品も充実していて，安心して対応できました．

木　下：エコーの強みを十分に活かすことができたね．これからもぜひ活用してね．

📖 引用文献

1）Douma-den Hamer D, et al：Ultrasound for Distal Forearm Fracture: A Systematic Review and Diagnostic Meta-Analysis. PLoS One, 11：e0155659, 2016（PMID：27196439）
→成人・小児含めた前腕骨骨折に対するエコーでの診断についてのメタ解析．

2）Chartier LB, et al：Use of point-of-care ultrasound in long bone fractures: a systematic review and meta-analysis. CJEM, 19：131-142, 2017（PMID：27916021）
→成人・小児含めたさまざまな長管骨骨折に対するエコーでの診断と整復についてのメタ解析．

3）Tsou PY, et al：Diagnostic accuracy of ultrasound for upper extremity fractures in children: A systematic review and meta-analysis. Am J Emerg Med, 44：383-394, 2021（PMID：32507477）
→小児の上肢の骨折に対するエコーでの診断についてのメタ解析．

4）Snelling PJ, et al：Ultrasonography or Radiography for Suspected Pediatric Distal Forearm Fractures. N Engl J Med, 388：2049-2057, 2023（PMID：37256975）
→NEJMに掲載された小児の前腕骨骨折に対するエコー vs. X線検査のRCT．エコーによる診断でも上肢の機能予後は劣らなかったという結果．

5）Chen L, et al：Diagnosis and guided reduction of forearm fractures in children using bedside ultrasound. Pediatr Emerg Care, 23：528-531, 2007（PMID：17726410）
→小児救急外来での前腕骨骨折に対する整形外科医によるエコーガイド下整復の報告．

6）Wong CE, et al：Ultrasound as an aid for reduction of paediatric forearm fractures. Int J Emerg Med, 1：267-271, 2008（PMID：19384641）
→小児救急外来での前腕骨骨折に対する救急医によるエコーガイド下整復の報告．

7）Wellsh BM & Kuzma JM：Ultrasound-guided pediatric forearm fracture reductions in a resource-limited ED. Am J Emerg Med, 34：40-44, 2016（PMID：26475361）
→救急外来での小児の前腕骨骨折に対する救急医によるエコーガイド下整復の報告．

8）Gillon JT, et al：Comparison of ultrasound-guided versus fluoroscopy-guided reduction of forearm fractures in children. Emerg Radiol, 28：303-307, 2021（PMID：33030662）
→小児救急外来での前腕骨骨折に対する救急医によるエコーガイド下整復と透視下整復を比較した報告．いずれも成功率は100％でありエコーは透視に劣らなかった．

9）Scheier E & Balla U：Ultrasound-Guided Distal Forearm Fracture Reduction by Pediatric Emergency Physicians: A Single Center Retrospective Study. Pediatr Emerg Care, 38：e756-e760, 2022（PMID：34140450）
→小児救急外来での前腕骨骨折に対する救急医によるエコーガイド下整復の報告．

10）Kotlarsky P, et al：The use of real-time sonography-assisted fracture reduction in children with displaced forearm fractures. J Pediatr Orthop B, 31：303-309, 2022（PMID：34074920）
→小児救急外来での前腕骨骨折に対する整形外科医によるエコーガイド下整復と盲目的整復の報告．エコーガイド下整復の方が再整復率や手術率は低かった．

22 前腕骨骨折

第2章 救急外来

難易度 ★★☆

23 頭蓋骨骨折
血腫の直下にある骨折線を見つけよう

吉井拓眞

若手Dr：先生，2日前に抱っこ紐から転落して徐々に柔らかい血腫が大きくなってきたということで来院した乳児を診察しました．意識もはっきりしていて元気なのですが，かなり血腫が大きいので頭部CTを撮影しようか悩んでいます．

吉　井：受傷から24時間以上経過しているからいわゆるPECARNの基準の適応からは外れるね．

若手Dr：NICEのガイドラインに準じて考えると確かに血腫の大きさが5 cm程度で頭部CTの適応のボーダーラインになります．

吉　井：頭蓋内出血というよりも，頭蓋骨骨折を評価するための頭部CTが必要かどうかという判断になるね．被ばくのデメリットがあるからもっと侵襲の低いエコーでも評価してみようか．

若手Dr：頭蓋骨骨折ってエコーでわかるんですか？　はじめて聞きました．

吉　井：頭蓋骨骨折は鼻骨骨折や四肢の骨折と同様に，エコーでも十分評価することができるよ！　いくつか有用性に関して検討された論文があるから確認してみようか．

　頭部外傷は，小児救急外来でよく遭遇する疾患であり，世界的にも多い死因の1つです．頭蓋骨骨折を同定することは外傷性脳損傷（traumatic brain injury：TBI）のリスクを考慮するうえでも重要となります．また小児では骨折を伴わないTBIは比較的少ないとされています．頭蓋骨骨折に関しては頭部CTが標準的な診断ツールですが，被ばくを伴うことから悪性腫瘍や将来的な認知機能への影響が懸念されます．そういった背景のなか，エコーは簡便に低侵襲で行うことができ，頭部CT同様にリスクを層別化するうえで有用であると近年指摘されています．

1 頭蓋骨骨折のエコーの適応は？

代表的な適応例は，以下があげられます．
- 軽症の頭部外傷，頭部単独の外傷
- 頭部CTでの評価ができない環境
- 外傷性脳損傷は否定的なものの頭血腫のサイズ，年齢から頭蓋骨骨折の可能性を疑う場合

2 頭蓋骨骨折のエコーの方法は？

　疼痛を起こさないように，たっぷりとゼリーをつけて圧迫しないように注意をしながらプローブをあてて，評価しましょう（図1）．また対象は乳幼児であることが多く，保護者の方に患児の

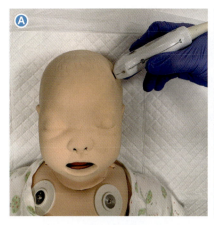
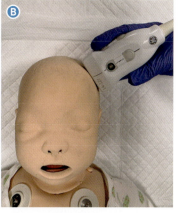

図1　プローブをおく角度を変えて縦・横走査で評価する

顔を向けるなど不安に配慮した体位をとります．高振幅リニア型プローブを血腫や腫脹がみられ頭蓋骨骨折が疑われる部位にあてます．縫合線との区別は，対側の同部位にあてて左右対称の所見かをみることで評価しましょう．

3 頭蓋骨骨折のエコー所見は？

骨の連続性の破綻，偏位，皮下出血などを描出します（図2，3）．違う角度からあてることで，病変部をより立体的に評価することができます．

4 頭蓋骨骨折のエコーのエビデンスは？

2022年に発表された小児頭蓋骨骨折におけるPOCUSの診断的有用性を評価したシステマティックレビュー・メタ分析では，感度が91％，特異度が96％，陽性的中率が88％，陰性的中率が97％でした[1]．

また，2018年に報告された2歳未満の小児を対象とした米国での多施設前向き観察研究の結果では，感度が90.9％，特異度が85.2％という結果でした[2]．

5 臨床でのリアルなピットフォールは？

子どもはプローブをあてられただけでも恐怖や不安を感じて暴れてしまうことが多々あります．その状態で骨折の評価を行うことは困難ですので，できるだけ保護者の胸元で行ったり，プローブを触らせてあげたり不安をとり除く努力をしましょう．

また縫合線との鑑別が困難なことがよくあります．その際は健側との比較を行ったり連続性を評価しますが悩んだ場合は，頭部CTでの再評価が必要なこともあります．

❹で先述したようにエコーの感度は100％ではないので，完全に否定することはできません．受傷機転や身体所見から事前確率が高い場合は，エコーで所見を認めずとも頭部CTが必要となることがあるので注意しましょう．

NICE/PECARN（National Institute for Health and Clinical Excellence/Pediatric Emergency

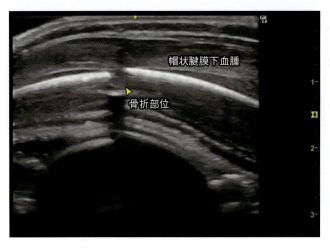

図2 6か月 乳児の頭蓋骨骨折：骨折線に対して垂直にプローブが走査できている場合 movie01

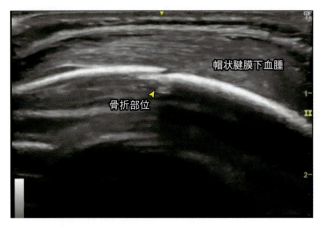

図3 4か月 乳児の頭蓋骨骨折：骨折線に対して斜めにプローブが走査されている場合 movie02

Care Applied Research Network）などの外傷性脳損傷に関するclinical decision rule（図4, 5）を使用するような症例の場合では，冒頭の❶にもあるように頭部CTの評価が優先されることが多いです．エコーの出番はあくまで外傷性脳損傷のリスクが低い症例で頭蓋骨骨折の可能性が示唆される場面です．

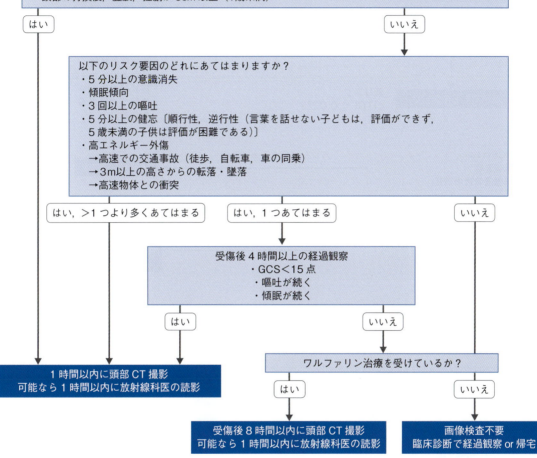

図4 NICE 2014
文献3より引用．

> **吉井**：これらの文献を見ると頭部CTの撮影が必ずしも必要じゃない状況では，エコーが有用なのがわかるね．この子は乳児で血腫がかなり大きく増大傾向であることからも頭蓋骨骨折の事前確率は高そうだね．さあ，エコー検査をしてみよう！
> **若手Dr**：よくわかりました！ 不安や恐怖を与えないように配慮しながらやってみます！

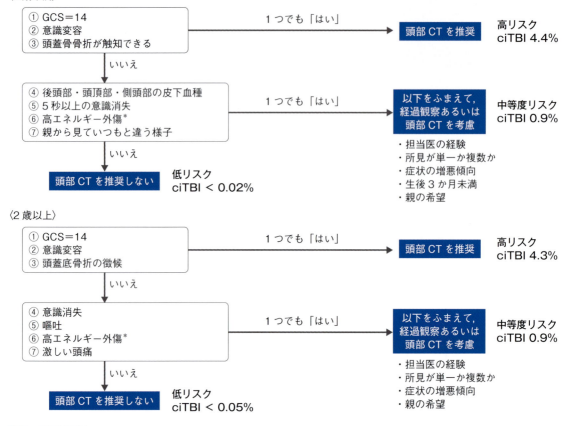

図5 PECARN

ciTBI：clinically-important traumatic brain injury
＊：車外放出・同乗者死亡・車体転覆を伴う自動車衝突事故，ヘルメットなしの歩行者もしくは自転と自動車の事故，1.5m（2歳未満では0.9m）からの墜落，衝撃の強いものとの衝突．文献4を参考に作成．

■ 引用文献

1) Alexandridis G, et al：Evidence base for point-of-care ultrasound（POCUS）for diagnosis of skull fractures in children: a systematic review and meta-analysis. Emerg Med J, 39：30-36, 2022（PMID：33273039）
2) Parri N, et al：Point-of-Care Ultrasound for the Diagnosis of Skull Fractures in Children Younger Than Two Years of Age. J Pediatr, 196：230-236.e2, 2018（PMID：29499992）
3) Davis T & Ings A：Head injury: triage, assessment, investigation and early management of head injury in children, young people and adults（NICE guideline CG 176）. Arch Dis Child Educ Pract Ed, 100：97-100, 2015（PMID：25335757）
4) Kuppermann N, et al：Identification of children at very low risk of clinically-important brain injuries after head trauma: a prospective cohort study. Lancet, 374：1160-1170, 2009（PMID：19758692）

第2章 救急外来

難易度 ★★☆

24 鼻骨骨折
できると選択肢の幅が広がる！

movie

吉井拓眞

> **若手Dr**：先生，転倒して鼻が腫れている幼児を診察していますが，鼻骨骨折の可能性について評価したいので，CTを撮影します！
> **吉井**：ちょっと待って！ 被ばくのデメリットを考慮して，まずは侵襲の低いエコーで評価してみようよ．
> **若手Dr**：え，骨折ってCTで評価するものだと思っていました．
> **吉井**：鼻骨骨折に関してはエコーでも十分評価することができるよ．いくつか有用性に関して検討された論文があるから確認してみよう．

　鼻骨骨折は顔面外傷のなかでも特に遭遇する頻度が高い外傷です．鼻骨は比較的脆弱で，突出しているという解剖学的理由から骨折しやすいのです．受傷機転としてはスポーツや交通外傷，転倒などが多いです．また鼻骨骨折は無治療のまま放置すると機能的な障害を引き起こし整容面の問題をきたしうるため**急性期の正確な診断が不可欠**です[1]．

　鼻骨骨折の診断において身体診察はとても重要ですが，外傷直後は腫脹や血腫，疼痛による拒否が強く診察自体が困難なことがあります．従来行われていたX線検査は診断の精度が低いのが難点であり，近年は鼻骨骨折の診断のためのエコーが注目されています．

1 鼻骨骨折のエコーの適応は？

　以下の所見があれば臨床的に鼻骨骨折を疑います．
- 鼻部を強く打撲した場合
- 鼻部に腫脹，疼痛，変形を認める場合
- 鼻出血を認める場合
- 鼻骨の触診でアライメント不整（骨のずれ）や陥没を認める場合

　CT検査は鼻骨骨折の診断に関して感度・特異度ともに最も高く信頼できますが，被ばくや鎮静のデメリットがあります．その他の顔面骨骨折が疑われる場合はCT検査を優先すべきですが，単独の鼻骨骨折ではCT検査は必須ではないともいわれるため，まずはエコーで評価してもよいでしょう．

2 鼻骨骨折のエコーの方法は？

　気道や呼吸が安定していることを確認し，患児を仰臥位とします．エコーゼリーをたっぷり塗布した状態で高周波リニア型プローブを鼻梁部にあて，横走査（短軸像），縦走査（長軸像）を描

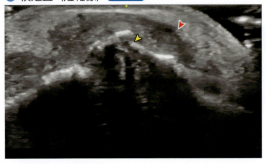
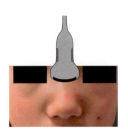
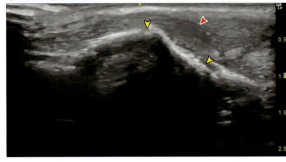
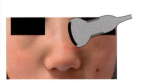

図1　鼻骨骨折（8歳男児）
骨の連続性が破綻（▷）している．血腫（▶）がみられる．

出します[1]．幼児で目を瞑って安静にすることが難しい場合は，ゼリーの代わりに医療用手袋に水を満たした状態で鼻梁部にあて，その上からプローブをあてます．

3 鼻骨骨折のエコー所見は？

骨の連続性の破綻，皮下血腫，偏位，左右対称性，陥没などを描出します[1, 2]．

図1は8歳男児の鼻骨骨折の横走査と縦走査で，骨皮質の連続性が破綻しているのがわかります．骨折部周囲の皮下血腫が著明です．図2Aは5歳男児の鼻骨骨折で，右側に偏位を認めます．図2Bは9歳男児の鼻尖部が陥没した鼻骨骨折です．いずれも骨折部周囲の皮下血腫も著明であることがわかります．

4 鼻骨骨折のエコーのエビデンスは？

1）エコー検査とX線検査の比較

小児の鼻骨骨折に対するPOCUSの診断的価値に関するデータは数少ないのが現状です[1]．米国から発表された2019年の18歳以下を対象とした前向き研究（対象：外傷後に鼻骨骨折を示唆する圧痛・腫脹・礫音・変形を認めた症例，除外：18歳以上・GCS＜15の意識障害・CT撮影の適応・解放骨折・挫創・鼻骨骨折の既往ある症例，POCUSが適切に行えなかった症例．腫脹がひどい場合は96時間後に再評価）[1] では，POCUSのX線検査と比較して行われたサブグループ解析の結果，感度が90.9％，特異度が88.9％でP＜0.001と有意差をもって有用性が示されました．

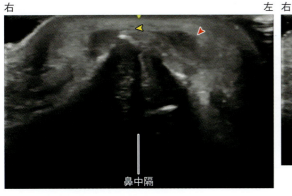 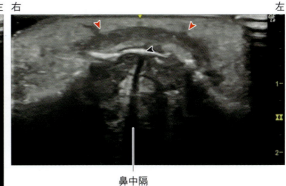

図2 偏位や陥没を伴う鼻骨骨折
A）5歳男児の鼻骨骨折．右側に鼻中隔の偏位を認めます．B）9歳男児の鼻骨骨折．鼻根部正中が陥没しています．A，Bともに骨折部周囲の皮下血腫も著明です．▷：偏位，▶：血腫，▶：陥没．

　エコー検査がX線検査と比較して有用なのは，軟骨成分が多いからと推測されており，またX線検査では陳旧性骨折や正中部の縫合線と重複する骨折，上顎洞・前額洞などが偽陽性・偽陰性となる可能性があります．

　2018年に韓国から発表された，年齢問わず鼻骨骨折に関してのX線検査，エコー検査，CT検査の診断精度を比較したシステマティックレビュー[3]では，CT検査の感度が89.3％±3.1％，エコー検査の感度が87.2±3.3％で，X線検査（64.9±4.8％）と比較するとそれぞれP＜0.001と有意差をもって高い結果でした．また，特異度もCT検査が94.2±2.3％，エコー検査が87.4±3.3％，X線検査が67.8±4.7％でした．これらの結果からは特異度はCT検査に劣るものの，エコー検査は感度も高く小児においては非常に有用である可能性が高いといえるでしょう．

　2017年に東京都立小児総合医療センターから発表された小児を対象とした後ろ向きコホート研究[2]では，Fuchu-Kidsアルゴリズムを使用したところ，感度が91.7％，特異度が92.3％，陽性的中率が88％，陰性的中率が94.7％という結果でした．このことから，事前確率を上げて，また4〜8日後に再評価する重要性が示唆されます．

5 臨床でのリアルなピットフォールは？

1）プローブのあて方のピットフォール

　エコー検査はX線検査と比べて，ゼリーの不快感やプローブを接触させることによる疼痛を招く恐れがあります．そのためゼリーや手袋に水を入れることで病変部を圧迫しないよう気をつけましょう．鼻骨は凸構造ですので，ゼリーをた〜っぷりとつけ，接地面を水平にするよう意識しましょう．

2）エコー所見と他科連携のピットフォール

　縫合線や軟骨との移行部を骨折と解釈してしまうことがあります（偽陽性）．**適切な断面で左右差を意識したり，皮下血腫の有無や視診など総合的に判断することが重要**です．

　最終的に外来フォローアップや手術を行う形成外科や耳鼻科とのコンセンサスが必要です．CT

を絶対に撮影してほしい！ という施設もあるかもしれません．事前に専門診療科と画像検査の適応を決めておくとよいでしょう．

> **吉 井**：これらの文献を見ると，鼻骨骨折におけるエコー検査の有用性がわかるね．ただし，やはり何より重要なのは受傷機転含めた病歴聴取や身体診察で事前確率を上げることだよ．先生が診ている患者さんは確かに受傷機転や視診・触診上疑わしいね．さあ，エコー検査をしてみよう！
>
> **若手Dr**：よくわかりました！ 疼痛を与えないように配慮しながらやってみます！

■ 引用文献

1）Gökçen E, et al：Ability of Bedside Ultrasonography to Detect Pediatric Nasal Bone Fractures. Laryngoscope, 131：1398-1403, 2021（PMID：33009831）

2）Tamada I, et al：An Algorithmic Approach Using Ultrasonography in the Diagnosis of Pediatric Nasal Bone Fracture. J Craniofac Surg, 28：84-87, 2017（PMID：27906845）

3）Hwang K, et al：Diagnostic Performance of Plain Film, Ultrasonography, and Computed Tomography in Nasal Bone Fractures: A Systematic Review. Plast Surg（Oakv）, 26：286-292, 2018（PMID：30450348）

病棟・ICU

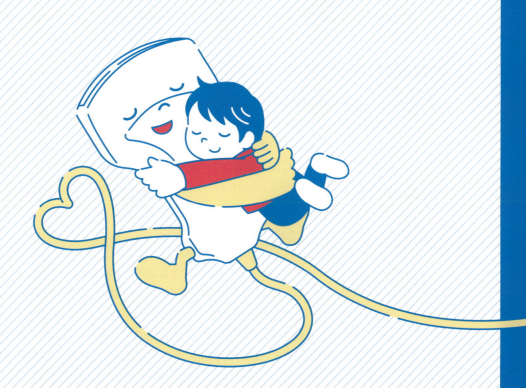

第3章 病棟・ICU

難易度 ★☆☆

1 膀胱
ちょいあてエコーの代名詞

市村 将

> 若手Dr：先生！過去に尿路感染症の既往がある発熱児で，尿検査を行う必要があると考えている乳児がいます．尿カテーテルによる尿検体採取に保護者も同意されています．
>
> 市　村：そうか，確かにすでに紹介元の小児科クリニックですでに尿パックで採取した尿で，尿白血球陽性が判明しているんだったね．
>
> 若手Dr：早速採取しましょう！
>
> 市　村：ちょっと待って！処置前にエコーで膀胱内に尿があるか確認しよう．ポケットエコーでも十分確認できるからね．
> （ポケットエコーのプローブを骨盤部にあてると…）
>
> 若手Dr：膀胱内に尿はありそうですね！確かに事前にエコーで確認した方が確実に尿が採取できますね．
>
> 市　村：そう．侵襲のある検査だからできるだけ処置前に確実性を高めたいからね．処置の際は，カテーテルを入れすぎてしまう合併症があるから注意しよう．"urethral catheter knotting"といってカテーテルが結び目をつくってしまうことがあるんだ．膀胱エコーとともに勉強してみよう！

1 膀胱のエコーの適応は？

FAST（第2章2参照）や腹腔内液体貯留で行う場合以外では，以下が適応となります．
- 膀胱内の尿の有無を確認したい場合
- 膀胱炎，膀胱尿管逆流症，結石，尿管瘤，腫瘤，神経因性膀胱が疑われる場合
- 尿道カテーテルの位置を確認したい場合
- 尿カテーテルの結び目（urethral catheter knotting）が疑われる場合

2 膀胱のエコーの方法は？

コンベックス型プローブを用いて，仰臥位で下腹部正中（恥骨の直上）にプローブをあてます．膀胱前面は恥骨結合後面に接し，膀胱後方は男性であれば直腸，女性であれば子宮・膣と接します．

横走査（横断面）も縦走査（縦断面）も，**恥骨結合の裏を覗き込むつもりでプローブをあてると一発で膀胱を描出できます**．必ず，画面内に膀胱が見え始める角度から膀胱が消える角度まで，しっかりslidingやtiltingを行います（図1，2）．

Ⓐ 骨盤部 横走査
sliding　　　　　　　　　　　　tilting

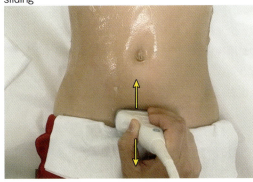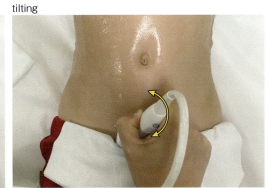

Ⓑ 骨盤部 縦走査
sliding　　　　　　　　　　　　tilting

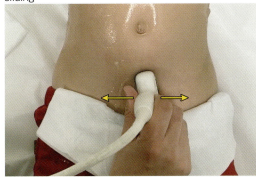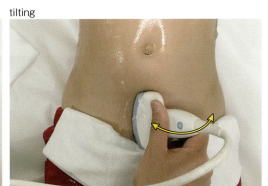

図1　プローブの動かし方

Ⓐ 骨盤部 縦走査　　　　　　　　Ⓑ 骨盤部 横走査：パワードプラ

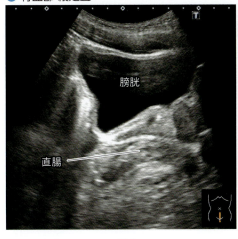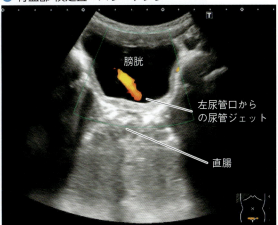

図2　膀胱エコーの正常像

1 膀胱

3 膀胱のエコーの異常所見は？

膀胱内に尿が少量でも確認できれば尿カテーテルによる尿検体採取の成功につながります．そのためには**恥骨結合直上で描出されているのが確実に膀胱であること**（＝卵巣腫瘍や尿管瘤や腹水などではないこと）を確実に確認しましょう．

ここでは，注目すべき膀胱の部位別に代表疾患について解説していきます．

1）膀胱壁：急性膀胱炎，膀胱腫瘍など

膀胱壁は膀胱内の尿充満による伸展の状況で変化します．膀胱壁は正常では尿充満時で約3 mm，空で約5 mmです．**膀胱炎の場合は，壁がびまん性に肥厚します**．混濁尿を伴うこともあります．小児では横紋筋肉腫，リンパ腫など膀胱腫瘍（図3）が見つかることがあります．不整な壁肥厚や内腔に突出した分葉状腫瘤が特徴です．

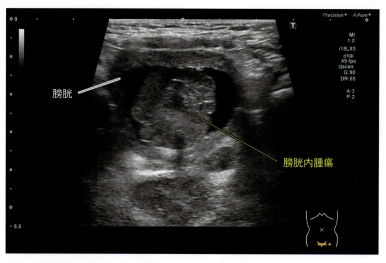

図3 膀胱腫瘍のエコー画像

2) 膀胱壁の外側：尿膜間遺残など

膀胱由来の膀胱周囲の構造物にも目を向けてみましょう．臍がジュクジュクしている場合や，下腹部の疼痛を疑うときに下記疾患を考えましょう．

尿膜管遺残は臍部と膀胱頂部の間にて低エコーの索状物として描出されます（図4）．尿膜管遺残は，「尿膜管瘻・尿膜管洞・尿膜管憩室・尿膜管囊胞」の4つに分類されます．この尿膜管遺残に感染症を併発し，膿瘍形成するものを尿膜管膿瘍といいます．

乳児期の尿膜管遺残は自然退縮するため，感染をくり返さない限りは，保存的に治療を行います．

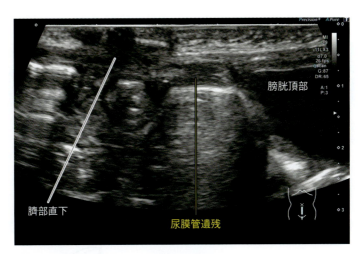

図4 尿膜管遺残のエコー画像 movie01
縦走査：臍部と膀胱頂部の間に索状物（尿膜管遺残）あり．

3） 尿管：尿管ジェット，尿管瘤，膀胱尿管移行部の結石

尿管口の位置は膀胱の5時，7時方向に位置します．尿管ジェット（尿管口から噴出される尿流のこと，図5）の存在により高い特異度で完全閉塞を除外できますが，尿管ジェットがないからといって閉塞性尿路疾患がないとはいえません．**尿管ジェットの角度が高角度であると膀胱尿管逆流症の可能性があります．**

膀胱尿管逆流・尿路感染症のリスクとして，尿管瘤があります．尿管瘤はコブラの頭のように描出されるためcobra head signと呼ばれています．（図6）．

膀胱尿管移行部の結石は音響陰影を伴う構造物です．カラードプラの流速を上げることで「twinkling artifact」として描出されます（図7）．

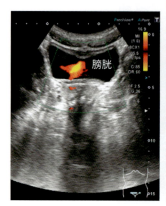

図5 尿管ジェット

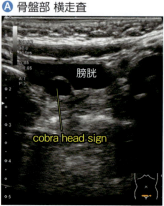
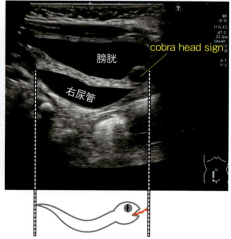

図6 尿管瘤

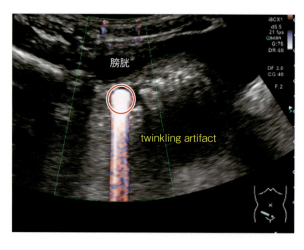

図7 膀胱尿管移行部の結石
○に尿路結石があると予想される．

4）尿カテーテル関連

適切なカテーテルの位置の確認，カテーテルの機能不全の有無の評価もエコーで可能です．

尿量が少なく，大量の残尿を認める場合にはカテーテルの機能不全があるか，デブリや凝血塊によるカテーテル閉塞が考えられます．

尿カテーテルの結び目〔urethral catheter knotting（図8）〕は，尿カテーテルを入れすぎることで生じる医原性の合併症です．文献1に詳細が紹介されています．特に新生児，乳幼児には注意しましょう．**柔らかいチューブを使用することは**urethral catheter knotting**のリスクといわれています．**

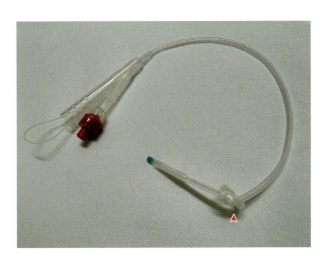

図8　尿カテーテルの結び目
　　　（urethral catheter knotting）

5）神経因性膀胱

器質的疾患を除外した神経性の排尿障害の総称です．原因としては，成人では脳梗塞後や糖尿病に伴うことがありますが，小児では脊髄脂肪種や脊髄髄膜瘤に伴うことがあります．**壁の不整，肥厚，肉柱形成，膀胱内結石などが所見**です．POCUSでは尿量計測までは不要かもしれませんが，神経因性膀胱の場合は残尿測定も有用とされます．

残尿量は下記のように膀胱を楕円体に近似して求められます．
- 膀胱（楕円体）の体積＝$4/3\pi \times$長径$/2 \times$短径$/2 \times$前後径$/2$
  　　　　　　　　　　＝$\pi/6 \times$長径$\times$短径$\times$前後径
  　　　　　　　　　　≒（長径$\times$短径$\times$前後径）$/2$

4　膀胱のエコーのエビデンスは？

救急外来で行うPOCUSという観点から2つの項目でエビデンスをご紹介します．

1）カテ尿前のチェックのエコー

Chenらは小児救急部門での前向き観察研究により，ベッドサイドエコーを用いることで2歳未満の乳幼児の尿カテーテルによる尿検体採取（以下，カテ尿）の成功率が高まることを報告しま

した[2]．その後も，従来のエコーを用いない方法よりも時間はかかるものの，カテ尿の成功率は格段に上がることが示され，看護師が行っても精度が変わらないことなども報告されてきました[2, 3]．ポケットエコーでも十分なので，尿カテを入れる前にちょこっとエコーをあてるのは習慣化してもよいかもしれません[4]．

2）urethral catheter knotting のエコー

カテ尿関連の合併症として urethral catheter knotting は稀ですが，発生した際は肝を冷やします．近年，エコーがらみで多数報告がされており，周知されてきた感があります[1, 5, 6]．予防策として，**尿道の長さを意識して適切な長さの挿入にとどめることが重要です**．生じた際の除去法としては，ガイドワイヤーを使用し結び目を解く，過剰に潤滑剤を使用する，静脈麻酔下に牽引する，膀胱切開，膀胱鏡下の除去などが報告されています[6]．

5 臨床でのリアルなピットフォールは？

膀胱の評価や描出について，以下のことに気をつけましょう．
- 膀胱と膀胱周囲の評価は，尿の貯留が不十分だと難しいことがあります．
- 膀胱を描出しづらい際は，恥骨結合の裏を覗き込むようにプローブで tilting します．膀胱が恥骨の裏に張り付くように存在していることがあります．
- 「**膀胱は見えるところから消えるところまで**」の評価が大事です．筆者は，膀胱と思われたものが虫垂炎の穿孔からの隔壁を伴う膿瘍（図9）や卵巣腫瘍（図10）である症例を経験したことがあります．きっと読者の皆様も同じような経験があるはずです．
- 膀胱前面に多重反射によるアーチファクトを認めた場合は，膀胱前壁と腹壁の距離を調整することでアーチファクトが軽減することがあります．

●膀胱と見間違えやすい所見

a 虫垂穿孔による腹腔内膿瘍（図9）

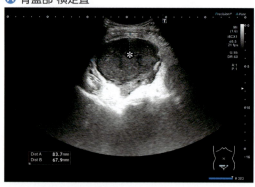
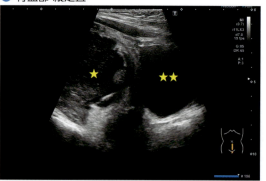

Ⓐ 骨盤部 横走査　　Ⓑ 骨盤部 縦走査

図9　膿瘍形成性虫垂炎の一例
A）研修医から「膀胱炎（✱）と思うのですが，尿検査では膿尿がありません」と相談を受けたときの画像．B）縦走査にすることで腹腔内膿瘍（★）の尾側に膀胱（★★）を確認．

b 成熟嚢胞性奇形腫（図10）

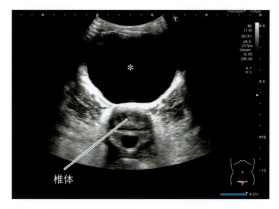

図10 成熟嚢胞性奇形腫の一例 movie02
横走査：最初あてたときに筆者が膀胱と見間違えた一例．
横走査かつ静止画だと❀が，成熟嚢胞性奇形腫なのか膀胱なのかわかりづらい．

若手Dr：膀胱に何があるのかはプローブをあてればすぐにわかりますね．尿がそもそもつくられていないか，つくられているのか．つくられているのであればなぜ出ないかなど意識することができました．

市　村：原因を考えながらあてるのは大切だね．

若手Dr：カテ尿関連のトラブルがあることも知りました．

市　村：入れすぎは注意だね．尿路感染症を疑ってカテ尿するときに，膀胱内に尿貯留を確認してから行えば，成功率も上がり結び目の予防もできるから一石二鳥だね．

若手Dr：膀胱こそPOCUSでちょこっとエコー！ですね．

■ 謝辞
図5〜7は北九州市立八幡病院 小児臨床超音波センター 小野友輔 先生のご厚意により提供いただいた．

■ 引用文献

1) Mulawkar PM：Acute Urinary Retention from Knotted Urethral Catheter Treated with Holmium Laser Ablation. J Endourol Case Rep, 6：428-430, 2020（PMID：33457692）
2) Chen L, et al：Utility of bedside bladder ultrasound before urethral catheterization in young children. Pediatrics, 115：108-111, 2005（PMID：15629989）
3) Baumann BM, et al：Volumetric bladder ultrasound performed by trained nurses increases catheterization success in pediatric patients. Am J Emerg Med, 26：18-23, 2008（PMID：18082776）
4) Graf J：Efficient bladder ultrasonography. Pediatrics, 116：797; author reply 797, 2005（PMID：16140726）
5) Arena B, et al：Urethral catheter knotting: Be aware and minimize the risk. CJEM, 4：108-110, 2002（PMID：17612430）
6) Rampersad B & Paul JF：The Knotted Urethral Catheter-Description of a Novel Technique and Steps for Removal. Pediatr Emerg Care, 40：166-168, 2024（PMID：38295198）

第3章 病棟・ICU

難易度 ★☆☆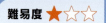

2 血管確保
末梢静脈路，動脈ライン，PICC，CVC など

村田 慧

> 村　田：静脈路（ルート）確保に難渋してそうだね．
> 若手Dr：入院後に薬剤投与のためのルートが必要な患者さんなんです．血管が細くて見えなくて…．
> 村　田：全身状態は安定しているから骨髄路確保が必要っていうわけじゃないね．でも確実にルートを確保しておきたい患者さんだね．よし，エコーを使ってルート確保しようか．
> 若手Dr：エコーって中心静脈穿刺で使うだけじゃなくて，末梢静脈にも使えるんですか？
> 村　田：エコーガイド下の末梢静脈路や動脈ライン確保は集中治療室だとほぼ全例に使っているよ．救急外来では非鎮静の状態での手技になって少し難易度が上がるから，しっかりと事前準備をして臨む必要があるんだ．早速準備してみよう．

　小児患者の血管確保は，成人のそれよりも難しいともいわれ，**小児特有のコツ（固定方法や気を逸らすテクニックを含む）やある程度の経験が必要となります**．実際のところ，特に浮腫の強い小児や全身状態不良で末梢血管収縮が強い小児の場合，血管確保はより困難です．もちろん赤外線透過性ライトを使ってアプローチする方法もありますが，近年はエコーガイド下血管確保が注目されています．筆者の施設でも救急外来で積極的に用いています．
　本稿では，エコーガイド下血管確保の実際の方法，有用性，簡便性，面白さを皆さまへ伝えることができれば幸いです．

1 血管確保のエコーの適応は？[1]

　血管確保にエコーが適応となる例は以下のとおりです．
- 実際に目視や赤外線透視下で末梢静脈路確保が困難な場合
- 診療録に「静脈路確保が困難であった」という既往がある場合
- 患者さんや家族が，以前に末梢静脈路確保が困難であったという病歴を報告している場合
  ▶末梢静脈路確保の困難さを見積もるのにDIVA（difficult intravenous access）スコアがあります（表）．静脈の触知可能性，静脈の可視性，患者さんの年齢などを組合わせたスコアで変数の数によってDIVAスコアやDIVA3スコアが提唱されています．いずれかで4点以上であれば，末梢静脈路確保困難といわれています[2]．

　動脈ライン，PICC（peripherally inserted central venous catheter），CVC（central venous catheter）を確保する際は全例エコーガイド下で施行します．
　ただし，心停止やショック患者で**骨髄路確保が必要と判断されるときは静脈路確保に固執してはいけません**．

表 DIVAスコア

項目		点数
年齢	≧3歳	0
	1～2歳	1
	＜1歳	3
駆血後に血管が見えるか	可	0
	不可	2
駆血後に血管が触れるか	可	0
	不可	2
低出生体重児かどうか	いいえ	0
	はい	3

上記4変数のうち、低出生体重児かどうか（history of prematurity）を除く3変数でのスコアが"DIVA3スコア"として提唱されている．

2 血管確保のエコーの方法[3]は？

本稿タイトルは静脈路，動脈ライン，PICC，CVCとしていますが，**違いは穿刺部位で，血管へのアプローチ方法はどれも一緒**です．血管確保の成功は，事前の準備とエコーと患者さんのポジションでほぼ決まるといっても過言ではないです．そのため，穿刺までの準備を確実にしておくことが重要です．

準備は，①ポジショニング→②血管の選択→③プレスキャン→④鎮静/鎮痛，モニタリングの確認の順番で行います．

1）準備

1 ポジショニング

患者さんとエコーの位置を整えます．医療者，患者さん，エコーが一直線となるようにポジションをとります（図1）．介助者は患者さんが動かないように腕や体を固定し，エコーをあてる部位の皮膚にはテンションがかかるように，テープを貼ります．

CVC確保に関して，内頸静脈ではTrendelenburg体位＊とし，顔を穿刺と反対側に15～30°傾けます（図2）．

＊仰臥位として，頭部を下げ腰を上げる体位，CVC確保の際は10～20°腰を高くします．

うっ血性心不全，頭蓋内圧亢進，呼吸不全患者は，Trendelenburg体位まで寝かせることができないケースもあるため，体位に注意します．大腿静脈では蛙足位（60°ほど外転・外旋）をとります．

2 血管の選択

前腕の橈骨皮静脈が第一選択となります．その他の選択としては，足関節またはそのすぐ近位の大伏在静脈，上腕内側部の正中静脈などがあります．

3 プレスキャン

エコーで穿刺血管の走行を確認します．プローブはリニア型やホッケー型を用います（図3）．穿刺するのに適している血管はなるべく一直線のものを選びます．別血管との位置を確認し，安

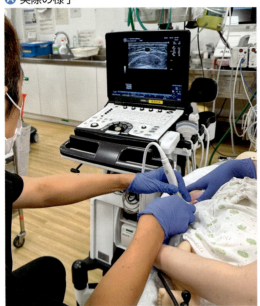
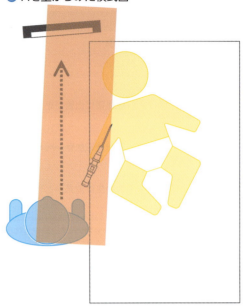

図1　エコーガイド下血管確保のポジショニングの例
医療者と患者さんの血管，刺入する針の向き，エコー画面が一直線（■）になるようにポジションをとる．┄┄▶ は医療者の目線．

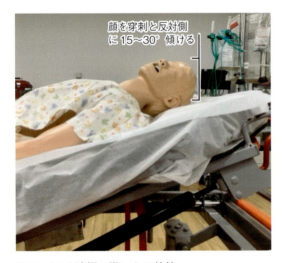

図2　CVC確保の際にとる体位

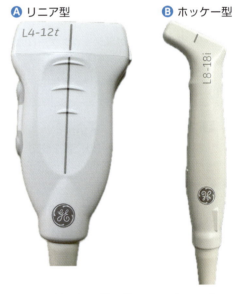

図3　血管確保の際に使用するプローブ
編者撮影．

全に穿刺できるか確認します．

4 鎮静/鎮痛，モニタリングが十分であるか確認します

2）静脈路，動脈ラインを確保するための穿刺手順

① 穿刺部位周囲を消毒します．**動脈ライン，PICC，CVC は清潔操作が必須**です．末梢静脈路確保の場合は，清潔面やコストを考慮してエコーゼリーに代わる媒体としてアルコール綿や生理

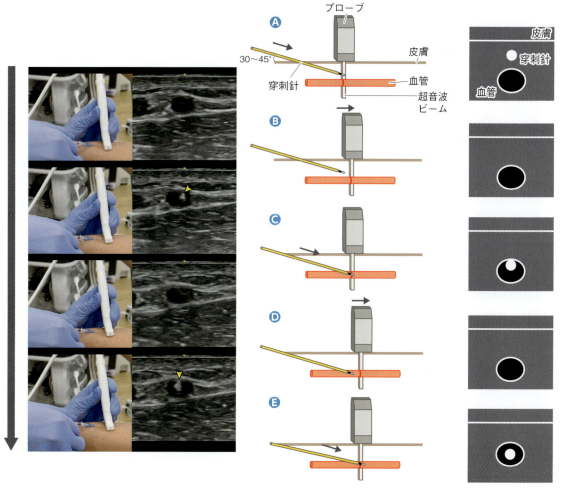

図4 穿刺の実際
▷：穿刺針．模式図は，CC-BY4.0 にもとづき文献3より改変して転載．

食塩水を使用します．
② （穿刺針を持たない方の手で）プローブを持ち，横走査（短軸像）で血管を描出します（図4A）．
③ 血管の深さにもよりますが，穿刺針は皮膚に対し30～45°くらいの角度で穿刺します（図4A）．プローブから5 mm程手前の皮膚を狙って穿刺し，皮膚を貫いた時点で一度穿刺を止めます．
④ プローブを穿刺部位にslideして近づけ，針先を確認します（図4A）．そのままプローブを針先より先方にslideします（図4B）．
⑤ ゆっくり針を進め，針先を描出します（図4C）．血管を穿刺するまでこの操作をくり返し，血管を穿刺したら血管内に針先が入っていることを確認します（図4D，E）．
⑥ 穿刺針の内筒に逆血を確認したら，針を寝かせてさらに数mm進めます．静脈路確保，動脈ライン確保の場合は，外筒を進め（＝カニュレーション）ながら内筒を抜去し，外筒のみ血管内に留置して穿刺処置は終了です．
⑦ 短軸像または長軸像で血管を描出し，外筒が留置されていることを確認してもよいです（図5）．

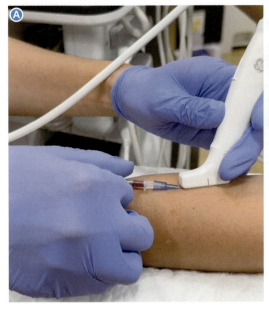
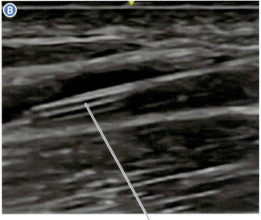

留置された外筒

図5 外筒が留置されていることの確認（長軸像） movie01

3) PICC，CVCを確保するための穿刺手順

①〜⑤までは，静脈路，動脈ラインを確保するための穿刺手順と同じです．

⑥利き手と逆手の第2，3指を穿刺針の外筒の下に添え，指の背側は皮膚に密着させて固定します．第1指と第2，3指で外筒を固定し，内筒を抜去します．

⑦内筒を抜去した後に逆血を確認し，ガイドワイヤーを挿入します．挿入の際，1ストローク分を意識した位置（先端から10 cm程度）を保持します．逆血がない場合は，外筒を保持したまま逆血があるポイントまで慎重に外筒を引きます．

⑧ガイドワイヤーがスムーズに挿入可能であれば，外筒をカニュレーションします．ガイドワイヤー挿入に抵抗がある場合は無理に進めません．もし不整脈が出現した場合，脈不整が消失するまで数cmガイドワイヤーを抜きます．

⑨短軸像または長軸像で血管を描出し，ガイドワイヤーが血管内に留置されていることを確認します．

⑩外筒を抜去し，ダイレーターを穿刺針と同じ角度で挿入します．ダイレーションの際，利き手と反対の手で皮膚にしっかりテンションをかけます．挿入できない場合は，付属の針で穿刺部をカットして広げます．

⑪ガイドワイヤーが抵抗なく出し入れできることを確認します．

⑫ダイレーターを抜去し，カテーテルを挿入します．挿入後にガイドワイヤーを抜去します．

⑬逆血を確認します．

⑭縫合固定し（図6），固定後に再度逆血を確認します．

⑮X線検査で先端位置を確認します．

- カテーテル挿入長の目安[4]
  - ▶内頸静脈：低位SVC，おおよそ気管分岐部から1椎体下

    （身長×0.09）cmまたは（身長×0.1 − 1）cmまたは1.7 +（0.07×身長）cm
  - ▶大腿静脈：低位IVC，解剖学的にはL5以上で，L1は腎静脈があり避けるべき位置

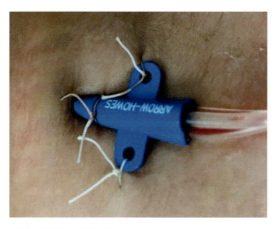

図6　縫合固定の例

3 血管確保のエコーのエビデンスは？

従来の静脈路確保よりエコーガイド下の血管確保の方が初回成功率・最終成功率ともに有用であったと述べられています[5, 6]．確保までの時間もおおむね従来法よりエコーガイド下の方が短く完遂できたという報告が多いです．

4 臨床でのリアルなピットフォールは？

臨床現場で起こりがちなピットフォールや回避するためのポイントを以下に紹介します．
- 静脈と動脈の区別は**カラードプラでの血流確認や血管弾力性で行います**．静脈はプローブで押さえると容易に凹むが，動脈はなかなか凹まず拍動しているのが観察できます．
- プローブと針の進行とがどんどんずれて，自分が思った以上に針先が進んでいることがあるため，**常に画面上に針先を描出できるように意識します**．
- 血管中心に針先があるように，「的当てゲーム」のごとくカニュレーションするのがコツです．血管内に到達していないのに，到達していると誤認することがあるため，**針先が血管を通過した感触や逆血の有無を意識します**．
- 従来の末梢血管確保が2回以上を要する際には上級医が関与するべきです．自施設では2回静脈路確保がうまくいかなかった場合は上級医へ報告すること，上級医の判断では麻酔科医師に応援を依頼することを救急外来のルールとしています．

> 村　田：前腕の橈骨皮静脈にエコーガイド下で静脈路確保をしていくよ（ movie01 ）．
> 若手Dr：はい！　心して見学します！

■ 引用文献
1) The Royal Children's Hospital Melbourne：Introduction to Venous Access and CVAD Policies for Anaesthetic Trainees
https://www.rch.org.au/uploadedFiles/Main/Content/anaes/introduction_to_CVAD_for_anaesthetic_trainees.pdf
（2024年12月閲覧）

The Royal Children's Hospital Melbourne：Intravenous access - Peripheral
https://www.rch.org.au/clinicalguide/guideline_index/intravenous_access_peripheral/（2024年12月閲覧）

2）Girotto C, et al：External validation of the DIVA and DIVA3 clinical predictive rules to identify difficult intravenous access in paediatric patients. Emerg Med J, 37：762-767, 2020（PMID：33082150）

3）Nakayama Y, et al：Ultrasound-guided peripheral vascular catheterization in pediatric patients: a narrative review. Crit Care, 24：592, 2020（PMID：32998762）

4）Yoon SZ, et al：Depth of a central venous catheter tip: length of insertion guideline for pediatric patients. Acta Anaesthesiol Scand, 50：355-357, 2006（PMID：16480470）

5）Ye X & Li M：Comparison of Ultrasound Guided and Conventional Techniques for Peripheral Venous Catheter Insertion in Pediatric Patients: A Systematic Review and Meta-Analysis of Randomized Controlled Trials. Front Pediatr, 9：797705, 2021（PMID：35198520）

6）Mitchell EO, et al：Ultrasound for Pediatric Peripheral Intravenous Catheter Insertion: A Systematic Review. Pediatrics, 149：, 2022（PMID：35445257）

● その他，「超音波ガイド下 中心静脈法マニュアル」（須加原一博／編，徳嶺讓芳／著，総合医学社，2007），「臨床小児麻酔ハンドブック 改訂第4版」（溝渕知司／監，香川哲郎，鹿原史寿子／編，診断と治療社，2020）も大いに参考にして記載した.

第3章 病棟・ICU

3 IVC評価
使えるのか使えないのかどっちなんだい

難易度 ★★☆

村田 慧

村田：今日はエコーによる下大静脈の評価を勉強しよう．

若手Dr：成人ではIVCのエコーは循環血液量の評価のために使用しています．

村田：そのとおり，IVC径の呼吸性変動を確認することで，循環血液量を評価できるといわれているよね．また輸液負荷の前後でIVCを評価することで，輸液反応性を動的指標としてとらえることもできるよね．

若手Dr：小児でも，成人と同じようにエコーによるIVCの評価って臨床現場で使えるんですか？

村田：どれくらい正確なのか，実際に使えるのか，その辺りをじっくり勉強してみよう！

---

1 IVC評価のエコーの適応は？

- IVC（inferior vena cava）径が縮小してもおかしくない場合：循環血液量減少（脱水，出血，ショックなど）
- IVC径が拡大してもおかしくない場合：右心負荷（心不全，心タンポナーデ，気胸，肺塞栓など）

上記が疑われる病態の評価に使うこともできますが，臨床現場では主にバイタルサインや身体診察を補填する指標として使用しています．

2 IVC径の評価項目とエコーの方法は？

1）IVC径の評価項目

臨床現場でエコーによって循環血液量を評価する場合，IVC径や左室収縮力をもって想定することになります[1]．循環血液量が減少するとIVC径は縮小し，左室も過収縮となります．また，IVC径は循環血液量の他に心機能，呼吸，心拍，腹圧などによっても変化します．

IVCの呼吸性変動とは，「吸気時に胸腔内圧が上昇→IVCへの還流が低下→IVC径が縮小，呼気時に胸腔内圧が低下→IVCへの還流が増加→IVC径が拡大すること」を指し，成人領域では呼吸性変動も評価項目の1つです．

2）エコーの方法

a プローブをあてる部位

IVCを評価する部位は，一般的に肝静脈流入部から2〜3 cm遠位の位置が適切です[2]．図1は

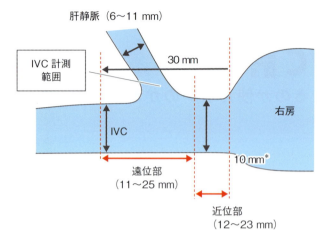

図1 IVCを評価する部位の目安(成人)
＊の10 mmの範囲ではIVCの呼吸性変動が小さく，右房圧推定の計測部位としては不適当となります．文献2より引用．

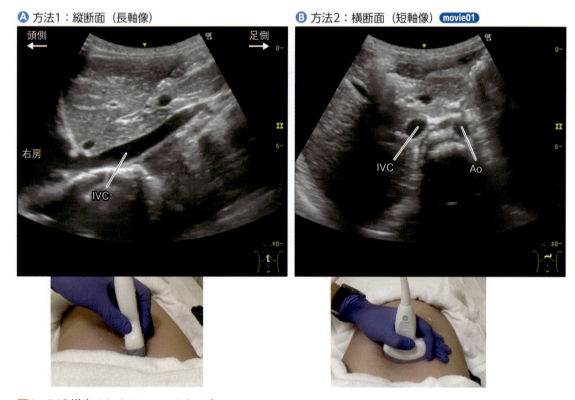

図2 IVC描出のためのエコーのあて方

成人がモデルであり，小児では年齢や体格によってそれぞれの脈管の距離はさまざまです．あくまで解剖としてご理解ください．

b エコーのあて方

エコーのあて方については以下の2つの手法が有用です．IVC縦断面(長軸像)を描出したい場合は図2Aの方法1，IVC横断面(短軸像)を描出したい場合は図2Bの方法2をとります．**方法1**では，IVCを長軸として吸気・呼気それぞれでのIVC径を計測します．一方で**方法2**では，

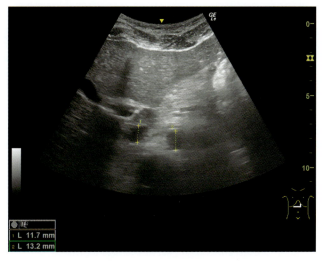

図3　IVC/Ao比を算出する際の横断面（短軸像）

表1　IVC径に影響を及ぼす因子

呼吸	陽圧換気やPEEP
循環	循環血液量減少（脱水，出血，ショック），右心負荷（肺高血圧，心不全，心タンポナーデ，気胸，肺塞栓）
神経	筋弛緩薬の使用
腹部	腹圧上昇（腹部コンパートメント症候群），腹圧低下（痩せ型体型）

文献3を参考に作成．
PEEP：positive end-expiratory pressure（呼気終末陽圧）

IVCを短軸としてIVC径の呼吸性変動を計測します．短軸では同時に腹部大動脈（aorta：Ao）も描出可能なので，IVCとAoとの関係をとらえることも可能です．

movie01 のようにコンベックス型プローブを使用し，臍上部正中を横走査で頭側から足側へslideさせていきます．腸管ガスを避けてIVCとAoが同時に描出できる画面（図3）でIVCおよびAoの長径を計測し，その比を算出します．

3 小児のIVC評価のエコー所見は？

先述した通り，IVC径の絶対値については小児では年齢と体格によりさまざまで，基準は存在しません．IVC径の絶対値以外にAoとの関係（IVC/Ao比やAo/IVC比）に注目されてきましたが，患者さんをとり巻く条件（**表1**）[3]によってIVC径や血管弾力性に影響を与える可能性があり，IVC/Ao比やAo/IVC比も絶対的な指標とはいえません（第2章2．**5）心窩部下大静脈長軸像**参照）．

筆者の経験としても，救急分野（小児，成人）でも集中治療分野（小児，成人）でも，IVC/Ao比やAo/IVC比で評価した経験はありません．むしろその他のエコーで評価できるパラメータ（心収縮，弁逆流の有無，心腔のバランス）で評価してきました．明らかなIVCの虚脱はAoと比べるまでもなく循環血液量減少を疑ってよいかもしれませんが，詳細な比率の計算などは実臨床では行っていないのが現状です．

表2 脱水症を評価するための身体診察所見

症状・症候	軽度 (体重の3%未満の減少)	中等度 (体重の3～9%の減少)	重度 (体重の9%以上の減少)
意識状態	意識清明	正常，疲労感 易刺激性，落ち着かない	活気不良，傾眠
口渇感	正常に飲水 飲水を嫌がる	口渇感あり しきりに飲みたがる	飲まない，飲めない
心拍数	正常	正常～上昇	著明な頻脈 重症であれば徐脈
脈の強さ	正常	正常～微弱	微弱，触知不可
呼吸	正常	正常～早い	深い呼吸
眼窩	正常	わずかに陥没	深く陥没
涙	あり	減少	なし
口腔粘膜・舌	湿潤	乾燥	からから
皮膚のしわ	速やかに戻る	2秒未満で戻る	2秒以上かけて戻る
毛細血管充満時間	正常	延長	延長
四肢末梢	温暖	冷感あり	冷感，網状チアノーゼ
尿量	正常～減少	減少	最小

文献4より引用．

表3 clinical dehydration scale

項目	0	1	2
外観	正常	のどが渇き，落ち着きがなく，活気がない，触られると過敏になる	ぐったりしている，冷感あり，異常な発汗，傾眠，昏睡状態
眼	正常	わずかに陥没	重度の陥没
粘膜	湿潤	ベトついている	乾燥
涙	正常	涙が減少している	涙が出ない

スコア0：脱水なし
スコア1～4：軽度の脱水
スコア5～8：中等度から重度の脱水
文献5を参考に作成．

　重要なことは，IVC評価エコーはあくまで身体診察所見の補助的なものにすぎないという意識です．循環血液量減少があるかどうかを評価するには，エコー所見以外に，バイタルサインや脱水症を疑う身体所見（表2）[4)] や臨床脱水スコア（表3）[5)] で評価します．

4 IVC評価のエコーのエビデンスは？

　成人領域では，IVC最大径と呼吸性変動との組合わせによって右房圧が推定できることがいわれており，臨床現場でもよく用いられています．ただし，IVC評価は陽性的中率，陰性的中率ともに低い（約60％）とも報告されており[6)]，その解釈に注意が必要なのは小児と同様です．むしろ輸液反応性に関しては，呼吸性変動を定量化した指標として，IVC collapsibility index（自発呼吸下）やIVC distensibility index（人工呼吸器による陽圧換気下）の有用性が指摘されています[7)]．

小児に関しては，歴史的にIVC/Ao比の精度が最も指標として検討され，報告によってその精度もさまざまです．近年のナイジェリアで行われた研究では，脱水症が重度であればその精度も高いという結果でした[8]．また，血管断面積の比を指標とする方が精度が高いとも報告されています[9]が，いずれも症例数が少なく，臨床現場での煩雑さを考えると使用は現実的ではないというのが実際なところです．

5 臨床でのリアルなピットフォールは？

前述した通り，小児のIVCエコーの精度は高くはないと考えてよいと思います．臨床現場では，患者さんのバイタルサインや身体診察で疑う疾患の事前確率を高めておいて，その疑いを補強するパラメータとしてIVC評価をする方がよいでしょう．

> **若手Dr**：小児ではなかなか使いどころが難しいんですね．
>
> **村　田**：そもそも小児はその特性やいろいろな環境要因のせいで，バイタルサインの解釈や脱水症の身体診察も難しいよね．
>
> **若手Dr**：そしてIVC評価エコーも絶対的な指標ではないということですね…．
>
> **村　田**：特に救急外来では，地道に集めた所見や情報を組合わせて判断することになるよね．もちろんIVC評価エコーの方法も1つの指標として備えておいて損はない知識だと思うよ．調べれば調べるほど，その曖昧さに気づくのもPOCUSの醍醐味の1つだね（笑）．

■ 引用文献

1) 「改訂第6版 救急診療指針 上巻」（日本救急医学会／監，日本救急医学会指導医・専門医制度委員会，日本救急医学会専門医認定委員会／編），p181, 198，へるす出版，2024
2) 「やさしくわかる心エコーの当て方・見かた」（野間 充／著），羊土社，2021
3) 亀田 徹, 他：超音波検査を用いた下大静脈の観察による循環動態の評価．日本救急医学会雑誌, 24：903-915, 2013
4) King CK, et al：Managing acute gastroenteritis among children: oral rehydration, maintenance, and nutritional therapy. MMWR Recomm Rep, 52：1-16, 2003（PMID：14627948）
5) Friedman JN, et al：Development of a clinical dehydration scale for use in children between 1 and 36 months of age. J Pediatr, 145：201-207, 2004（PMID：15289767）
6) Murthi SB, et al：Ultrasound assessment of volume responsiveness in critically ill surgical patients: Two measurements are better than one. J Trauma Acute Care Surg, 82：505-511, 2017（PMID：28030505）
7) 園生智弘：エコーによる輸液反応性の評価．INTENSIVIST, 9：101-107, 2017
8) Adewumi AA, et al：Correlation of sonographic inferior vena cava and aorta diameter ratio with dehydration in Nigerian children. Niger J Clin Pract, 22：950-956, 2019（PMID：31293260）
9) Kwon H, et al：Sonographic aorta/IVC cross-sectional area index for evaluation of dehydration in children. Am J Emerg Med, 34：1840-1844, 2016（PMID：27339224）

第3章 病棟・ICU

難易度 ★☆☆

4 気胸
アーチファクトは強い味方

木下正和

> **若手Dr**：先生，14歳の胸痛の患者さんを診察しています．SpO_2が91％と低く，右の呼吸音が弱いので気胸を疑ってX線写真を撮りたいと思っています．とりあえず酸素投与を開始しました．
> **木　下**：そうだね．酸素投与していてX線室には行きづらいから，ポータブルX線を呼びつつ，ぱっとエコーをあてようか．
> **若手Dr**：えっ，エコーで気胸がわかるんですか？
> **木　下**：その通り．ベッドサイドですぐに判別できてとても便利なエコーだよ．
> **若手Dr**：それはぜひ教えてください！

　体内に空気があると超音波は境界で反射してしまいそれより深部は描出できないため，空気に富んだ肺実質そのものをエコーで評価することは困難です．しかし，気胸の有無に関しては，肺の表面と接する胸膜やアーチファクトを観察することで高い精度で判断することができます．救急外来や入院患者のベッドサイドはもちろん，院内院外問わず活用できる場面は多数あるため，ぜひ習得しておきたいエコーです．

1 気胸にエコーが適応となる場合は？

　通常，気胸を疑った場合にはまず胸部X線を撮影することが多いと思います．しかしX線と比べて，エコーの強みは大きく3つあると筆者は考えます．1つは，**仰臥位の患者さんにおける診断精度の高さ**です．後述しますが，仰臥位の患者さんにおいて気胸に対するエコーの感度はX線を大きく上回っており，ストレッチャーやベッド上の患者さんで気胸の有無を判断したい場合によい適応です．

　2つめは**迅速性**です．患者さんの状態が不安定であるなど，ポータブルX線まで待てない場合には，ベッドサイドですぐに評価できるエコーが有用です．具体的には，外傷患者でのEFAST（Extended FAST）の一部として行う場合や，ショックや酸素化不良，心停止の原因検索として行う場合などです．

　そして，3つめは**エコーの可搬性（持ち運べること）**です．X線装置がない場面，具体的にはクリニックや往診，救急車内やドクターヘリ内（車内や機内では聴診も困難です）などでも気胸の有無を判断できることは大きな強みでしょう．

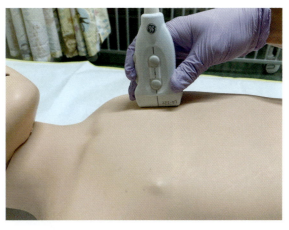

図1 前胸部にプローブをあてる様子

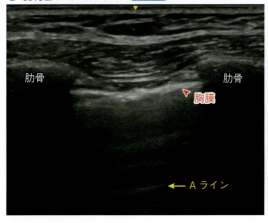

Ⓐ 肋骨部にあてたもの movie01

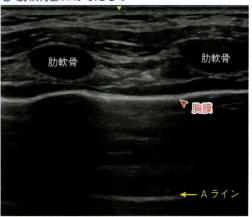

Ⓑ 肋軟骨部にあてたもの

図2 正常のエコー所見

2 気胸のエコーの方法は？

　体位は基本的に**仰臥位**で行います．気胸である場合に，プローブを主にあてる前胸部に空気が貯まるような体位が最も気胸を捉えやすくなるためです．胸郭のうち体表に近い部分のみを観察するため，浅い領域を観察しやすいリニア型プローブが適しています．

　前胸部の肋間に，プローブを縦（肋骨と直交するように）にあてます（図1）．プローブをあてる部位は，短時間で行いたい場合は仰臥位で高い位置にくる鎖骨中線第3-4肋間がよいでしょう．より詳細に観察したい場合は，その上下や側胸部に走査範囲を広げます．

3 肺エコーの正常所見は？

　まずは正常所見と，重要なサインを解説します（図2）．

　皮下組織の中に描出される，音響陰影を伴う高エコーが肋骨の表面です（図2A）．胸骨付近で肋軟骨を描出した場合は，肋軟骨は超音波を透過するため楕円形の低～無エコーに描出され，音響陰影は伴いません（図2B）．

4 気胸　205

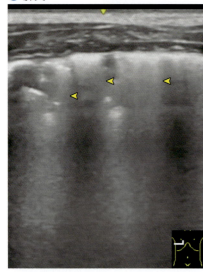 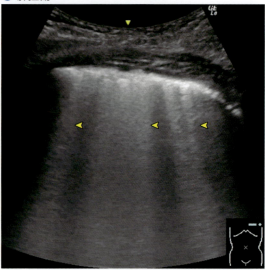

図3 Bライン
▷：Bライン．

1) 胸膜

肋骨または肋軟骨の断面を画面両端に描出し，皮下組織や肋骨・肋軟骨の下に水平方向に高輝度に見えるラインが**胸膜**です（図2）．このラインは壁側胸膜と臓側胸膜が合わさって見えています．よく見ると，患者さんの呼吸に合わせて左右に動いているのがわかります．これは壁側胸膜に対する臓側胸膜の呼吸性の動きで「lung sliding」と呼ばれます（図2, movie01）．患者さんの心収縮が胸膜に伝播することに伴い胸膜がリズミカルに拍動している様子もわかります．これは「lung pulse」といわれます．

2) Aライン

含気良好な肺では，胸膜より深部では胸膜ラインと平行な線状高輝度が描出され，これは「**A ライン**」と呼ばれます（図2）．よく見ると，体表から胸膜までの深さと同じ幅で，等間隔で並んでいるのがわかります．**等間隔であることがまさにアーチファクトである証拠**であり，その正体はプローブと胸膜で形成される多重反射です．

3) Bライン

最後に「Bライン」を解説します．肺の表面から生じる高輝度のアーチファクトで，胸膜を起点に画面深部まで減衰することなくまっすぐ伸び，lung slidingと同調して動くものです．Bラインは正常肺でも1〜2本確認できることがありますが，間質症候群（sonographic interstitial syndrome）と呼称されるような，肺炎，無気肺，肺挫傷，肺梗塞症，胸膜疾患といった肺組織の密度が上昇する病態でBラインの増加が見られることが知られています（図3）．その際，Bラインの分布（びまん性か局所性か）に注目します（表）．

表　Bラインの分布と病態

Bラインの分布	病態
びまん性	肺水腫，ARDS，間質性肺炎，肺線維症
局所性	肺炎，無気肺，肺挫傷，肺梗塞，胸膜疾患

ARDS：acute respiratory distress syndrome（急性呼吸促迫症候群）

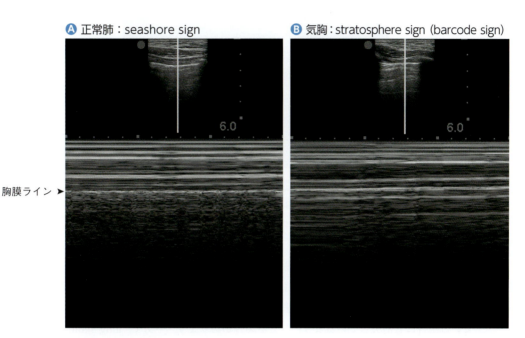

図4　正常肺と気胸の超音波所見（Mモード）
文献1より転載．

4 気胸のエコー所見は？

正常所見を理解したら，気胸の場合にどのような所見になるか見ていきましょう．下記に，気胸を示唆する所見のパターンを4つ解説します．

1）lung slidingがない

気胸になると壁側胸膜（胸壁）と臓側胸膜（肺）の間に空気が入ります．つまり，肺が胸壁から離れてしまうため，臓側胸膜の動きであるlung slidingは見えません．

気胸の際に，Bモード以外にMモードで評価する方法もあり，lung slidingの消失を動画でなく画像1枚で示すことができます．正常の肺では，静止している胸壁部分は水平な縞模様，肺が動いている胸腔内はアーチファクトが揺れるためMモードでザラザラした模様に見えます（図4A）[1]．これを打ち寄せる波と砂浜に見立てて「seashore sign（シーショアサイン）」といわれます．一方で，気胸の場合には胸腔内のアーチファクトも静止し，画面内がすべて水平な縞模様になります（図4B）[2]．これは見た目から「barcode sign（バーコードサイン）」あるいは「stratosphere sign（ストラトスフィアサイン）」と呼ばれます（stratosphereは成層圏という意味）．lung slidingはその場でリアルタイムに見ている人あるいは動画でしか共有できませんが，Mモードを用いる

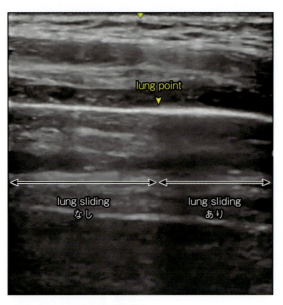

図5　lung point movie02

文献1より転載．動画は https://www.jstage.jst.go.jp/article/jspr/39/2/39_75/_html/-char/ja より転載．

と lung sliding の有無を静止画にも残すことができます．

　注意すべきは，lung sliding の消失は気胸に特異的な所見ではなく，無呼吸（片肺挿管で換気できていない肺でも）や高い PEEP（呼気終末陽圧），胸膜の癒着などで胸膜同士のこすれが減弱している場合にも消失しているように見える場合があります．一方で，lung sliding があればその観察部位では気胸がないといえます．

2）Bラインがない

　気胸では臓側胸膜が胸壁から離れるため，臓側胸膜直下から生じるBラインは描出されません．ただし，Bラインは正常肺でも目立たないことがあるため，Bラインがないことだけで異常とは判断しないようにしましょう．

3）lung point がある

　臓側胸膜と壁側胸膜が接している部分と接していない部分の境界を捉えると，画面の半分でlung sliding があり，もう半分ではない，という所見が得られます．この境界部分を「lung point」といいます（図5，movie02）．ちょうど境界となる部分にプローブをあてないと見えないため感度は高くありませんが，特異度は高く，いわば「見つけにくいけどあれば気胸確定」という所見です．

4）lung pulse がない

　lung sliding と同様，気胸では臓側胸膜と壁側胸膜が離れるため心臓の拍動が壁側胸膜まで伝播せず，リズミカルな拍動は消失します．lung sliding とほぼ同時に観察可能な所見ですが，無呼吸や胸膜の癒着などで lung sliding がわかりづらい場面では，lung pulse があれば臓側胸膜と壁側胸膜が接しているといえ，その部分は気胸ではないと確認できます．

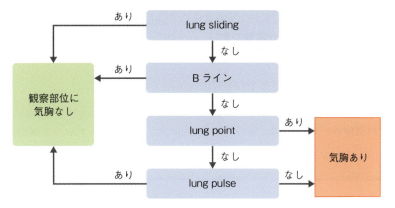

図6 エコーによる気胸の診断方法
文献3より引用.

さて，さまざまな所見が登場し，少し混乱していないでしょうか．各所見を単に丸暗記するのではなく，それらが何を見ている所見なのかを正しく理解しておくことが重要です．上記の所見を用いた診断アルゴリズムを示します（図6）[3]．各所見の意義を理解できていれば，暗記せずとも会得できると思います．実際には，パッとあてた部位の胸膜ラインに着目するだけで有無を判断できるlung slidingとlung pulseが特に使いやすいと筆者は感じています．Bラインは正常でも見えないことが，lung pointは気胸でも見つけにくいことがあるからです．

5 気胸のエコーのエビデンスは？

新生児から成人まで含めたメタ解析で，エコーの気胸に対する感度は98.6％，特異度85.1％と報告されています[2]．

成人のメタ解析で，CTあるいは胸腔ドレナージをゴールドスタンダードとした場合に，エコーが感度90.9％，特異度98.2％であったのに対して仰臥位でのX線は感度50.2％，特異度99.4％と，仰臥位の場合には感度においてエコーがX線を大きく上回ることが示されています[4]．

新生児の気胸42例を対象にした研究では，感度・特異度とも100％であっただけでなく，エコーで診断したほうが検査から胸腔ドレナージまでの時間が短かったとする報告もあります[5]．

乳児期から学童期の小児についてのエビデンスは乏しいですが，気胸においては小児でも成人と同様のエコー所見が得られるとされており，上記の報告のとおり高い診断精度が期待できます．むしろ，胸壁が薄く所見が描出しやすいこと，lung slidingをわかりづらくさせる病態（胸膜の癒着や大きなブラなど）の頻度が低いことから，成人と同等かそれ以上に判別しやすいと筆者は考えています．

6 臨床でのリアルなピットフォールは？

感度や特異度が100％でないことからもわかるように，エコーだけでは見逃したり，誤認する場合があるということです．図6で示したアルゴリズムで，「"観察部位に"気胸なし」としているように，エコーで描出していない領域に存在する小さな気胸などは見逃しうることに注意しましょう．「局所しか観察できない」というエコーの弱点は，俯瞰的に観察できるX線やCTを併用したり，「くり返しできる（時間をおいて再評価する）」「どこにでもあてられる（観察部位を増や

す）」というエコーの長所でカバーするとよいでしょう．**患者さんの状態と，時と場所に応じて，検査を使い分けていくことが重要です．**

木　下：さて，エコーの所見はどうかな？

若手Dr：先生！ 左側ではあるのに，右側に lung sliding や lung pulse がありません．

木　下：これは確かに気胸だね．ルートを確保しつつ，胸腔ドレナージの準備を進めよう．

若手Dr：はいっ！ （ポータブルX線はまだ来てもいないのに…速い！）

■ 引用文献

1）星野雄介，他：臨床に役立つ小児呼吸器超音波検査．日本小児放射線学会雑誌，39：75-89，2023

2）Dahmarde H, et al：Accuracy of Ultrasound in Diagnosis of Pneumothorax: A Comparison between Neonates and Adults-A Systematic Review and Meta-Analysis. Can Respir J, 2019：5271982, 2019（PMID：31933707）

3）Volpicelli G, et al：International evidence-based recommendations for point-of-care lung ultrasound. Intensive Care Med, 38：577-591, 2012（PMID：22392031）

4）Alrajhi K, et al：Test characteristics of ultrasonography for the detection of pneumothorax: a systematic review and meta-analysis. Chest, 141：703-708, 2012（PMID：21868468）

5）Raimondi F, et al：Lung Ultrasound for Diagnosing Pneumothorax in the Critically Ill Neonate. J Pediatr, 175：74-78. e1, 2016（PMID：27189678）

第3章 病棟・ICU

難易度 ★☆☆

5 無気肺・肺炎
コロナ禍で圧倒的に発展したPOCUS

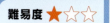

本間利生

若手Dr：前回（第3章4参照）は木下先生に気胸のエコーを教えていただきました！

本　間：よし，では今日は肺エコーシリーズ第2弾と行こうか．

若手Dr：というと……？

本　間：無気肺・肺炎に使える肺エコーだよ．実は1990年代にすでにLichtenstein先生が呼吸不全に対する肺エコーのプロトコルを提唱しているんだ．結構古くから臨床で肺エコーを使おうという試みはあったわけだね．

若手Dr：その後，徐々に広まっていったわけですね．

本　間：特に成人領域，それも救急・集中治療領域中心に広まっていったんだ．今や急性呼吸障害におけるさまざまなエコープロトコルが提唱され，高い診断精度も報告されているよ．

若手Dr：小児でも臨床で使えるエコーの1つという認識なんですか？

本　間：使い方によっては強い味方になることは間違いないよ．では小児の無気肺・肺炎のエコーについて解説しよう．

1 無気肺・肺炎のエコーの方法は？

1) 観察方法

観察方法の1つとして，six-zone lung scanning protocol（図1）が提唱されています[1]．前胸部・背部の鎖骨中線と側胸部中腋窩線でプローブを縦断・横断で縦にスライドさせて評価する方法です．この方法であれば満遍なく評価できますが，それなりに時間がかかります．時間がない場合はX線検査や聴診から疑わしい場所を重点的に観察します．

2) プローブの選択

プローブはセクタ型・コンベックス型・リニア型いずれも使用可能ですが，体格が小さい小児ではリニア型プローブにより詳細な評価が可能です．肋間が狭い児の場合には小さいセクタ型プローブが有利な場合があります．深部を見たい際にはコンベックス型プローブを使用します．

3) エコーのメリット

肝臓・脾臓・および横隔膜ドームの近くにある肺底部は，胸部X線検査ではしばしば浸潤影を見落とされますが，エコーでは感度が高いとされています[2]．lower BLUE point（第6肋間前腋

5 無気肺・肺炎　211

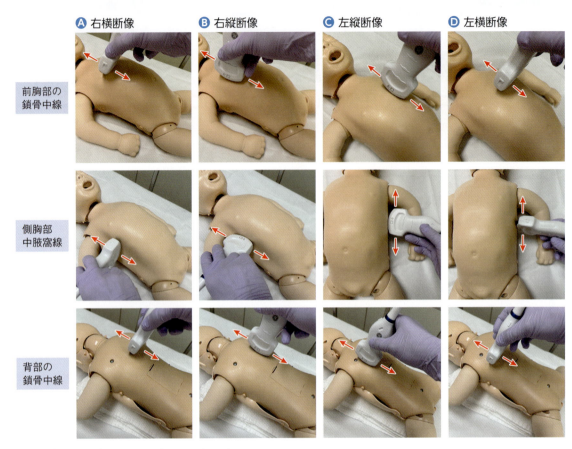

図1 six-zone lung scanning protocol
➜の方向にプローブを動かす．

窩線）から後腋窩線にずらした点をPLAPS（posterolateral alveolar and/or pleural syndrome）ポイントと呼び，重点的にエコーをあてるべきポイントとされています（図2）．

2 無気肺・肺炎のエコー所見は？

通常，肺は空気のアーチファクトとして描出されますが，肺胞が水で満たされている場合（肺炎）や虚脱している場合（無気肺）など，肺実質内の空気がなくなることで超音波が伝播するようになり，肺実質が描出されます（図3A）．この所見はsonographic consolidation，tissue like sign，また肝臓に似ていることからhepatization（肝臓様変化）などと呼称されます．無気肺・肺炎に共通する所見です．また肺実質には血流シグナルを認めます（図3B）．

Ⓐ 胸水やsonographic consolidationを認める　　Ⓑ PLAPSポイント

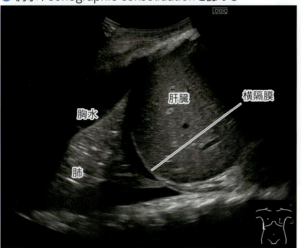 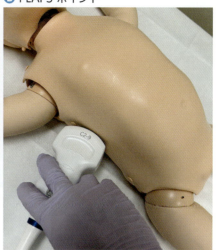

図2　PLAPSポイントからアプローチした肺エコー
sonographic consolidationについては後述を参照.

Ⓐ sonographic consolidation　　Ⓑ 肺実質に血流シグナルを認める

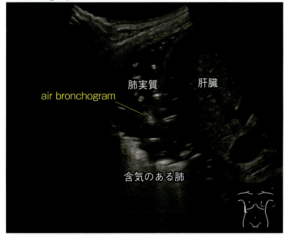 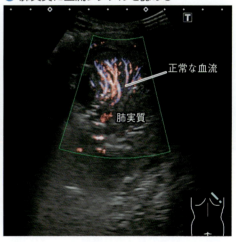

図3　sonographic consolidation

1）無気肺

　無気肺に関しては小さなものはfractal signやshred sign（図4）と呼ばれる所見を呈します．肺葉全体の無気肺では，前出のsonographic consolidationを呈します．無気肺のエコー診断において fractal signやsonographic consolidationは，感度90％・特異度98％と報告されています[3]．無気肺の内部に高輝度の点状・管状陰影が散在している所見は**air bronchogram**と呼ばれます．閉塞性無気肺では末梢気管支や肺胞に空気がトラップされているため，air bronchogramが**呼吸性に変動しない**（**static** air bronchogram）ことが特徴とされています（図5，movie01）[4]．

2）肺炎

　肺炎の診断におけるエコー診断の精度は，感度96％・特異度93％で胸部X線検査に勝ると報告されています[5]．典型的な細菌性肺炎とそれ以外（結核，真菌，ウイルス性）では異なるエコー

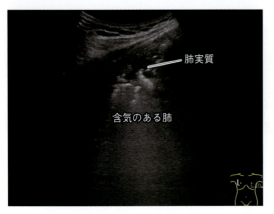

図4 shred sign

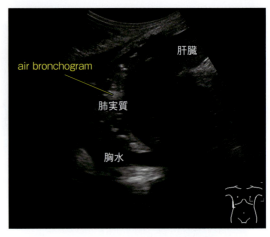

図5 static air bronchogram movie01

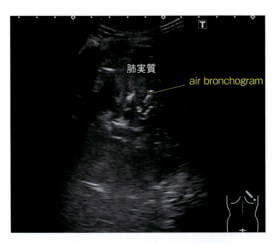

図6 dynamic air bronchogram movie02

像になるとされており，ここでは細菌性肺炎のエコー所見について記載します．
　辺縁不整な実質臓器と，その内部に air bronchogram を認めます．さらに air bronchogram が呼吸性に**変化する**所見（**dynamic** air bronchogram，図6，movie02）を認めた場合には肺炎である可能性が高くなるとされています（感度61％，特異度97％）[6]．また肺炎随伴性胸水を認めることがありますが，滲出性胸水のため混濁（図7A）していることが多く，フィブリンや被包化成分がみられ，隔壁構造をつくることがあります（図7B）．
　また，肺炎はmultiple B line として表現されることがあります．この場合は肺水腫などの場合と異なり，びまん性ではなく肺の一部分に認められます（図8）．
　sonographic consolidation は肺塞栓や胸膜下腫瘍，肺挫傷でも認めることがあり，臨床経過や他のモダリティも合わせて判断します．

3 臨床でのリアルな活用場面は？

　無気肺に対してのエコーでは，胸部X線検査と比較して位置や大きさの情報を詳細に得ることができます．それにより体位や，肺理学療法を施行する際の手技の参考にすることができます．

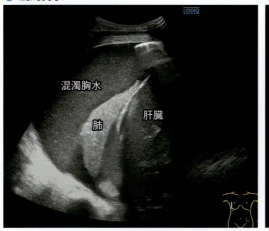
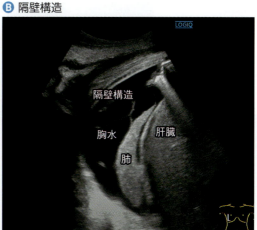

図7 肺炎随伴性胸水のエコー所見

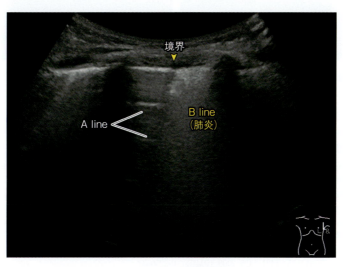

図8 multiple B line と A line の境界部分

　肺炎に対してのエコーは診断そのものだけではなく，改善・増悪のフォローアップおよび胸水などの合併症の評価に有用です（図9）．肺エコーに慣れることにより，X線写真やCTの施行頻度を減らすことが可能であると報告されています[7]．

> **若手Dr**：最初は見慣れない画像ばかりだったので，面食らいました．でも，症例の経験を重ねれば無気肺や肺炎の画像にも慣れていけそうな気がします．
>
> **本　間**：確かに実際に肺エコーの症例経験を重ねると，「どのような肺炎」「どのくらいの無気肺」というのをX線写真よりリアルに把握できるようになる感触があるね．
>
> **若手Dr**：どうやって肺エコーに慣れていけばいいですか？
>
> **本　間**：最初は肺炎や無気肺と診断された入院患者のフォローアップに肺エコーを使ってみることから始めるといいよ．ぜひ自分の手でいろいろな小児患者で実践してみてね！

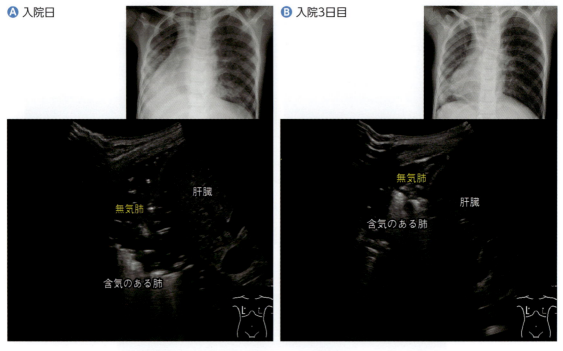

図9 X線写真とエコーの前後の比較（A→Bで無気肺の容量が小さくなっている）

■ 引用文献

1) Tsung JW, et al：Prospective application of clinician-performed lung ultrasonography during the 2009 H1N1 influenza A pandemic: distinguishing viral from bacterial pneumonia. Crit Ultrasound J, 4：16, 2012（PMID：22862998）
2) Lichtenstein DA & Mezière GA：Relevance of lung ultrasound in the diagnosis of acute respiratory failure: the BLUE protocol. Chest, 134：117-125, 2008（PMID：18403664）
3) Lichtenstein DA, et al：Ultrasound diagnosis of alveolar consolidation in the critically ill. Intensive Care Med, 30：276-281, 2004（PMID：14722643）
4) Lichtenstein D, et al：The dynamic air bronchogram. A lung ultrasound sign of alveolar consolidation ruling out atelectasis. Chest, 135：1421-1425, 2009（PMID：19225063）
5) Pereda MA, et al：Lung ultrasound for the diagnosis of pneumonia in children: a meta-analysis. Pediatrics, 135：714-722, 2015（PMID：25780071）
6) Lichtenstein D, et al：The dynamic air bronchogram. A lung ultrasound sign of alveolar consolidation ruling out atelectasis. Chest, 135：1421-1425, 2009（PMID：19225063）
7) Peris A, et al：The use of point-of-care bedside lung ultrasound significantly reduces the number of radiographs and computed tomography scans in critically ill patients. Anesth Analg, 111：687-692, 2010（PMID：20733164）

第3章 病棟・ICU

6 腹水
マニアックな腹腔内貯留液の評価法

本間利生

> 本　間：今回は「腹腔内貯留液（本稿では以下，"腹水"と表現）」がテーマだよ．
>
> 若手Dr：先生，"腹水"のエコーについては「FAST」の項（第2章1参照）で勉強済みですよね？
>
> 本　間：FASTでは腹水が「ある」か「ない」かの判断をしているよね．今回はもう一歩進んで，腹水の性状や分布などから疾患を推定する方法を紹介するよ．POCUSからは少し外れるけれど，臨床に役立つかもしれないマニアックな部分だね（笑）．
>
> 若手Dr：腹水から疾患を推測することができるんですか？
>
> 本　間：いつも必ずできるわけではないけどね．一般的にはエコー所見から腹水の種類を推定することは困難とされているよ．でも近年のエコー機器の進化により，より細かい分解能で腹水を評価できるようになってきているんだ．腹水はそれが何であるかによって異なるエコー像を呈し，その分布や時間経過に伴う変化に着目することで病態をよりリアルに推定できるかもしれないんだ．
>
> 若手Dr：おもしろいですね！
>
> 本　間：それでは，腹水のちょっとadvancedな評価方法について解説するよ．

1 腹水のエコーで何がわかる？

腹水を発見した際にその性状や分布・時間変化を推定します．

2 腹水のエコーの方法は？

1）分布の評価

　コンベックス型プローブで腹水の**大まかな分布を評価**します．どこにどれくらい貯留しているかによって腹水量を推定することができるとされています．腹水はその原因の中心となっている場所から発生し，量が増えると流れ出して離れた場所にも分布していきます[1]．通常は仰臥位であればまずはDouglas窩に貯留し，量が増えると両側の傍結腸溝を上行してMorrison窩や左横隔膜下に分布します．Morrison窩の方が低く，優先的に貯留します（図1）．

2）性状の評価

　次に腹水の**性状を評価**します．腹水が完全に無エコー（真っ黒）であれば漏出性腹水（図2）の

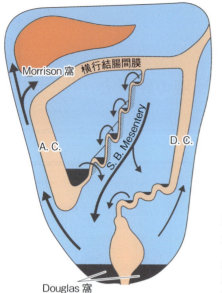

図1 腹腔内での腹水の分布
S.B.mesentery：small bowel mesentery（小腸間膜），A.C.：ascending colon（上行結腸），D.C.：descending colon（下行結腸）．■：腹水，➡：腹水の移動．著者が一部解剖名を追加し，文献2より引用．

Ⓐ 横断像 　　　　　　　　　　　　　　　Ⓑ 縦断像

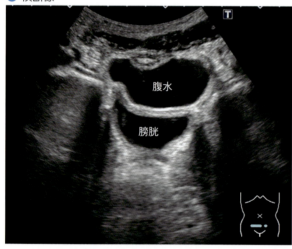
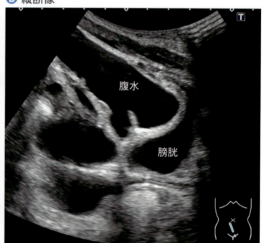

図2 無エコーの腹水（漏出性腹水）の例：Douglas窩に腹水の貯留
神経因性食思不振症による低栄養の児．

可能性が高いです．完全な無エコーではない場合，その輝度や時間的変化によって性状の評価が可能なことがあります．リニア型プローブだと画像解像度が上がり，より詳細に評価できます．

3 注目すべき腹水のエコー所見は？

1）無エコーの腹水（漏出性腹水）

心不全・溢水・低栄養（図2）・ネフローゼ症候群・門脈圧亢進症などでみられます．高い静脈圧や浸透圧差により血管から水分が漏れ出てくる状態であるため，腹腔以外のさまざまなスペースにも液体貯留がみられることが多いです．よって胸水・心嚢水（図3）・腸管膜の浮腫（図4）なども評価します（図2～4）．

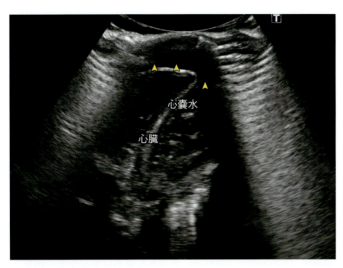

図3 無エコーの腹水（漏出性腹水）の例：心嚢水の貯留 movie01

低栄養の児．無エコーの心嚢水の貯留（▷）を認める．

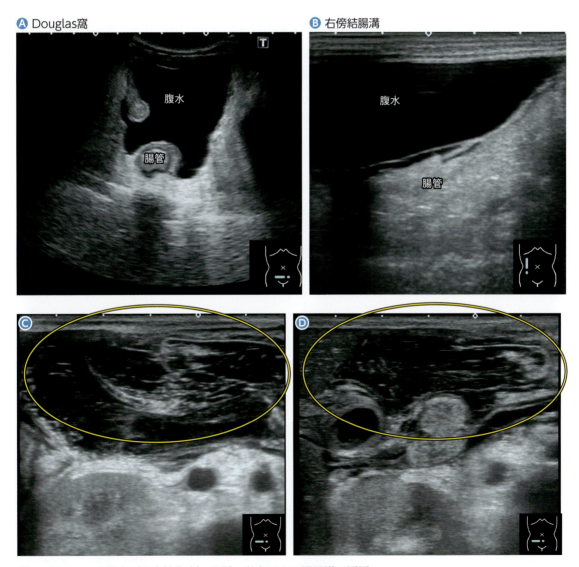

図4 無エコーの腹水（漏出性腹水）の例：溢水による腸間膜の浮腫

A，B）集中治療管理をしている4歳，男児．輸液過剰による溢水で腹水を認める．C，D）◯に腸間膜の浮腫がみられる．

6 腹水

2）内部に何らかの成分を含む腹水

腹水が何らかの成分を含んでいる場合，漏出性腹水ではない可能性があり，その性状により病態を推測できることがあります．

- 浮遊する粒子状の高輝度エコー（echogenic particle）→腹膜炎（滲出性腹水），出血の初期（血球成分，時にfluid-fluid levelを形成），乳糜，膿，胆汁など
- フィブリンネット様の隔壁構造→凝固した血液（図6～10），感染による癒着など

しかしこれらは腹水量や病期などさまざまな要素で異なった所見を呈するため，特異度は高くありません．あくまで推定の材料の1つとして使用します．

4 腹水のエコー所見から推定できる病態は？

腹水，特に**周囲とは輝度の異なる成分（echogenic particle）を含んだ腹水**は緊急事態の兆候を示唆する可能性があります．筆者は目安として

- 腹痛＋滲出性腹水→腹膜炎（図3～5）
- ショック＋血液を疑う腹水→腹腔内出血（図6～10）
- ショック＋腸管の内容物やairが混在した腹水→腸穿孔（図12～14）

を考えます．それぞれで治療方針が変わってきますので，その優先順位を決める参考にエコーが役立つと考えています．また，一度認めた腹水がどう変わっていくか，というフォローアップにも有用です．

5 腹水エコーが役立った実際の症例

症例 10歳，女児（図5）．前日からの嘔吐と腹痛を主訴に受診した．発熱を伴い，腹部全体の圧痛を認める．

Ⓐ 横断像

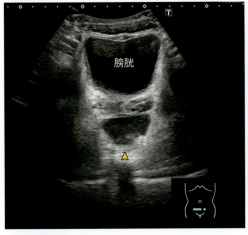

Ⓑ 縦断像

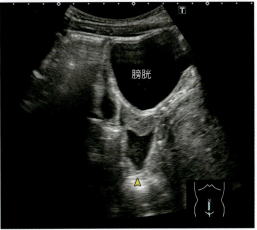

Ⓒ movie02

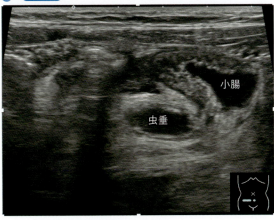

図5 10歳，女児の穿孔性虫垂炎
A，B）Douglas窩に混濁した（echogenic particleを含んだ）腹水あり（▶）．C）腫大した虫垂がみられる．

　　汎発性腹膜炎に対して緊急で腹腔内洗浄が施行され，腹腔内には汚染腹水が多量に存在していた．炎症の鎮静化を待って，待機的に虫垂切除術が施行された．

症例 17歳，男児（図6〜9）．慢性膵炎に伴う膵仮性嚢胞を経過観察中．腹痛・意識障害からショック状態になり緊急コールされた．血液ガス（静脈）pH 6.80, Hb 4.5g/dL, Lac 17 mmol/L, BE − 23.4 mmol/L

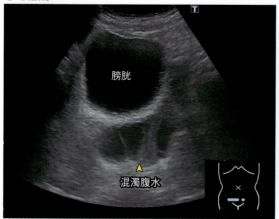

図6　17歳，男児の腹腔内出血：初期対応時①

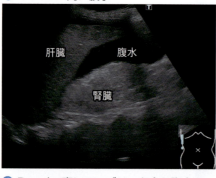

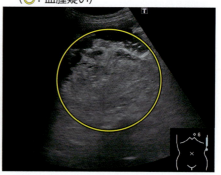

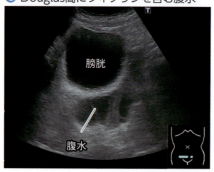

図7　17歳，男児の腹腔内出血：初期対応時②

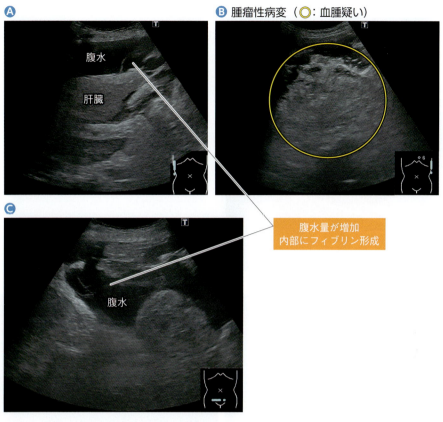

図8 17歳, 男児の腹腔内出血：初期対応から1時間後, 腹水の量と性状の変化

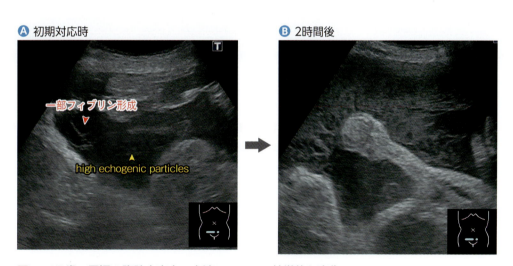

図9 17歳, 男児の腹腔内出血：血液のエコーの特徴的な変化
出血後の時間経過によって画像所見は多様に変化する[3]. 出血初期は高輝度のechogenic particle (▷) だが徐々に凝固してフィブリン形成, 網目状, 血腫を形成する.

　Douglas窩にフィブリン様の高エコーを伴う混濁腹水が貯留していた（図6）. この腹水は, ショックの原因と関連していると考えられ, Hb低下とエコー所見から腹腔内出血を疑った. 時間経過で腹水は増加傾向であり, 臨床的にも出血はコントロールされていないと判断し, 緊急で経カテーテル動脈塞栓術（transcatheter arterial embolization：TAE）が施行された.

症例 20歳，男性（図10）．腹部手術術後でICU管理されている．発熱，腹部膨満がありエコーを施行した．

Ⓐ フィブリン（疑い）を伴う腹水

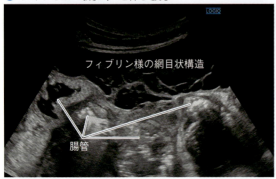

Ⓑ 小腸

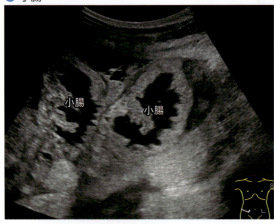

Ⓒ 混濁した腹水：○

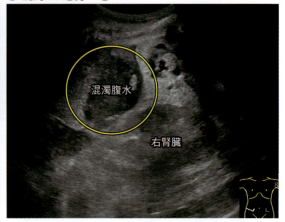

図10　20歳，男性の腹腔内膿瘍

　腹腔全体にフィブリン様の構造物を伴う混濁腹水を認めた（図10A，C）．また，小腸全体にイレウスを認めた（図10B）．臨床所見とエコー所見から腹腔内感染に伴う汎発性腹膜炎を疑い，腹腔洗浄が施行された．その後腹水培養からアスペルギルスが検出され，真菌感染と診断された．

> **症例** 2歳，男児（図11）．突然の腹痛，嘔吐で救急外来を受診した．上腹部の圧痛あり．

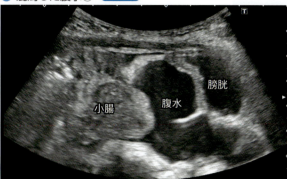
Ⓐ 混濁した腹水① movie03

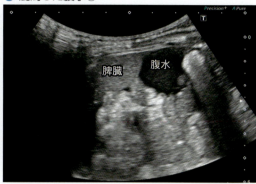
Ⓑ 混濁した腹水②

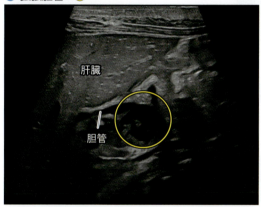
Ⓒ 拡張胆管：○

図11 2歳，男児の胆道拡張症・胆道破裂

　エコーでは，Douglas窩・脾周囲に混濁した腹水を認めた（図11A，B）．腹痛＋腹水は急性腹症を疑うred flagとなる．胆道の局所的な拡張が確認（図11C）されたことから胆道拡張症・胆道破裂と診断され，緊急手術となった．

> **症例** 2歳，男児（図12，13）．病棟でショック，心肺停止となり蘇生後ICUへ入室した．腹部膨満があり，スクリーニングエコーを施行した．

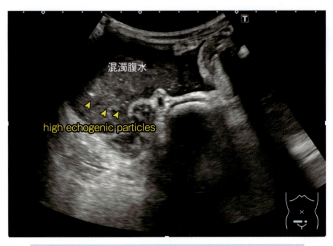

多量の混濁腹水中に high echogenic particles を認めた．

↓

腹腔内の遊離ガス（pneumoperitoneum）の所見．

図12 2歳，男児の十二指腸穿孔：混濁した腹水 movie04

Ⓐ 腹腔内遊離ガス：▶　　　Ⓑ 腸管ガス：▶

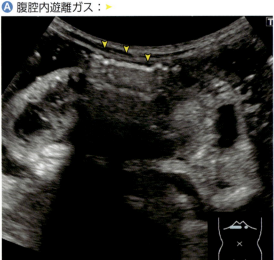 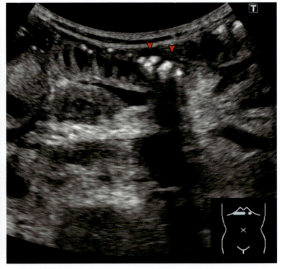

A）腹壁直下の ring-down artifacts を伴う線状高エコー〔腹腔内遊離ガス（pneumoperitoneum）〕．
B）腸管内ガスとは区別できる．

↓

腸管穿孔を疑う所見

図13 2歳，男児の十二指腸穿孔：ring-down artifacts を伴う遊離ガス

多量の混濁腹水中にhigh ecogenic particleを認め（図12），腹壁直下にring-down artifactを伴う線状高エコーがみられた（図13A）．腹腔内の遊離ガスと判断し，腸管穿孔を疑った．緊急手術となり，十二指腸穿孔と診断された．大網による被覆術が施行され，その後回復に向かった．

6 臨床でのリアルなピットフォールは？

患者さんの全身状態が悪い場合，マンパワーなどの医療資源が足りない場合，他に優先する事項がある場合などでは，**エコーによる腹水の性状評価に固執してはいけません**．特に緊急性が高い場合には，エコーによる腹水評価は「ある」か「ない」かの判断（FAST）だけで十分です．今回紹介した評価は，患者さんの状態に時間的余裕があれば行うエコーと認識しておきましょう．

また，**エコー機器のスペックや設定によって感度が違う**点にも注意が必要です．細胞成分が少ない場合にはechogenic particleを含んだ腹水でも無エコーに見えることがあるため，前述した病態の否定はできません．

7 臨床でのリアルな活用場面は？

腹水の性状が推定できると，より迅速でより確実な治療判断ができます．腹水を見た場合，原因によっては迅速な対応が求められ，どうアプローチするかの判断は重要です．また全身状態が悪くCT検査が施行できない場合もあります．そういったときにエコーで得られる情報は有用です．

> **若手Dr**：一口に腹水といってもいろいろなパターンがあるんですね．エコーで少しでも病態を推定する精度が上がるなら，ぜひできるようになりたいです．
>
> **本　間**：何らかのエコー成分を含んでいる腹水の場合は，腹膜炎や腹腔内出血・腸穿孔など急性腹症のことがあるから注意が必要だね．循環が悪い場合や，腹痛がある場合には緊急対応のスイッチを入れるきっかけになるよ．FASTの次のステップとしてトライしてみてね．

引用文献

1）「Pediatric Sonography, 5th ed.」（Siegel MJ, ed），Wolters Kluwer, 2019
2）Heiken JP, et al.：Abdominal wall and peritoneal cavity.「Computed Body Tomography with MRI Correlation, 4th ed.」（Joseph KTL, et al, eds），1101-1153, Lippincott Williams & Wilkins, 2006
3）「小児超音波診断のすべて」（金川公夫，河野達夫／編），メジカルビュー社，2015

第3章 病棟・ICU

難易度 ★☆☆

7 気管挿管の確認
救急医なら習得必須の気道エコー

本間利生

本　間：今回は「気管挿管の確認のためのエコー」がテーマです．気管挿管の際に，気管チューブが正確に気管に挿入されていることは現場でどうやって確認している？

若手Dr：胸郭の挙上，聴診，チューブの曇り，呼気CO_2チェッカーで判断しています．でも，ときどきよくわからなくて迷うときがあります…．

本　間：気管チューブが正確に気管に挿管されていても，肺コンプライアンスが低下していて呼吸音が極端に弱い場合や，心停止で呼気CO_2が検出されない場合などでは判断が難しいことがあるね．そして，緊急挿管はそういった患者さんに行われることが多い．

若手Dr：エコーで気管挿管の確認ができるんですか？

本　間：うん．しかもそれほど難しくないんだ．気道エコーについては2000年代から徐々にエビデンスが蓄積され，小児でもその有用性が示されているよ[1〜3]．気管挿管の確認のためのエコーについて解説しよう．

---

1 気管挿管確認のためのエコーの方法は？

　高周波のリニア型プローブを使用し，前頸部で横断像を描出します．気管挿管の確認のためのエコーでは，気管と食道を挿管時に確認する**直接観察法**と，挿管後にlung slidingを観察する**間接観察法**があります．

1）直接観察法

a 気管と食道の同定の仕方

　リアルタイムに気管・食道を観察し，短時間のうちに食道挿管を検出できます．頸部横断像で気管と食道を同時に描出し，気管挿管の際に気管チューブがどちらを通過したか判定します．
　まず，気管挿管前に気管と食道を同定します（図1）．気管は表面の輪状軟骨が低エコーに，その下の空気が弓状の高輝度エコー（air-mucosa interface：A-MI）として描出され，後方はアーチファクトのため見えません．食道は気管の左後方に描出される小さな同心円状の管腔構造です．嚥下による唾液の通過や，気管挿管の際には経鼻胃管が挿入されていることが多いと思われますので，その存在をもって認識することもできます（図2）．

b 気管挿管の施行と食道挿管した場合

　気管挿管を施行します．気道エコーを担当する検者は，プローブをあてたまま気道と食道を観察します（図3）．
　食道挿管された場合には，食道に気管チューブを反映する音響陰影が描出されます．気管と同

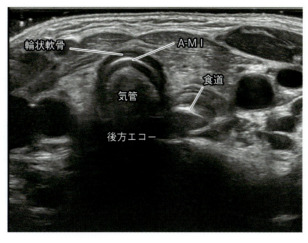

図1　胸骨上窩横断像

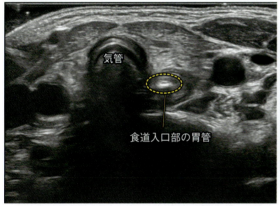 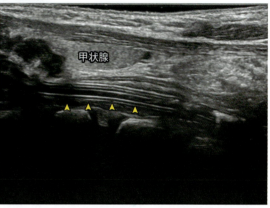

図2　食道内の胃管
▷：胃管

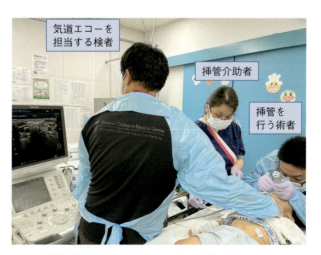

図3　挿管確認のためのエコーを行う様子

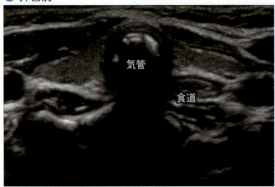
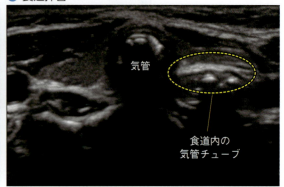

図4 食道挿管

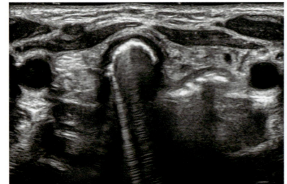
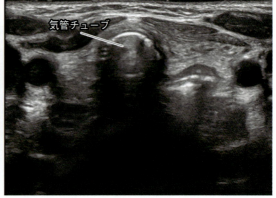

図5 挿管成功時のエコー所見
A) 途中で気管が気管チューブに置き換わっている．B) 食道は変化なく，食道挿管ではない．

様に弓状の高輝度エコーとして描出されますので，あたかも気管が2つ並んでいるような所見（double trachea sign）が得られます（図4）．**これまで見えていた食道の後壁がアーチファクトのため見えなくなることも参考になります**．食道挿管を確認した場合は，すみやかに抜去して手技をやり直します．

C 気管挿管に成功した場合

気管挿管が成功した場合には，食道には気管チューブが描出されません．気管が気管チューブに置き換わる所見が得られることがありますが（図5），気管と気管チューブの画像所見は似ているので判断できなくても構いません．食道挿管になっていなければ，まず気管に挿管されていると考えてよいので，視診・聴診も確認しながら換気を行います．

2) 間接観察法

換気を始めたら，プローブを胸部に移動させて肺のlung slidingを観察します．片側（左が多い）のlung slidingが観察されない場合には片肺挿管の可能性があり，少し引き抜くことを検討します．しかし**気胸の場合にはlung slidingは観察されませんので，注意します**．両側ともlung slidingが観察されない場合には食道挿管の可能性があるので，エコー以外の所見を参考にしながら抜去を検討します．

2 気管挿管確認のためのエコーのエビデンスは？

さまざまな報告がありますが，献体を対象に行ったスタディによればリアルタイムの観察では感度97.1％，特異度100％と報告されています[4]．

3 気管挿管確認のためのエコーのデメリットは？

患者さんの体格によっては，頸部にプローブをあてていることで挿管を行う術者のブレードの動きを制限することがあります．そういった場合は喉頭展開の間はいったんプローブを頸部から離します．また，喉頭を圧迫して声門を見やすくする挿管介助（BURP法）を行う際にエコーゼリーが多いと滑って邪魔になることがあるので，エコーゼリーは少なめにするなど工夫します．

他には，エコーを行う検者が必要になるため人的コストが増えます．人員が足りない場合にはリアルタイムではなく挿管後に観察しますが，リアルタイムと比較して精度が低いとされています[5]．

若手Dr：気道エコー，すごく便利ですね！

本　間：気管挿管の成否は患者さんの命に直結するからね．ただし，あくまで大事なのは身体所見であることは忘れてはいけないね．視診・聴診をしっかりできるようになったうえで，プラスの情報としてエコーを利用するんだ．やってみると難しくないので，積極的に試してみてね．

■ 引用文献

1) Stafrace S, et al：Essential ultrasound techniques of the pediatric airway. Paediatr Anaesth, 26：122-131, 2016（PMID：26681484）
2) Chou EH, et al：Ultrasonography for confirmation of endotracheal tube placement: a systematic review and meta-analysis. Resuscitation, 90：97-103, 2015（PMID：25711517）
3) Das SK, et al：Transtracheal ultrasound for verification of endotracheal tube placement: a systematic review and meta-analysis. Can J Anaesth, 62：413-423, 2015（PMID：25537734）
4) Ma G, et al：The sensitivity and specificity of transcricothyroid ultrasonography to confirm endotracheal tube placement in a cadaver model. J Emerg Med, 32：405-407, 2007（PMID：17499695）
5) 山口嘉一：気道エコー．INTENSIVIST，9：51-58，2017

第3章 病棟・ICU

8 胃管位置確認
X線だけじゃイカン！そんな時代かも

難易度 ★★☆

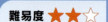

吉井拓眞

> **若手Dr**：先生，胃管を入れた後の先端位置を確認したいのですが，放射線技師さんが来るのにかなり時間がかかりそうです．挿入するときも抵抗があって難しく，しっかりと胃内に入っているかが心配です．
> **吉　井**：なるほど，胃管の先端確認にはいろいろな方法があるけど，簡単な方法としてエコーが有用であることを知っているかな？
> **若手Dr**：X線検査でしか確認したことがありませんでした．エコーで胃管は見えるのですか？
> **吉　井**：せっかくだからエコーで評価してみようか．

　胃管は一般的に，薬剤や栄養を経口摂取できない患者さんに用いられます．他にも陽圧換気が必要な患者さんにおいて胃内を減圧する目的や，薬剤大量内服時の除染を行う際にも有効です．経鼻あるいは経口で挿入されますが，盲目的な挿入においては成人で1.3～2.4％が失敗，小児では13.8～43.5％が失敗という報告があります[1]．気管への誤った留置および栄養の投与は重度の肺炎や気胸，肺膿瘍，肺出血，肺浮腫，口咽頭の穿孔，死亡などの重篤な合併症を引き起こし，十二指腸まで深く挿入してしまった場合はダンピング症候群を引き起こすため，胃内に確実に留置できているか確認することはとても重要です[2]．現時点では**胃内の留置を確認する方法として，X線検査での視認と胃内容物の吸引や聴診が推奨**されています．ところが，X線検査には被ばくや，挿入中のリアルタイムでの評価ができないというデメリットがあるため，その点をエコーで補うことができます．

1 胃管挿入時のエコーの適応は？

　胃管挿入時にエコーが適応となるのは，X線検査がすぐに行えない状況（病院前診療や搬送時）や用手的な胃管挿入が困難な場合です．
　なお，経鼻胃管の留置自体が禁忌である場合（顔面外傷，鼻骨骨折，鼻手術，凝固障害など）があるのでエコー実施前に確認しましょう．

2 胃管挿入時のエコーの方法は？

1）処置前の描出

　仰臥位の状態でsniffing positionをとります．処置前に，コンベックス型プローブまたはリニア型プローブを愛護的に剣状突起下にあて，胃前庭部～胃体部の長軸像を描出します（**図1A，B**）．

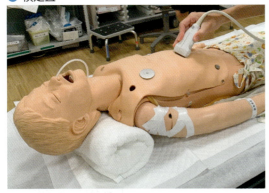
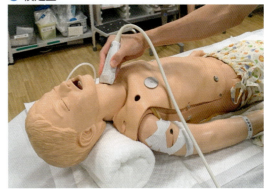
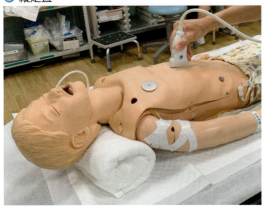
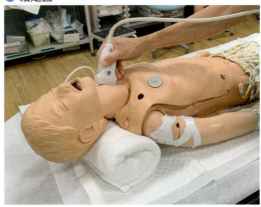

図1 剣状突起下で胃前庭部〜胃体部を観察しているプローブ走査

図2 頸切痕やや頭側左方から食道入口部を観察しているプローブ走査

続いて，リニア型プローブを頸切痕の頭側にあて，正中のやや左側から甲状腺・頸動脈・気管・食道の横断面を描出します（図2A）．

2）処置中の描出

気管と食道を描出した状態で，経鼻胃管を挿入し食道を通過することを確認します．短軸像から長軸像に変更して食道内へ進んでいく様子を確認できれば確実です（図2B）．

3）処置後の描出

その後，挿入を続け適切な長さまで挿入していきます．その際，剣状突起下にプローブをあて，胃前庭部と胃体部を描出し，処置前の像と比較します（図1A，B）．胃前庭部あるいは胃体部にチューブの先端を確認できれば，胃内に挿入できたといえるでしょう．もし可能であれば1 mL/kgの空気を胃管から注入し，エコーで空気のアーチファクトを確認します[1]．

3 胃管挿入時のエコー所見は？

頸部横走査で気管と食道を同時に描出しつつ，胃管が問題なく挿入されていれば食道入口部に位置する胃管を観察できます（図3）．胃管が食道入口部でたわんでしまってうまく食道下部へ進んでいなくても，食道横断像では胃管が留置されているように描出されてしまいます．そのため，

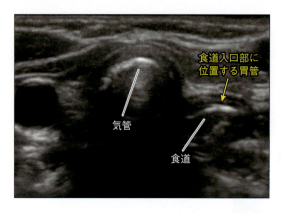

図3 頸部の横走査：食道入口部に位置する胃管 movie01

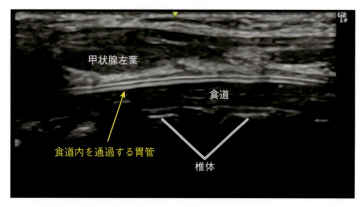

図4 頸部の縦走査：食道内を通過する胃管 movie02

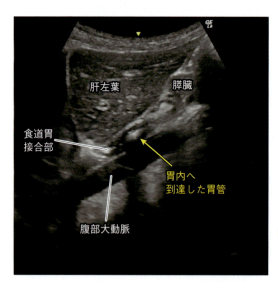

図5 剣状突起下の縦走査：胃内に到達した胃管 movie03

　縦走査で食道縦断像を描出し，胃管が食道内に挿入されている様子を確認します（図4）．さらに，剣状突起下から胃内に挿入されている胃管を観察できれば確実です（図5）．

　胃前庭部に留置された胃管の先端を描出しつつ，胃管に繋いだシリンジから空気を1 mL/kg注入し空気のアーチファクトを確認する方法もあります．

4 胃管挿入を確認するエコーのエビデンスは？

近年の研究では，エコーが胃管の留置部位を確認するために有用であるとされており，X線検査がすぐに使えない状況や評価が困難な場合に代替手段として推奨されます．

2017年のCochrane Database of Systematic Reviews[3]では，エコー単体での評価では十分な精度は保証されませんでした（感度0.91-0.98，特異度0.67-1.0）が，病院前などX線検査がすぐに使用できない場合では有用である可能性が示唆されています．X線検査の代替として使用できるか，肺炎などの有害事象を減らせるか否かに関しては，今後大規模な研究が待たれます．

5 臨床でのリアルなピットフォールは？

胃内のエコーは空腹時と胃内容物で満たされているときとで描出される像が異なります．胃のエコーに慣れていないと胃管留置後の正確な評価が難しいかもしれません．

また，患児に協力が得られない場合はエコーでの評価は難しいことが多いです．協力が得られる，あるいは鎮静下での評価が理想的ですが，あくまで評価の手段の1つと考えておきましょう．

> **若手Dr**：リアルタイムに胃管を描出できると留置の際の安心感が違いますね．
> **吉 井**：気管挿管後の胃管留置や，医療的ケア児の胃管留置の際に重宝することがあるので知っておくとよいPOCUSだよ．
> **若手Dr**：食道や胃のエコー画像って慣れていないと解釈が難しいですね．
> **吉 井**：機会があればやってみて，X線写真と見比べながら経験を積んでいこう．

■ 引用文献

1) Choi E, et al：Validation of sonographic assistance for placement of a nasogastric tube in pediatric patients. J Clin Ultrasound, 49：101-105, 2021（PMID：33295672）
2) Peng J, et al：Diagnostic accuracy of ultrasonography for detecting gastric tube placement: an updated meta-analysis. Eur Rev Med Pharmacol Sci, 26：6328-6339, 2022（PMID：36111934）
3) Tsujimoto H, et al：Ultrasonography for confirmation of gastric tube placement. Cochrane Database Syst Rev, 4：CD012083, 2017（PMID：28414415）

第3章 病棟・ICU

難易度 ★★☆

9 声帯麻痺
小児の気道エコーのトレンド

竹井寛和

竹　井：突然だけど，声帯麻痺の患児をみたことってある？

若手Dr：今，小児集中治療室（PICU）をローテーションしていますが，まだみたことがありません．そういえば「大動脈周囲を操作するときに反回神経麻痺に注意」っていうのを外科の教科書で読んだことがあります．

竹　井：大動脈弓の広範な剥離や動脈管組織の完全切除を必要とする小児の大動脈弓再建術では，左反回神経の圧迫や過伸展，電気メスや冷却などによる損傷が起こりやすいといわれているよ[1]．

若手Dr：確かに嗄声や嚥下障害による誤嚥などに発展してしまうと厄介ですね…．

竹　井：そう．術後の小児のQOLに影響するかもしれないからできるだけ早期発見・早期診断したい合併症の1つなんだ．

若手Dr：声帯麻痺の診断は，喉頭ファイバー（正式には喉頭ファイバースコピー）ですよね．小児集中治療室でも耳鼻咽喉科医師にお願いすることが多い気がします．

竹　井：それをエコーで評価してみようっていうのが今回のテーマだね．最近は声帯麻痺のエコーについてもいくつか報告があるんだよ．

若手Dr：経験がなければなかなかプローブをあてようとは思わないですよね．

竹　井：ザ・POCUSといってもよい領域だからワクワクしながら勉強してみよう！

---

1 声帯エコーの適応は？

　声帯麻痺を起こしうる患児のスクリーニングとして施行できる可能性があります．大動脈縮窄症，大動脈離断症，左心低形成症候群などに対する大動脈弓再建を含む術式の術後患者の管理において，声帯麻痺は早期に評価したい項目の1つです[1]．声帯麻痺の診断が遅れると，経口摂取の遅れ，リハビリテーション介入の遅れ，精神的ストレスが患児の術後回復の妨げになりえます．耳鼻咽喉科医師による喉頭ファイバースコピー検査がすぐには行えない状況（時間外など）ではまず声帯エコーをやってみてもよいでしょう．

2 声帯エコーの方法は？

　患児を仰臥位とし，リニア型プローブを用います．声門部は甲状軟骨の背部に存在するので，甲状軟骨正中付近から（喉頭隆起をターゲットに）横走査を行います（図1，2）．小児では軟骨

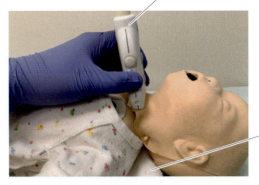

図1 声帯エコーのプローブのあて方
集中治療室で大動脈周囲の術後合併症の評価として行う．

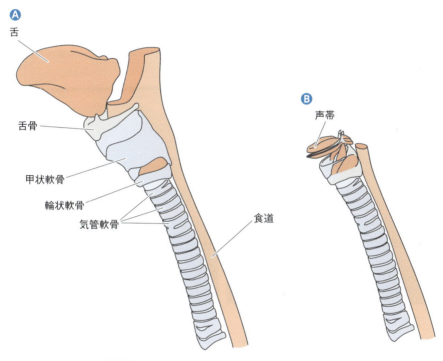

図2 声門部の解剖学的位置
A）気管を形成する軟骨の解剖学的位置．B）声帯の解剖学的位置（声帯は甲状軟骨のちょうど背側に存在する）．

が薄く喉頭隆起がなだらかなため，声門部を観察しやすく，成人よりも仮声帯や披裂軟骨を容易に同定できます．

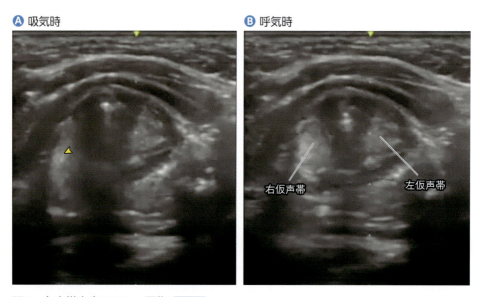

図3 成人女性の声門部（呼気時）

図4 左声帯麻痺のエコー画像 movie01
A）右声帯（▷）のみ開き，左声帯は動かない．B）左右の仮声帯が高エコーとして描出される．兵庫県立こども病院 集中治療科 吉田美苗 先生のご厚意により提供いただいた．

3 声帯麻痺のエコー所見は？

　　声帯を観察する際は，**仮声帯と披裂軟骨を同定します**．仮声帯は前方が甲状軟骨，後方は披裂軟骨に付着しており高エコーに，披裂軟骨は仮声帯の背側に薄い低エコーとして描出されます（図3）．両側の声帯が同時に観察できるよう角度を調整し，声帯の動きの左右差を評価します．左右差ありと判断すれば声帯麻痺と診断します（図4）．喉頭ファイバー画像とエコー画像を見比べてみてください（movie01）．正しい位置にプローブを置き，声帯をクリアに観察することができれば，声帯の動きと左右差を評価するのは難しくありません．

表　小児の声帯麻痺評価のための喉頭エコーの診断精度のまとめ

筆頭著者	発表年	国	症例数	感度 % (95%CI)	特異度 % (95%CI)	確認方法
Ongka-suwan[3]	2016	米国	49	84 (60-94)	95 (75-100)	放射線科医によるエコー 耳鼻咽喉科医による喉頭ファイバー
Lee[4]	2018	オーストラリア	26	95 (76-99.9)	88 (62-98)	超音波検査技師によるエコー 耳鼻咽喉科医による喉頭ファイバー（術後48〜72時間に施行された）
金子[5]	2020	日本	30	86 (64-97)	89 (52-100)	小児集中治療医によるエコー 耳鼻咽喉科医による咽頭ファイバー

文献3〜5を参考に作成.

4 声帯エコーのエビデンスは？

　1990年，Garelらによってはじめて喉頭エコーが報告され，小児の喉頭エコーと喉頭ファイバーの診断一致率が高いことが報告されています[2]．放射線科医による喉頭エコー診断の時代から臨床医が実施するPOCUSへと発展し，2010年代後半になり大動脈弓再建を含む術式の手術を行った患児の術後管理において声帯麻痺のエコー診断の精度を評価した報告がなされています（表）[3〜5]．声帯麻痺だけでなく，声帯機能不全の診断にも喉頭POCUSが寄与したという報告もあります[6]．

5 臨床でのリアルなピットフォールは？

　甲状軟骨が骨化していないため成人と比べて声帯の評価が容易です．一方で，自然気道での評価が必要なので，体動が激しく評価が困難なことがあります．呼吸や啼泣に伴って動く仮声帯の動きを評価するので，最初は戸惑うかもしれません．

　なお，鎮静薬を用いると，声帯の動きが小さくなり観察困難となるため，原則鎮静は行わずに評価しましょう．

竹　井：お疲れ様！　少しアドバンスな内容だったかな？

若手Dr：…目から鱗でした．声門部をエコーでみようなんて発想なかったです．

竹　井：現場でのアセスメントに活用できるザ・POCUSの代表だね．声門部のPOCUSはまだまだ発展途上なエビデンスの領域だから，臨床現場で使用してみたうえでの精度の実感触というのも重要になるね．

若手Dr：侵襲も少ないし，ベッドサイドにエコー機器があればすぐに実践できるエコーですしね．今後，小児集中治療室で術後の患者さんを担当させてもらうときに試してみようと思います．

竹　井：声門部のエコーとしては，声帯麻痺以外にも声門部周囲の腫瘤性病変の評価や，声帯軟化症などもエコーで評価できるとも報告されているんだ．ぜひこれからも自分なりに派生させた新しいPOCUSを発見してみてね！

■ 引用文献

1 ）吉田美苗，他：小児大動脈弓再建術後の声帯エコー評価．日本集中治療医学会雑誌，27：104-108，2020

2 ）Zhang WQ, et al：Point of care, clinician-performed laryngeal ultrasound and pediatric vocal fold movement impairment. Int J Pediatr Otorhinolaryngol, 129：109773, 2020 （PMID：31790923）

3 ）Ongkasuwan J, et al：Laryngeal ultrasound and vocal fold movement in the pediatric cardiovascular intensive care unit. Laryngoscope, 127：167-172, 2017 （PMID：27107409）

4 ）Lee MGY, et al：Laryngeal ultrasound detects a high incidence of vocal cord paresis after aortic arch repair in neonates and young children. J Thorac Cardiovasc Surg, 155：2579-2587, 2018 （PMID：29510943）

5 ）金子尚樹，他：小児声帯麻痺に対する声帯エコー評価の有用性．日本集中治療医学会雑誌，27：453-458，2020

6 ）Wiltrakis SM & Gutierrez P：Use of POCUS in the Diagnosis of Paradoxical Vocal Cord Movement. Pediatr Emerg Care, 38：e1085-e1086, 2022 （PMID：35226635）

第3章 病棟・ICU

難易度 ★★★

10 DOPE
これがホントの lung pulse の使い方!?

竹井寛和

若手Dr：先生！ CT検査から帰室したばかりの患児のSpO$_2$が70％まで低下しています！

竹 井：気管挿管されている患児だね. 呼吸器から用手換気にしようか？ DOPEにしたがって動くのがいいね. まずは，機器の問題 "Equipment failure" ではないかを確認しよう.

若手Dr：SpO$_2$が80％までしか上がってきません. どうしましょう！！！！？？？

竹 井：胸郭の挙上や聴診所見，ETCO$_2$モニターの波形はどう？ 換気を代わるから評価してもらっていいかな？ 閉塞 "Obstruction" かもしれないから，チューブ内の吸引もしてみようか.

若手Dr：吸引しましたが痰の詰まりはなさそうです. 左の胸郭挙上やエア入りが弱いと思います. 気胸 "Pneumothorax" でしょうか！？

竹 井：緊張性気胸にしては，循環状態は安定しているね. チューブの位置が少し深いのかもしれない. そこにエコーがあるし，lung slidingを確認してみよう.

若手Dr：右肺でlung sliding（＋）ですが，左肺はlung sliding（－）です！

竹 井：よくみると左肺lung sliding（－）だけど，lung pulseは（＋）だよ. 気胸ではないね.

若手Dr：！！

　PALS（pediatric advanced life support）プロバイダーマニュアル[1] のなかで，挿管管理中の小児の急性増悪に対するトラブルシューティングとして学ぶ合言葉を覚えているでしょうか？ そう，"DOPE" です. "DOPE" は，Displacement of the tube，Obstruction of the tube，Pneumothorax，Equipment failure（表1）の頭文字から作成されたmnemonicsであり，"ドープ" という合言葉でPALSプロバイダーは記憶します.

表1 DOPE

Displacement of the tube	挿管チューブが気管外にずれたり（事故抜管），左右の主気管支に達したりする（片肺挿管）
Obstruction of the tube	分泌物（痰），血液，膿汁，異物，チューブのねじれなどが原因となって挿管チューブの閉塞が生じる
Pneumothorax	単純性気胸では，一般に酸素化の突然の悪化および胸郭拡張障害と病変側の呼吸音減弱が認められる. 緊張性気胸では，上記に加え，血圧低下および心拍出量の減少が明らかになる場合がある. 通常は，気管が病変側から反対側に偏位する
Equipment failure	機器の不具合は，人工呼吸器からの酸素供給路の接続外れ，人工呼吸器の回路からの空気漏れ，人工呼吸への電源供給停止，バッグまたは回路に付いている弁の故障など，さまざまな原因により生じる

10 DOPE

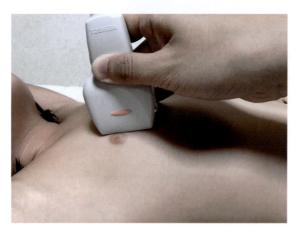

図1　DOPEにおけるプローブのあて方

1 DOPEにおけるエコーの適応は？

　人工呼吸器装着中（挿管中）の患者さんの呼吸状態が悪化した場合，まず行うのはエコーではありません．**酸素化と用手換気を行います**[1]．エコーを行わなくても，以下の事象を確認することでおおむねDOPEのどこが異常なのかは推定できることが多いです．
- 左右の胸郭の挙上，動き
- 聴診（両側の前胸部，中腋窩線上，胃上）
- バイタルサイン（SpO$_2$，心拍数），ETCO$_2$モニター
- 挿管チューブ内の吸引

　挿管チューブが気道内にない可能性があれば，直視下でチューブが声門を通過しているかどうかを確認します[1]．挿管チューブが声門を通過しているにもかかわらず，用手換気を試みてもSpO$_2$の低下が続く場合，筆者はベッドサイドエコーを試みてもよいと考えています．X線検査までのアクセスが悪い場合は積極的にエコーを行ってもよいかもしれません．

2 DOPEにおけるエコーの方法は？

　患者さんは挿管中なので原則，仰臥位です．仰臥位の患者さんの両側第2肋間鎖骨中線にコンベックス型またはリニア型プローブをおきます（図1）．縦走査で評価し，いわゆるbat signを描出して評価します．BモードおよびMモードを使用して，用手換気中のlung sliding，用手換気なしでのlung pulseを両側で評価します（lung sliding，lung pulseの詳細は第3章4を参照）．

3 DOPEにおけるエコー所見は？

　人工呼吸器装着中（挿管中）で特にトラブルのない患者さんであれば，図2のように用手換気中のlung sliding，用手換気なしでのlung pulseともに陽性となります．
　DOPEに沿ったエコー所見をMモードの画像と合わせてまとめると図3，表2のようになります．

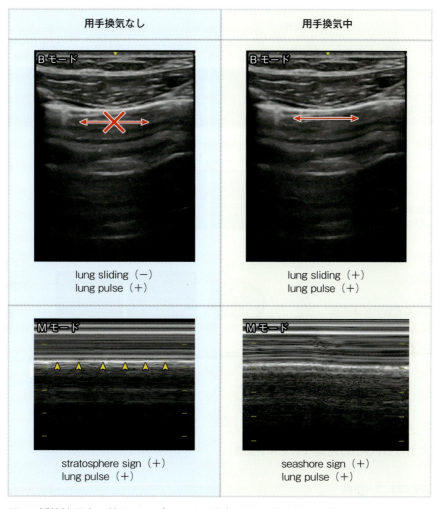

図2 挿管管理中，特にトラブルのない患者さんの肺エコー所見

4 DOPEにおけるエコーのエビデンスは？

　　DOPEの際にエコーで評価する方法を記した論文はありません．完全に筆者のオリジナルです．精度に関しては個人の所感を超えません．緊急時対応の一環となるエコーですので，臨床現場で応用するかは，読者皆さまの肺エコーの熟練度に依存すると思います．

5 臨床でのリアルなピットフォールは？

　　前述しましたが，人工呼吸器装着中（挿管中）の患者さんの呼吸状態が悪化した場合，まず行うのは用手換気，酸素化です．エコーはあくまでオプションとして使用しましょう．
　　"DOPE"はすべての酸素化不良の原因を包括しているわけではありません．PALSのなかで学ぶ"DOPE"には胃拡張や肺コンプライアンスの問題が含まれていないため，ある論文ではDistention of the abdomen，PEEP requirementを加えて"DOPE再考"が提案されています[2]．確かに臨床現場では，胃拡張・胃膨満により肺の拡張機能障害を生じることがあり，胃の減圧介入が効果的なことがあります．溺水や肺水腫などにより肺コンプライアンスが低下した状態であれ

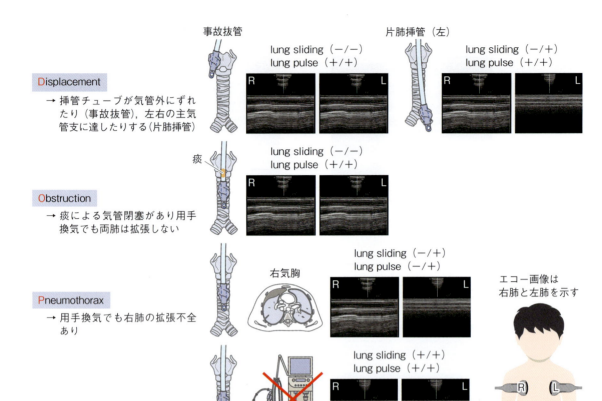

図3 DOPEにおけるPOCUS所見（Mモード画像）

表2 DOPEのエコー所見

Displacement of the tube	挿管チューブが気管外にずれる事故抜管では両側ともlung slidingは陰性だがlung pulseは陽性となる．例えば，左主気管支への片肺挿管であれば，左側のみlung slidingは陽性でlung pulseは両側とも陽性となる
Obstruction of the tube	分泌物（痰）が気管に詰まっていた場合は両側ともlung slidingは陰性だがlung pulseは陽性となる．閉塞起点の部位によって左右いずれかのみlung slidingが陰性となることもある
Pneumothorax	右気胸であれば，右のlung sliding, lung pulseともに陰性となる．緊張性気胸が疑われる，閉塞性ショックを合併しているなどの場合には，臨床所見を総合して緊急介入の必要性を判断する
Equipment failure	人工呼吸器の異常であれば，用手換気することでSpO_2の改善につながる．エコーを行う必要はない

ば，PEEPを意識した換気によりSpO_2が改善することも経験します．**臨床現場ではエコーに頼りすぎず，酸素化不良を生理学的なアプローチで捉えることが重要です．**

　ある論文では，鎮静薬として用いるフェンタニルが胸壁硬直を引き起こしSpO_2低下の要因になりうるとも指摘され，DOPEにR（Rigidity）を加えた"DOPER"というmnemonicsが提案されています[3]．DOPEが提唱され始めてから十数年…，DOPEの進化は止まらないですね．

若手Dr：右lung sliding（＋），lung pulseは（＋），左lung sliding（−），lung pulseは（＋）だったので，身体所見も考慮すると右への片肺挿管（Displacement of the tube）だったということですね．

竹　井：CT検査で移動する際に，チューブ先の位置が少し変わってしまっていたんだね．少し体位とチューブの位置を調整したら換気状態は改善し，SpO_2も上がってきたよ．

若手Dr：乳児だと移動するだけでチューブの問題が起きうるんですね．

竹　井：小児の重症患者では挿管チューブはデリケートに扱いすぎて悪いことはないよ．

若手Dr：挿管管理中の小児の急性増悪に対するトラブルシューティング"DOPE"！重要ですね．

竹　井：今回はDOPEに関連するエコーの使い方を紹介したけど，エコーはあくまで補助的なもの．臨床的に緊張性気胸を疑う呼吸循環状態だったらエコーより先に穿刺しなければいけないのでエコーに固執しすぎないことも重要だよ．

■ 引用文献

1）American Heart Association：Pediatric Advanced Life Support Provider Manual. 2020

2）Maffei FA, et al：Should the Pediatric Advanced Life Support DOPE Mnemonic Be Revised? Pediatr Emerg Care, 39：462, 2023（PMID：37195632）

3）Thomas VK & Abraham SV：Adding an "R" in the "DOPE" Mnemonic for Ventilator Troubleshooting. Indian J Crit Care Med, 22：388, 2018（PMID：29910556）

こんなときにも活用できるPOCUS

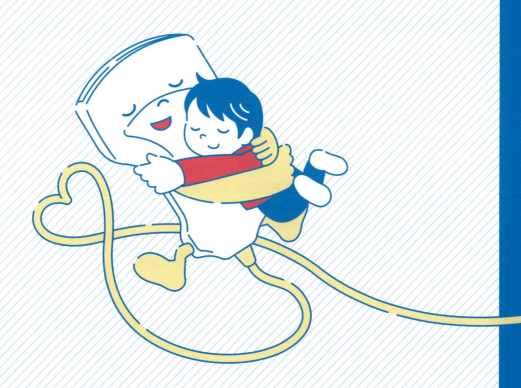

第4章 こんなときにも活用できるPOCUS　難易度 ★☆☆

1 心停止
もはや当たり前!? CPRで使うエコー

吉井拓眞

> 〔5歳児の心停止に対してCPR（心肺蘇生）中〕
> 吉　井：次回のタイミングで心拍の確認をしよう．
> 若手Dr：（頸動脈を触知しながら）先生，なかなか脈拍を確認しづらいです．心電図上も完全な心静止ではなさそうです．心拍が再開しているのかもしれません．
> 吉　井：確かに脈拍の確認が難しいときはあるよね．胸骨圧迫を中断し，頸動脈を触知するタイミングと同時に心エコーをしてみようか．
> 若手Dr：なるほど，心臓の拍動を直接評価するということですか？
> 吉　井：ただし，胸骨圧迫の中断期間が最低限になるように準備をしっかりしようね．

　小児の心停止において脈拍の触知は医療従事者にとってもしばしば困難です．「CPR中，モニター上電気活動は戻っていそうだけど，触診で脈拍があるかわからない！」そんなとき，エコーを用いることで直接心拍の有無を視覚的に評価できると報告されています．慣れればエコーを用いることで心停止時の方針を決断するのに有用かもしれません．

1 心停止時のエコー適応は？

エコーは下記の場合に適応となります．
- 蘇生中に心機能の評価を行う場合
- 治療介入が可能な心停止の原因を検索する場合

あくまでエコーは補助的なツールです．他の臨床所見により蘇生が必要と判断したらすみやかにCPR（cardiopulmonary resuscitation）を開始しましょう．

2 心停止時のエコーの方法は？

　3.5〜5.0 MHzのセクタ型プローブまたはコンベックス型プローブを用いて，心拍を確認すると同時に剣状突起下からあるいは傍胸骨からアプローチします（図1A，B）．
　胸骨圧迫の合間，脈触知している10秒以内に評価を行いましょう[1]．重要なのは**機器の"cardiac"の設定で評価を行うこと**です[2]．それは，画像の解像度が最適化されるためです．

3 心停止時のエコー所見は？

　心臓の形態や機能を心拍の触知と合わせて確認することができます（図2，movie01）．心嚢液

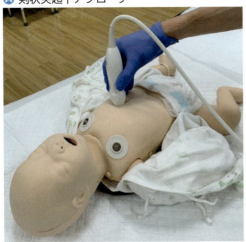
Ⓐ 剣状突起下アプローチ　Ⓑ 傍胸骨アプローチ

図1　心停止時のプローブのあて方

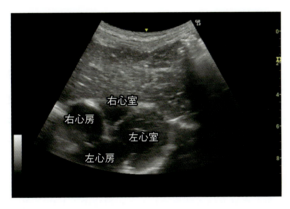

図2　心静止（剣状突起窩アプローチ）　movie01

貯留や心タンポナーデなどの可逆的な心停止の原因検索にも用いられます．左室機能や輸液や循環作動薬への反応性，下大静脈径，解剖学的な心奇形の有無も評価できるといわれますが，実際はそこまで詳細に評価するのは難しいことが多いです．

1）心嚢液貯留，心タンポナーデ

a 心嚢液貯留のエコー所見

　外傷や悪性腫瘍，細菌感染，真菌感染，HIV感染などリスクの高い成人の患者さんでは，エコーを用いた心嚢液貯留や心タンポナーデの診断精度が98％，感度が96％，特異度が98％という報告があります[2]．エコーでは**心臓周囲に低エコー・暗い帯状の液体貯留として描出されます**．初期には後面の心膜から出現，徐々に前面に移動し，最終的に全周性にみられます．

b 心タンポナーデのエコー所見

　外傷患者に関しては，鈍的胸部外傷による心破裂によるタンポナーデも評価しなければいけません．心タンポナーデの場合，非特異的な症状のこともあるため，患者さんの状態が悪化する前に，エコーで早期発見する意義は大きいでしょう．心タンポナーデでは心嚢液貯留に加えて，**拡張末期での右房への圧迫や拡張早期での右室虚脱，僧帽弁の機能異常，吸気時の呼吸性変動を伴わない下大静脈の拡張**などが所見として認められます．

2）心静止，無脈性電気活動

脈を触知する10秒の間に，心収縮を評価することで心拍の有無を評価できます．心拍がない場合，無脈性電気活動（pulseless electrical activity：PEA）の原因を検索し，治療介入が可能かどうか判断します．エコーで評価できる原因として**心タンポナーデ**，**緊張性気胸**，**静脈血栓塞栓症**，**低血圧**があります．

3）原因不明のショック，低血圧

ショックは循環血液量減少性，血液分布異常性，心原性，閉塞性と分類されますが，厳密に区別することが難しい場合も多いです．蘇生に成功した症例では，エコーを用いて左室機能や下大静脈径，呼吸性変動や虚脱の有無，大動脈径と下大静脈径の比率などから心機能もしくは脱水に関して評価してもよいでしょう．

4）小児特有の病態

先天性心奇形，**動脈管閉鎖によるショック**，**感染性心内膜炎**，**リウマチ熱**なども鑑別となりますが，実際に蘇生中のエコーでこれらを鑑別するのは困難です．蘇生に成功した症例ではこれらの鑑別を念頭にエコーで評価してもよいでしょう．

4 心停止時のエコーのエビデンスは？

「JRC蘇生ガイドライン2020」では，小児心停止におけるベッドサイドエコーや心エコーの標準使用についてのエビデンスは不十分で，推奨も反対も行わないとされています[3]．

一方，心停止に関するPOCUSの最新の研究として，健常小児に対して小児科医（スタッフ〜専攻医）が剣状突起下や傍胸骨アプローチ，大腿動脈を10秒以内に描出し解釈できるかを評価した前向き研究[4]があり，いずれの描出や解釈も良好という結果でした．小児は成人と比べて心停止時のエコーの有用性に関してエビデンスが不十分ではありますが，今注目されているトピックスの1つであることは間違いないでしょう．

CPR中止基準についても触れておきます．ある研究では，エコーで心静止が確認された症例は全例とも蘇生処置に反応がなかったとの報告がされています[5,6]が，実際は心停止状態から心拍が再開し心機能も十分に回復した小児の症例報告もあります[7]．現時点では小児のCPRをどのタイミングで中止するかのコンセンサスは定まっていませんが，エコー評価が中止基準や予後判定に使えるか，に関しては今後の研究が待たれます．

5 臨床でのリアルなピットフォールは？

エコースキルをもち合わせているスタッフが確保できるのなら，治療可能な心停止の原因を特定するためにエコーを活用してもよいですが，胸骨圧迫中断が長引くなどの有害事象も起こり得ます．エコーはその**利点と欠点とのバランスを十分に考慮**して行いましょう．特に乳幼児は，体格が小さくモニターやパッドが胸に貼付されているとプローブをあてる部位が限られます．

胸骨圧迫の中断を最小限にするためには，事前に胸骨圧迫中でも心臓の場所やその他の必要なエコー（腹腔内貯留液など）を終わらせておき，中断とともにすみやかに評価を行う必要があります．**事前に評価すべき項目を頭のなかで整理しておきましょう**．

吉　井：心臓の動きはほとんどないね．心静止ではないけどPEAの状態だ．やはり頸動脈も触れないね．心囊液貯留もないし，これ以上治療介入ができそうな病態もなさそうだね…．

若手Dr：はい．もう最終無事確認からも時間がかなり経っています．残念ながら，蘇生は難しいでしょうか…？

吉　井：血液ガスの結果を見ても，確かに厳しい状態だね．これ以上蘇生を続けることでこの子の体を無駄に傷つけてしまうことになってしまう．ご両親に現状を説明してくるね．

■ 引用文献

1）Tsung JW & Blaivas M：Feasibility of correlating the pulse check with focused point-of-care echocardiography during pediatric cardiac arrest: a case series. Resuscitation, 77：264-269, 2008（PMID：18280628）

2）Doniger SJ：Bedside emergency cardiac ultrasound in children. J Emerg Trauma Shock, 3：282-291, 2010（PMID：20930974）

3）「JRC蘇生ガイドライン2020」（日本蘇生協議会/監），医学書院，2021

4）Leviter JI, et al：The Feasibility of Using Point-of-Care Ultrasound During Cardiac Arrest in Children: Rapid Apical Contractility Evaluation. Pediatr Emerg Care, 39：347-350, 2023（PMID：35470313）

5）Blaivas M & Fox JC：Outcome in cardiac arrest patients found to have cardiac standstill on the bedside emergency department echocardiogram. Acad Emerg Med, 8：616-621, 2001（PMID：11388936）

6）Salen P, et al：Does the presence or absence of sonographically identified cardiac activity predict resuscitation outcomes of cardiac arrest patients? Am J Emerg Med, 23：459-462, 2005（PMID：16032611）

7）Steffen K, et al：Return of Viable Cardiac Function After Sonographic Cardiac Standstill in Pediatric Cardiac Arrest. Pediatr Emerg Care, 33：58-59, 2017（PMID：28045844）

第4章 こんなときにも活用できるPOCUS

難易度 ★★★

2 胆嚢壁肥厚
POCUSを超えてる！でも面白い！

本間利生

若手Dr：今回のテーマは何ですか？
本　間：今回は胆嚢のエコーを解説するよ．
若手Dr：胆嚢エコーというと，急性胆嚢炎ですか？
本　間：急性胆嚢炎は胆嚢壁が肥厚する疾患だけど，エコーの診断精度がよいのでよく使われているね．
若手Dr：急性胆嚢炎の他に胆嚢をエコーで見るのはどんなときですか？
本　間：胆嚢壁が肥厚するのは，急性胆嚢炎だけじゃないんだ．エコーで胆嚢壁肥厚をきたす病態について，急性胆嚢炎も含めて解説しよう．

1 胆嚢壁を評価する際のエコーの方法は？

　低周波のコンベックス型プローブを使用します．サイズの小さい小児であればリニア型プローブでも評価できることがあります．
　仰臥位で右肋弓下走査，右肋間走査の2方向で評価します（図1）．協力が得られる年齢の患者さんであれば，吸気や左側臥位によって胆嚢が左下方に移動して観察しやすくなります．

2 胆嚢のエコーで注目すべき所見は？

1）胆嚢エコーのための解剖

　まず，胆嚢の解剖についてご説明します．
- 胆嚢壁の3層構造
  ▶第1層高エコー：粘膜層
  ▶第2層低エコー：粘膜・筋層・漿膜下繊維層
  ▶第3層高エコー：疎な結合組織による漿膜下脂肪層

ただし，正常では上記の層を区別することはできず，1つの層に見えます．
　まずは，胆嚢壁肥厚をきたす代表的な疾患として急性胆嚢炎について解説します．

2）急性胆嚢炎

　胆嚢炎の多くは胆石による胆嚢管閉塞によって起こります．胆嚢炎では胆嚢壁は粘膜側から炎症が波及します．胆嚢炎のエコー所見としては胆嚢腫大（長軸径8 cm以上），胆嚢壁肥厚（壁厚

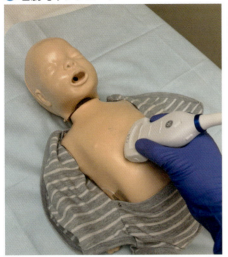
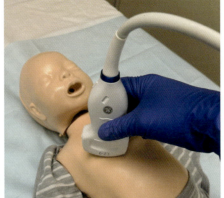

図1 胆嚢エコーのあて方

Ⓐ 右肋弓下アプローチ　Ⓑ 右肋間アプローチ

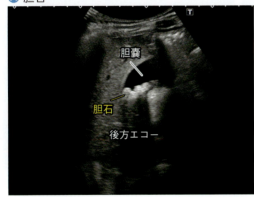
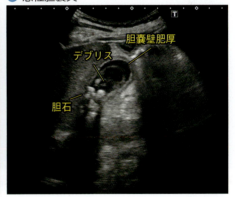

Ⓐ 胆石　Ⓑ 急性胆嚢炎

図2 急性胆嚢炎
A) 胆嚢炎発症前のエコー画像．胆石はあるが胆嚢壁は正常．B) 胆嚢炎を発症したエコー画像．胆嚢壁は肥厚し，胆石に加えデブリスを認める．

4 mm以上），胆石，デブリスなどです（図2）．臨床的にはsonographic Murphy sign（胆嚢を直接プローブで圧迫して痛みを誘発する方法）が重要な所見です．また，胆嚢周囲浸出液貯留や胆嚢壁内の低エコー帯（hypoechoic layer），不整な多層構造を呈する低エコー帯などが診断の補助になります．

　一定のトレーニングを受けた救急医による急性胆嚢炎の診断精度は，感度87％，特異度82％，陽性的中率44％，陰性的中率97％であり，放射線科での超音波診断と比較しても遜色なかったという報告があります[1]．

3） 胆嚢疾患以外で胆嚢壁肥厚がみられる病態

　胆嚢壁肥厚をきたす胆嚢疾患には，上記の急性胆嚢炎以外にも黄色肉芽腫性胆嚢炎や胆嚢癌，胆嚢腺筋腫症などがあります．これらの疾患は小児では頻度が低いため，本稿では割愛します．ここでは小児領域においてもしばしば遭遇する，胆嚢疾患以外で胆嚢壁肥厚がみられる病態につ

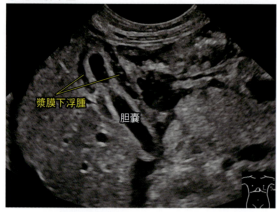
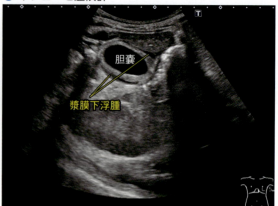

図3　浮腫性胆嚢壁肥厚

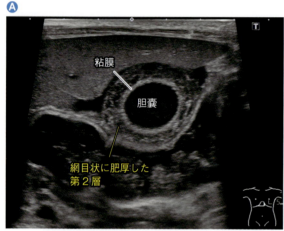
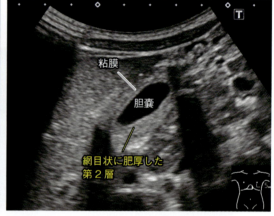

図4　血管透過性亢進に伴う胆嚢壁肥厚の例：肝類洞閉塞症候群（VOD），血球貪食症候群

A）肝類洞閉塞症候群（veno-occlusive disease：VOD），B）血球貪食症候群．粘膜による高輝度層（第1層）の外側に粘膜下層の肥厚と思われる低輝度領域（第2層）の肥厚が認められている．

いて解説します．

　胆嚢疾患以外でみられる胆嚢壁肥厚は，びまん性の壁肥厚（壁厚4mm以上）を呈し，壁の層構造が保たれていることが特徴です．本稿ではその機序から「浮腫性胆嚢壁肥厚（edematous wall thickening of the gallbladder）」と「血管透過性亢進による胆嚢壁肥厚」の2つに分けました（胆嚢壁肥厚に統一された分類は存在せず，またさまざまな機序が考えられています．文献によっては本稿と異なる表現をしていることもあります）．

a 浮腫性胆嚢壁肥厚

　全周性に第3層である漿膜下脂肪層が肥厚する病態です．漿膜下脂肪層の結合組織が疎であるため，容易に浮腫を形成します[2]．よって肥厚した第3層は低エコーを呈します（図3）．肝類洞圧の上昇によるうっ血や，膠質浸透圧の低下，リンパ流うっ滞によって浮腫が生じるとされており，肝硬変や急性肝炎などの肝疾患，右心不全や溢水，低栄養，ネフローゼなどで認められる所見です[3]．心不全や食道静脈瘤の重症度評価に胆嚢壁肥厚が有用であるとする報告もあります[4, 5]．

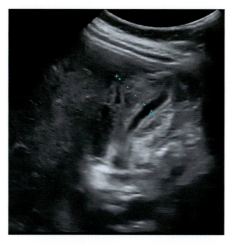

図5 血管透過性亢進に伴う胆嚢壁肥厚の例
　　　：デング出血熱

CC-BY4.0にもとづき文献7より転載.

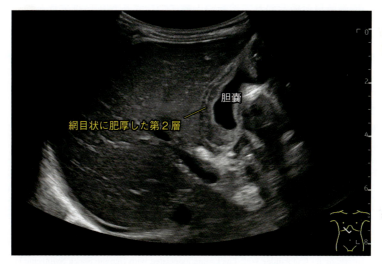

図6 血管透過性亢進に伴う胆嚢壁肥厚の例：出血性ショック脳症

胆嚢所見から高サイトカイン状態と推測し，早期からサイトカインストーム型脳症を考えてステロイドパルスを施行した．

b 血管透過性亢進による胆嚢壁肥厚

　全周性に第2層が肥厚し，高輝度の網状構造を呈する病態です（図4A）[6]．血管内皮傷害による血管透過性亢進に伴う血漿漏出を見ていると考えられています．血球貪食症候群（図4B）やマクロファージ活性化症候群，伝染性単核球症，移植片対宿主病や敗血症など，サイトカイン・血管内皮傷害が関与する病態において認められます．**デング熱**（図5）や**クリミア・コンゴ出血熱**，**腎性出血熱症候群**において同様の胆嚢壁肥厚の報告があります[8〜10]．デング熱について論じた文献11ではこの胆嚢壁肥厚を「reticular pattern」と表現し，病歴や身体所見と組合わせることにより診断や治療反応性の評価に有用であるとしています．

　筆者の経験では出血性ショック脳症症候群などのサイトカインストーム型急性脳症でも同様の所見が認められます（図6）．非特異的な所見ではありますが，全身性の強い炎症が起きていると

推察することができます(「無石性胆嚢炎」と呼ばれる病態がありますが，所見や経過・原因疾患に類似がみられる[12]ことから一部オーバーラップがあると思われます).

3 臨床でのリアルなピットフォールは？

浮腫性胆嚢壁肥厚と血管透過性亢進による胆嚢壁肥厚は画像上類似しており，明確に区別できないこともあります．**患者背景，臨床症状，その他の検査所見と合わせて診断することが重要で，胆嚢壁肥厚はその1つのヒントにすぎません**．疾患への道標となるエコー所見の1つとして捉えておくとよいでしょう．

若手Dr：急性胆嚢炎以外にも胆嚢壁肥厚をきたす病態があるのは知りませんでした．

本　間：小児では胆嚢炎の頻度が低いから，むしろそれ以外の胆嚢壁肥厚を見ることの方が多いよ．これらの胆嚢壁の肥厚は疾患特異的な所見ではなく，全身の病態を反映しているんだ．

若手Dr：他の臨床所見と組合わせて診断や治療につながるかもしれませんね．

本　間：経験的には病勢の把握にも有用な印象があるからぜひ注目してみてね．

■ 引用文献

1) 亀田 徹, 他：日本救急医学会救急 point-of-care 超音波診療指針．日本救急医学会雑誌，33：338-383, 2022
2) 岩塚邦生, 他：急性肝炎・肝硬変に伴う壁肥厚 -浮腫性胆嚢壁肥厚-．消化器内視鏡 30（増刊）：218-220, 2018.
3) van Breda Vriesman AC, et al：Diffuse gallbladder wall thickening: differential diagnosis. AJR Am J Roentgenol, 188：495-501, 2007（PMID：17242260）
4) Sakamoto T, et al：Gallbladder Wall Thickness-Based Assessment of Organ Congestion in Patients With Heart Failure. Circ Rep, 4：166-172, 2022（PMID：35434410）
5) Emara MH, et al：Sonographic gallbladder wall thickness measurement and the prediction of esophageal varices among cirrhotics. World J Hepatol, 15：216-224, 2023（PMID：36926231）
6) 河野達夫, 他：デング熱の診断における腹部超音波の有用性．小児科診療，77：1715-1719, 2014
7) Freise NF, et al：Gallbladder Wall Thickening associated with Dengue Shock Syndrome in a German traveller - no indication for surgical therapy - a case report. Trop Dis Travel Med Vaccines, 7：23, 2021（PMID：34344481）
8) Oliveira GA, et al：Transient reticular gallbladder wall thickening in severe dengue fever: a reliable sign of plasma leakage. Pediatr Radiol, 40：720-724, 2010（PMID：20012951）
9) Ziraman I, et al：Crimean-Congo hemorrhagic fever: aid of abdominal ultrasonography in prediction of severity. Vector Borne Zoonotic Dis, 14：817-820, 2014（PMID：25409273）
10) Kim YO, et al：Sonographic evaluation of gallbladder-wall thickening in hemorrhagic fever with renal syndrome: prediction of disease severity. J Clin Ultrasound, 29：286-289, 2001（PMID：11486323）
11) Parmar J, et al："Honeycomb" pattern of gallbladder wall thickening - A forward step in early diagnosis of "Severe Dengue Fever". Indian J Radiol Imaging, 29：14-18, 2019（PMID：31000936）
12) Poddighe D & Sazonov V：Acute acalculous cholecystitis in children. World J Gastroenterol, 24：4870-4879, 2018（PMID：30487697）

第4章 こんなときにも活用できるPOCUS

難易度 ★★☆

3 骨膜下膿瘍，骨髄炎
蜂窩織炎エコーの発展型

市村 将

> **若手Dr**：先生，2人の患者さんが同時に，発熱に加えて皮膚の発赤と疼痛を主訴に受診しています！ いずれも関節周囲に炎症所見はみられません．
>
> **市　村**：どんな鑑別があがるかな．
>
> **若手Dr**：発熱がありますし，吉井先生に教わった蜂窩織炎（第2章10参照），皮下膿瘍，壊死性筋炎，骨膜下膿瘍，骨髄炎などが鑑別にあがると思います．
>
> **市　村**：いいね．皮膚のどこの層の炎症かを見極めたいところだね（表）．
>
> **若手Dr**：触診する際に加える圧を変えて意識してみましたが，どの層が炎症の主座かはなかなかわかりづらいです．
>
> **市　村**：病歴聴取と身体診察に加えてエコーが有意義といわれている領域だね．早速プローブをあててみようか．

　皮膚軟部組織感染症が疑わしい場合，その原因疾患の鑑別は，皮下のどの層の炎症かによって変わります（表）．

　触診の浅深によって，炎症の主座をある程度想定することも可能ですが，乳幼児の場合，すぐに泣いてしまい診察自体が困難なことはよく経験します．そのようなときはゼリーをたっぷりと載せて患部にプローブをあてることで触診に勝る情報が得られることがあります．

　骨膜下膿瘍は骨に一番近い部分であるため，骨髄炎を示唆する所見として重要です．骨髄炎の際は，他に近接する筋膜や皮下組織の肥厚に加えて骨融解もみられることがあります．骨髄炎は下肢の長管骨（大腿骨・脛骨）に好発しますが，骨盤，上肢，下顎骨などにもみられます．

1 骨膜下膿瘍，骨髄炎のエコーの適応は？

　骨髄炎が疑われる場合，すなわち疼痛，発赤，腫脹，発熱のある場合に行います．乳幼児では不機嫌，啼泣，歩きたがらない，抱っこやおむつ替えで泣くなどの症状が診断のヒントとなることがあります．

　骨膜下膿瘍の鑑別として，蜂窩織炎，皮下膿瘍，壊死性筋炎，深部静脈血栓症，外傷（骨折を含む）などがあがります．これらの鑑別をする際，エコーはよい適応です．また，骨膜下膿瘍を診断した後に行う，エコーガイド下での膿瘍穿刺にも応用できます．

2 骨膜下膿瘍，骨髄炎のエコーの方法は？

　高周波リニア型プローブを使用します．疼痛部位の直上にプローブを置き，focus（焦点）を骨

表 解剖学的深さからみた，皮膚・軟部組織感染症の分類

解剖学的深さ	疾患
上皮・真皮	丹毒
	膿痂疹
	毛包炎
	膿瘍
	癤（せつ）
	癰（よう）
皮下組織：筋膜，動静脈，血管，脂肪	蜂窩織炎
	壊死性筋膜炎
筋肉	筋壊死
骨膜下	骨膜下腫瘍 ←
骨	骨髄炎

文献1を参考に作成．

Ⓐ 長軸像　　　　　　　　Ⓑ 短軸像

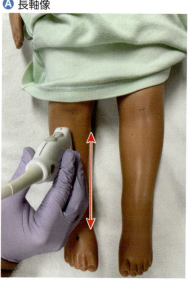 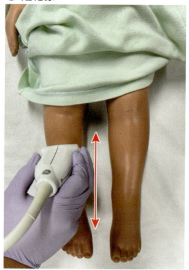

図1　骨膜下膿瘍，骨髄炎におけるエコーでのプローブのあて方

表面にして，骨表面を観察できるようにdepth（深さ）を調節します．その際，表皮−真皮−皮下組織−筋肉−骨の層を意識して観察するとよいでしょう．

　プローブを縦断（長軸）・横断（短軸）でそれぞれ操作します（図1）．その際に四肢などの全周がみられる骨の場合は360°，骨に対してアプローチして評価をしましょう．

　長軸においては，骨のアライメントに沿ってslidingさせ，骨幹端まで追います．また短軸でも同様に端から端までスクリーニングを行います．走査中には疼痛を訴える表情や発言に注意し，炎症の主座となる痛みの強い部位の周辺を注意深く評価するようにします．**骨表面に液体貯留がないかが重要です**．

3 骨膜下膿瘍，骨髄炎のエコー所見は？

急性骨髄炎の初期にみられるエコー所見は，近接する筋膜や皮下組織の肥厚です[2]．発熱や皮膚症状の出現後，1〜3日後遅れて出現するといわれます．その後，骨膜の肥厚や骨皮質の表面の液体貯留が出現します．骨膜のびらんは発症7〜10日後頃よりみられます．

カラードプラ，パワードプラでは骨膜周辺の炎症性変化として血流信号の増加が確認できます（図2）．単純X線検査で異常所見が明らかとなるのは発症2週間後といわれるため，エコーを使用することで早期発見につながる可能性があります．

冒頭の2人の患者さんは，それぞれ次のような症例でした．

症例 右下腿の疼痛を主訴に受診した6歳，男児例（図2）．エコーで骨髄炎が疑われ，MRIで骨髄炎の診断となり，抗菌薬加療目的に入院となった．

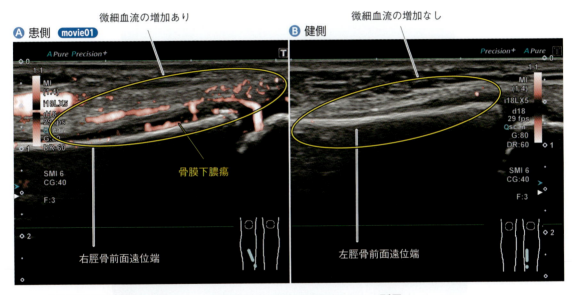

図2 右下腿前面の骨膜下膿瘍における微細血流の増加を認めるエコー所見

症例 左頬部腫脹疼痛を主訴に受診した11歳,男児（図3, 4）.すでに近医歯科で歯科疾患は否定的といわれていた.エコー所見から,院内の歯科口腔外科へ紹介し,歯性感染症に伴う骨膜下膿瘍の診断となった.

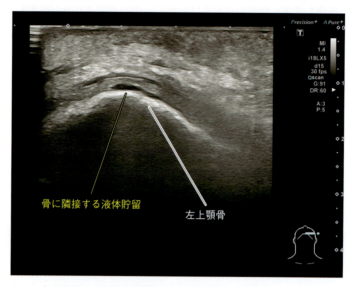

図3 左上顎骨の骨膜下膿瘍におけるエコー所見

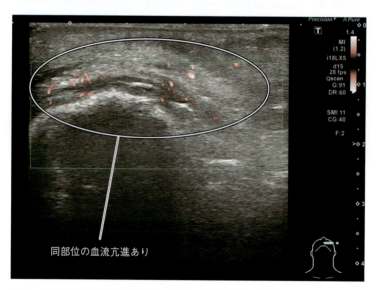

図4 左上顎骨の骨膜下膿瘍における微細血流の増加を認めるエコー所見

4 骨膜下膿瘍,骨髄炎のエコーのエビデンスは？

　小児の四肢の骨髄炎の55症例の早期診断にエコーがどう役立つかを評価した前向き研究によると,骨に隣接した液体貯留は42例（76％）にみられたと報告されています[3)].一方で,骨と液体貯留の間に軟部組織が存在することから,骨以外からの液体貯留であることが示唆されたという

報告があります[3]．

　カラードプラやパワードプラにより，骨表面，骨膜内，骨膜周囲の血流信号の増加がみられることも報告されています[4]．

5 骨膜下膿瘍，骨髄炎の鑑別疾患は？

1) 若年性特発性関節炎などの関節炎

　若年性特発性関節炎（juvenile idiopathic arthritis：JIA）のガイドラインでは，関節炎の所見は，「**関節液の貯留，滑膜の増生，パワードプラ所見**」で評価されます[5]．特に2歳以下の乳幼児は，成長板を介する血流が多く，骨幹端の感染巣から簡単に成長板を超えて，骨端核や関節包内に菌が到達するため，骨髄炎から関節炎へと進展しやすいとされます．この月齢での関節炎の所見があれば，鑑別に付近の骨膜下膿瘍がないかも合わせて評価するとよいでしょう．

2) 壊血病

　跛行や下肢痛の小児では，壊血病も鑑別にあがることがあります．病歴や患者背景，両側性かどうかも重要な情報ですが，今回はエコー所見にも注目してみましょう．壊血病のエコー所見は，表層から深層にかけて，「皮下の軟部組織→骨膜→**血腫**→骨皮質」の順に位置しています[6]．骨膜下膿瘍も「皮下の軟部組織→骨膜→**膿瘍**→骨皮質」であることから，エコー所見における違いは「膿瘍か血腫か」になります．エコーだけでは限界があり，MRIが鑑別の鍵になります．

6 臨床でのリアルなピットフォールは？

　骨膜周囲の変化に対してはよい適応ですが，骨皮質以下の深層の炎症所見はエコーでは指摘できないため，骨髄全体の骨髄炎については過小評価となる可能性があります．発熱や疼痛などの発症後10〜21日を経て骨膜反応，骨融解像が出現するといわれ，発症初期には認められないことがあります．骨膜下膿瘍がないからといって，骨髄炎は否定できません[7]．

　また，骨盤骨の骨髄炎はエコーでの評価は困難です．エコーに固執せず，次の画像検査（MRIなど）へ切り替えていく必要があります．

　なお，急性骨髄炎では，**深部静脈血栓症を合併する場合があるため，注意が必要です**．

若手Dr：2人目の患者さんは，皮膚所見だけだと丹毒や蜂窩織炎かと思っていました．エコーで骨膜下の変化があることで早期診断に至ることがあるんですね！

市　村：ちょこっとあてるだけでもエコーが役立つことがある代表疾患だね．ただ骨膜下膿瘍の所見がないからといって，骨髄炎の否定にならないことは注意してね．

若手Dr：感度には限界があるということですね，肝に銘じます！

■ **謝辞**
　図2〜4は北九州市立八幡病院 小児臨床超音波センター 小野友輔 先生のご厚意により提供いただいた．

■ 引用文献

1 ）Green RJ, et al：Necrotizing fasciitis. Chest, 110：219-229, 1996（PMID：8681631）

2 ）Shahid M, et al：Sonography of musculoskeletal infection in children. Ultrasound, 28：103-117, 2020（PMID：32528546）

3 ）Azam Q, et al：Ultrasound and colour Doppler sonography in acute osteomyelitis in children. Acta Orthop Belg, 71：590-596, 2005（PMID：16305085）

4 ）Paliwal AK, et al：Role of ultrasound in the diagnosis of paediatric acute osteomyelitis. J Ultrason, 21：34-40, 2021（PMID：33791114）

5 ）Magni-Manzoni S, et al：Comparison of clinical versus ultrasound-determined synovitis in juvenile idiopathic arthritis. Arthritis Rheum, 61：1497-1504, 2009（PMID：19877100）

6 ）Polat AV, et al：Osteoskeletal manifestations of scurvy: MRI and ultrasound findings. Skeletal Radiol, 44：1161-1164, 2015（PMID：25597047）

7 ）Peltola H & Pääkkönen M：Acute osteomyelitis in children. N Engl J Med, 370：352-360, 2014（PMID：24450893）

第4章 こんなときにも活用できるPOCUS

4 縦隔腫瘍
使い方注意！でもこれこそPOCUSかも

難易度 ★★★

本間利生

本　間：今回は「縦隔腫瘍」がテーマだよ．

若手Dr：縦隔腫瘍は経験したことはありませんが，とても稀な疾患ですよね．エコーで評価しているイメージがありません．CTやMRIで診断する疾患じゃないんですか？

本　間：縦隔は肺や胸郭に囲まれているためエコーによるアプローチが難しいんだ．そのためPOCUSではあまり話題にあがることはないね．

若手Dr：それでもエコーを使う場面があるんですか？

本　間：ある．なぜかというと，それが患者さんの命にかかわることがあるからなんだ．縦隔腫瘍は発生部位やサイズによっては気管を圧迫し，気道閉塞の原因になることがある（図1）．CTや処置のため仰臥位にしたことによる窒息死亡例が複数報告されているよ[1]．また，窒息事象や気道狭窄症状がきっかけで診断されることも珍しくない．

若手Dr：恐ろしいですね….

本　間：縦隔腫瘍をエコーで見つけることで，安全な治療戦略につながることがあるんだ．症例を交えて解説しよう．

---

1 縦隔腫瘍を評価するためのエコーを行う対象は？

　患者さんの全身状態などが理由で胸部CTやMRIへのアクセスに制限があり，胸部X線写真で縦隔の拡大もしくは異常陰影がある患者さんがエコーの適応となります．縦隔の拡大，異常陰影の原因が，心拡大，胸腺，肺炎，無気肺，腫瘍のいずれなのか（もしくは混在）をエコーで判別できることがあります．

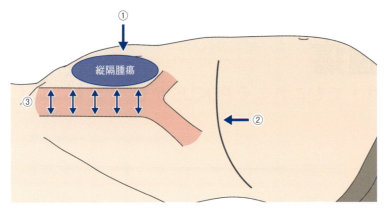

図1 腫瘍による気管の圧迫
突然の気道閉塞による呼吸不全の恐れがあるため，仰臥位，鎮静は禁忌である．CT施行時や処置時の仰臥位での死亡例が数多く報告されている．

腫瘍による気道閉塞の機序
①腫瘍自体の重力方向への圧迫
②腹腔内臓器の頭側移動に伴う横隔膜挙上による胸腔内圧上昇
③気道平滑筋の緊張低下による支持力の低下，気管の虚脱

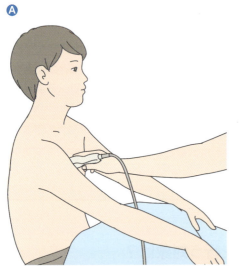
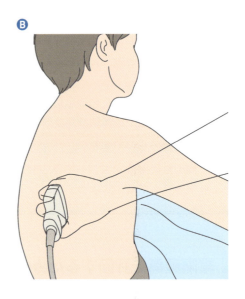

図2 縦隔腫瘍を見るためのアプローチ方法

2 縦隔腫瘍のエコーの方法は？

　基本的にはコンベックス型プローブを用います．患者さんにとって楽な体位で施行します．**縦隔腫瘍による気道への圧排・気道狭窄があることが多いので半坐位や坐位で行うとよいでしょう．**縦隔腫瘍を見るためのアプローチは正面・背面いずれも可能です（図2）．胸部の左右前面・後面で肋骨に沿うようにプローブを置き，肋間アプローチで評価していきます．胸部X線写真で異常陰影があれば，その近辺を中心に走査します．正常であれば肺もしくは心臓や胸腺が描出されます（図3A）が，それ以外の充実性病変もしくは囊胞性病変が描出されれば，縦隔腫瘍の可能性があります（図3B）．その場合は，カラードプラで血流を確認します．

Ⓐ 描出部位

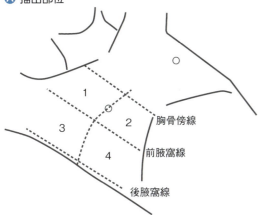

図3　エコーの施行方法

A）肋間に沿うようにアプローチ．プローブをsliding/tiltingさせながら観察．特によく観察したい場所は1肋間づつずらして見ていく．正常であればB）のような正常肺が描出される．C）充実性病変もしくは嚢胞性病変が描出されれば，縦隔腫瘍の可能性があります．A）は文献2より引用．

Ⓑ 正常肺（A line：▷）

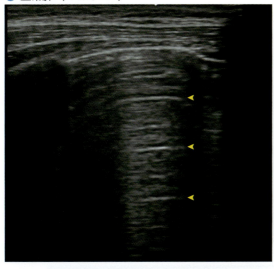

Ⓒ 嚢胞性病変（〇）

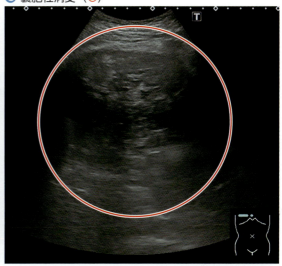

3　縦隔腫瘍のエコー所見は？

　珍しい疾患なので肺エコーのなかでも確立された特徴がありません．実際に経験した症例のエコー所見を一緒に見ていきましょう．

症例 14歳，男児．3か月前から咳嗽を認めており，徐々に増悪していた．2週間前から夜間に仰臥位で入眠困難を訴えていた．来院時のバイタルサインは心拍数120回/分，血圧121/86 mmHg，呼吸数40回/分，SpO₂96％であった．肩呼吸あり，仰臥位で増悪した．胸部X線写真で縦隔陰影の拡大を認めた（図4A）ため，坐位を維持した姿勢で，POCUSを施行した．

前縦隔を占拠する腫瘤性病変を認め（図4B），心囊液貯留と右心負荷所見〔右室拡張障害＋IVC（inferior vena cava：下大静脈）拡大〕を認めた（図5）．前縦隔腫瘍＋心タンポナーデと診断し，覚醒下・坐位での心囊穿刺を施行した．その後，気管の右側に腫瘍があることから右側臥位の方が安全であると考え，モニタリングしながら右側臥位でCTを施行し，前縦隔を占拠する縦隔腫瘍を認めた（図6）．気管の圧排が強く，全身麻酔は窒息のハイリスクと判断し，ECMOスタンバイで手術が施行された．

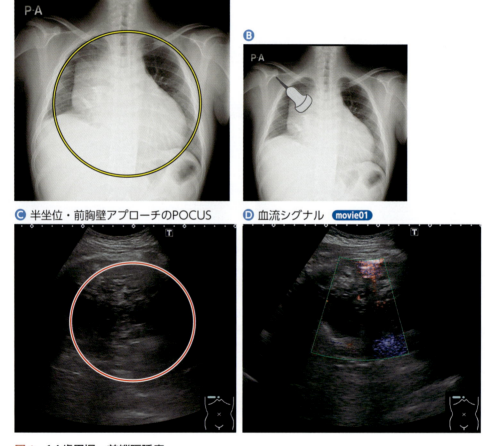

図4　14歳男児，前縦隔腫瘍
A）縦隔拡大（◯）がみられ，右横隔膜挙上も認められる．B）◯：前縦隔を占拠する腫瘍性病変．

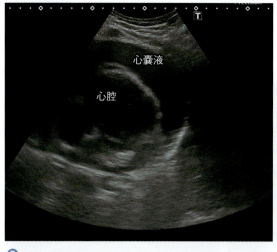
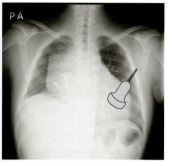
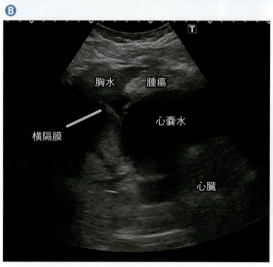
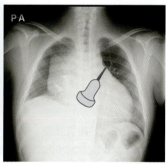

図5　14歳男児，前縦隔腫瘍（心臓）

A）心嚢液貯留，拡張障害＋IVC拡大から心タンポナーデと診断される．B）腫瘍は心膜と接していて，心臓を左に圧排している．

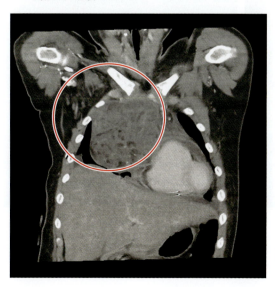

図6　14歳男児，前縦隔腫瘍（造影CT）

前縦隔腫瘍（○）と診断．

症例 2歳，男児．幼稚園で遊んでいる際に突然けいれんが出現し，救急搬送された．来院時は意識清明で，心拍数150回/分，血圧96/58 mmHg，呼吸数30回/分，SpO$_2$ 100％であった．吸気呼気ともに喘鳴を聴取した．胸部X線写真で縦隔拡大を認め（図7A），POCUSを施行した．
　前縦隔を占拠する多囊胞性病変を認め（図7B），前縦隔腫瘍と診断した．心臓・肺のPOCUSでは異常所見なく，心嚢液貯留や胸水貯留は認めなかった（図8）．腹臥位で呼吸が安定することを確認し，覚醒下・腹臥位で胸部CTを施行した．CTで前縦隔を占拠する縦隔腫瘍を認め（図9），手術介入が必要と思われたが，全身麻酔時の気管虚脱リスクがあるため，乳幼児のECMO管理の経験が豊富な医療機関へ搬送の方針とした．

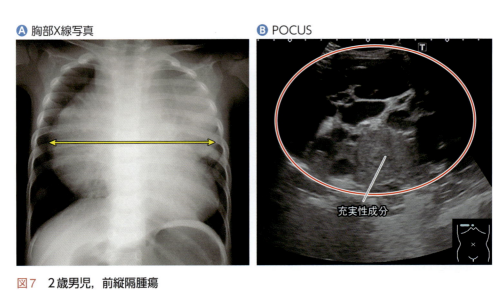

図7　2歳男児，前縦隔腫瘍
A）縦隔拡大を認める（⇔）．B）前縦隔に多囊胞性病変（○），一部充実性成分を認める．

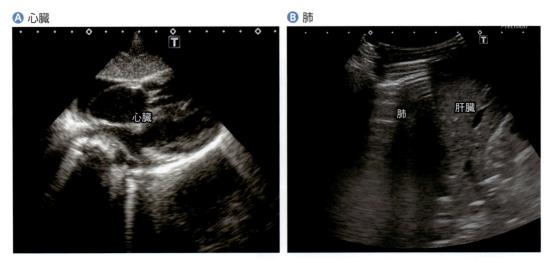

図8　2歳男児，前縦隔腫瘍（心臓と肺）
心臓・肺に異常所見はなく，胸水貯留もみられない．

Ⓐ 冠状断　　**Ⓑ 矢状断**

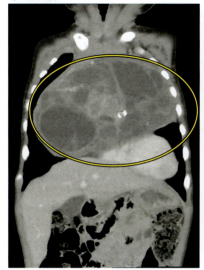 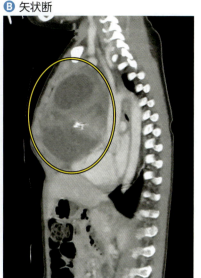

図9　2歳男児，前縦隔腫瘍（造影CT）
○：縦隔腫瘍．

　紹介した症例はいずれも救急室のベッドサイドでエコーをすることで，縦隔腫瘍による上気道閉塞のリスクを見積り，リスクのある体位や鎮静を避けることができた症例です．もちろん縦隔腫瘍がいつも発見できる訳ではありませんが，描出することができればリスクマネジメントの一助になると考えています．

4　縦隔腫瘍のエコーのエビデンスは？

　縦隔腫瘍のエコー診断についてまとまったエビデンスは多くありません．「mediastinal tumor/mass（縦隔腫瘍/腫瘤），ultrasound/ ultrasonography」で検索すると，総説[3]とケースシリーズ[4]がヒットします．特に後者は日本の小児3例（前縦隔・T細胞リンパ性白血病）をまとめた報告で，初期診療でエコーを施行し，マネジメントしていった症例が報告されています．エコー画像に描出された臓器をCTやX線画像と比較し，解説してくれていて非常に参考になります[4]．

5　臨床でのリアルなピットフォールは？

　縦隔腫瘍は，**胸壁直下に腫瘍が存在せず描出できないこともあります**．あくまで「エコーで病変を確認できた場合に診断できる」ので，エコーで否定することはできません．逆に病歴・身体所見や胸部X線写真から縦隔腫瘍を疑っている場合，エコーで異常がなさそうであっても気道に配慮した対応が必要になります．

　エコーはCTやMRIと比較して安全性・迅速性に優れますが，**病理学的な評価や全体像の把握は困難です**．また，胸郭全体のスクリーニングを目的とした場合，エコーはX線検査の代替にはなりません．

6 臨床でのリアルな活用場面は？

　前述したとおり，臨床現場では胸部X線写真で縦隔の拡大もしくは異常陰影がある患者さんに対してエコーを行うのがリアルなPOCUSの活用方法になるでしょう．

　エコーは縦隔腫瘍の評価の他に，その合併症の評価にも適しています．合併症には胸水，無気肺，心囊水貯留などがあり，いずれもエコーの有用性が報告されている病態です．

> **若手Dr**：縦隔腫瘍にもPOCUSが有用なんですね．
>
> **本　間**：エコーで縦隔腫瘍を見つけられると，その後の対応が大きく変化する．また縦隔腫瘍そのものだけでなく，その合併症の評価にも適しているよ．
>
> **若手Dr**：確かに胸水，無気肺，心タンポナーデなど，全部教えてもらったことがあるPOCUSばかりです！
>
> **本　間**：いずれもエコーが得意とする病態だからね．縦隔腫瘍の発見と合併症の評価にぜひPOCUSを活用してみよう！

引用文献

1) Blank RS & de Souza DG：Anesthetic management of patients with an anterior mediastinal mass: continuing professional development. Can J Anaesth, 58：853-9, 860, 2011（PMID：21779948）
2) 亀田 徹，他：日本救急医学会救急 point-of-care 超音波診療指針．日本救急医学会雑誌，33：338-383，2022
3) Chira RI, et al：Mediastinal masses-transthoracic ultrasonography aspects. Medicine (Baltimore), 96：e9082, 2017（PMID：29245326）
4) Hosokawa T, et al：Initial ultrasound evaluation of an anterior mediastinal mass ultimately diagnosed as T-cell acute lymphoblastic leukemia: a report of three cases in children. Radiol Case Rep, 17：3639-3645, 2022（PMID：35936881）

第4章 こんなときにも活用できるPOCUS

5 ED tube（幽門後チューブ）留置法
胃管位置確認の応用編

難易度 ★★★

本間利生

本　間：今回は「ED tube（elemental diet tube）」がテーマだよ．

若手Dr：確実な経腸栄養のために幽門より後方に留置する幽門後チューブ（post pyloric tube）のことですね．エコーと関係あるんですか？

本　間：関係なさそうだけど実はあるんだよ．一般的には，ED tubeは透視下で留置することが多いよね．でも重症患者では透視室までの移動のリスクが高く，ハードルが上がってしまう場合があるんだ．ベッドサイドでの盲目的な挿入は施行者の熟練度に依存し，確実性に劣る．そういった患者さんではエコーガイド下留置が有用であるといわれているよ．

若手Dr：エコーでED tubeが十二指腸まで進むところが見えるんですか？！

本　間：ちょっと練習が必要だけどね．でも小児は成人に比べて腹壁が薄いことが多いから，比較的よく見えると思うよ．エコーガイド下での幽門後チューブ留置は容易に短時間で挿入することができ，成功率も高いとされているんだ[1]．

若手Dr：おもしろそうですね！

本　間：それではED tubeのエコーガイド下留置について解説しよう．

1 ED tube挿入時のエコーの適応は？

　経口摂取困難な重症患者においても早期からの経腸栄養が推奨されています．しかし重症患者はしばしば胃蠕動が低下し，経鼻胃管による注入が進まないことがあります．そういった場合に，ED tubeが選択されます．透視室への移動にリスクがありベッドサイドでED tubeを挿入する際に，ガイドとしてエコーを使用します．

2 ED tube挿入時のエコーの方法とエコー所見は？

　基本はコンベックス型プローブを使用します．体格が小さい児の場合には，高周波リニア型プローブを使用することもあります．患者さんは仰臥位にし，エコープローブをもつ人，挿入手技を行う人の2人1組で施行します（図1）．エコーでED tubeの先端を描出しながら進めていきます．ED tubeはNG tube（nasogastric tube：経鼻胃チューブ）と同様に2本の並行な高輝度の線状エコーを呈します．

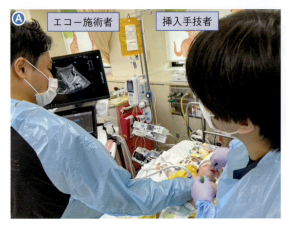
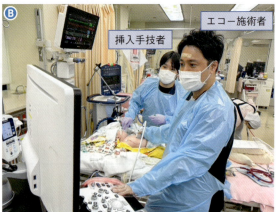

図1　手技中の様子

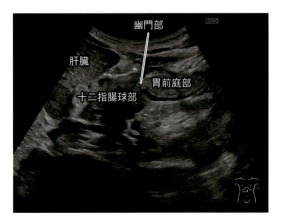

図2　上腹部正中横走査：幽門部を同定

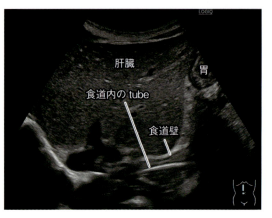

図3　心窩部縦走査：食道内に高輝度線状エコー（tube）が描出されている

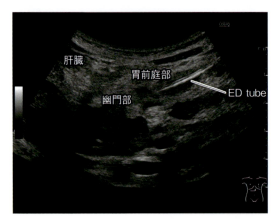

図4　上腹部横走査：幽門部にtubeが出現 movie01

●実際の挿入

　エコーでED tubeが食道→胃前庭部→幽門部→十二指腸球部→十二指腸下行脚→十二指腸水平脚と進んでいくのを確認します．
　①事前に上腹部正中横走査で胃前庭部・幽門部が描出できることを確認します（図2）．

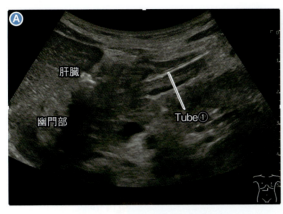
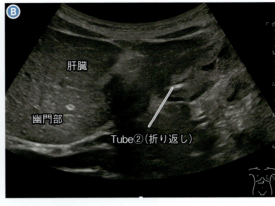

図5 上腹部横走査：tubeが幽門を通過せずに折り返している movie02

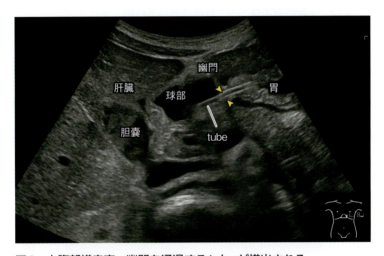

図6 上腹部横走査：幽門を通過するtubeが描出される

② tube を挿入し，縦走査で食道内を進んでいることを確認します（図3）．
③ 胃内に入ったら，横走査で胃前庭部を描出したままtubeが現れるのを待ちます（図4）．
④ 幽門部までtubeが到達したら，向きが合っていればさらにtubeを進めてもらいます．このとき，向きが合っていないと幽門を通過せずに折り返してしまうことが多いです（図5）．折り返した場合はエコーを見ながら幽門部まで戻して，再度進めます．tubeに回転を加えることで適切な向きに変えられることがあります．胃内でたわんでしまっていることがあるので，患者さんの左下から用手で胃を圧迫するように押さえるとよいでしょう（エコープローブによる圧迫が有効なことがあります）．
⑤ 幽門を通過し（急に抵抗がなくなったような感覚がある．図6），十二指腸球部・下行脚まで到達したことをエコーで確認します．十二指腸球部〜下行脚は胆嚢のすぐ横を通っているため，胆嚢がメルクマールになります（図7）．ガスが邪魔してよく見えない場合は，エコーを患者さんの右側にslideさせて肝臓・胆嚢をwindowにすることで見やすくなることがあります（図8）．
⑥ 十二指腸水平脚内を通過していることを確認します（図9）．水平脚はAo（aorta：大動脈）とSMA（superior mesenteric artery：上腸間膜動脈）の分岐部に挟まれるように存在しているのでそれをメルクマールにします．
⑦ 単純X線検査で最終の位置確認をします（図10）．

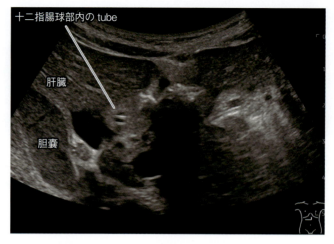

図7 上腹部横走査：十二指腸球部〜下行脚
十二指腸は胆嚢の横を通るので，胆嚢をメルクマールとする．

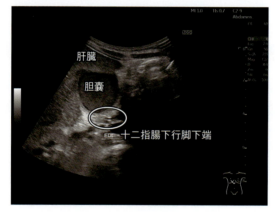

図8 右肋間走査：十二指腸球部〜下行脚
胆嚢をwindowにすることで十二指腸が描出しやすくなる．

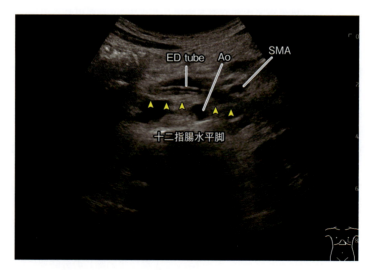

図9 上腹部横走査：十二指腸水平脚
十二指腸水平脚（▷）内を進むtube．

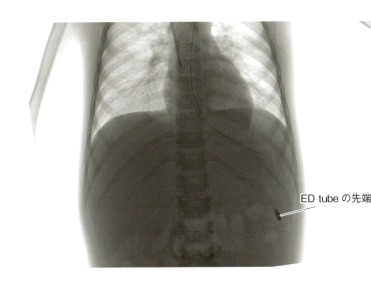

図10 位置確認の胸部X線検査

3 ED tube挿入時のエコーのエビデンスは？

　エコー下で栄養チューブを幽門後に挿入する試みは，成人では1996年にはじめて報告されています[2]．この報告では盲目下での留置と比較して成功率が高く（84.6％ vs. 25.7％），また留置における所要時間も他の方法と比較して長くなかった（18.3±8.2分）という結果でした．現在はエコー装置の性能が上がっていることもあり，さらに早く留置できると考えています．ちなみに筆者の経験ではチームの熟練度が上がれば15～20分程度で幽門後チューブ留置を完遂できることが多い印象です．

4 臨床でのリアルなピットフォールは？

　エコーでED tubeが見つからないときに，本当にそこにないのか，描出できていないだけなのか判断が難しい場合があります．特に**ED tubeがエコープローブに対して垂直方向に向いている場合には描出されない**ので注意が必要です．また，幽門部や十二指腸の浮腫が強い患者さんや腸回転異常がある患者さんではそもそも留置が困難であることがあります．ある程度時間をかけても留置できない場合には，患者さんの負担を考慮し別の方法に切り替える必要があります．

> **若手Dr**：まだ自信はありませんが，ED tubeのエコーガイド下留置をトライしてみようという気になりました！
> **本　間**：十二指腸の描出は慣れるまでは難しいけど，ED tubeが入っていると逆に同定しやすくなるよ．またエコーを使用すると，なぜ手技が成功したか・失敗したかを振り返るときのよい材料になるんだ．早期経腸栄養のために，ぜひ積極的に活用してみてね．

■ 引用文献

1）東 倫子，松田直之：経腸栄養における超音波の役割．INTENSIVIST，9：144-147，2017
2）Hernández-Socorro CR, et al：Bedside sonographic-guided versus blind nasoenteric feeding tube placement in critically ill patients. Crit Care Med, 24：1690-1694, 1996（PMID：8874307）

INDEX 索引

欧 文

A
A-MI 228
Aライン 206
acoustic shadow 21
air bronchogram 213
air-mucosa interface 228
ALARAの原則 24
Alvarado/MANTRELS スコア 55
Ao/IVC比 201

B
Bライン 206
barcode sign 207
Bauhin弁 57
beak sign 150
blue dot sign 89
bowel obstruction 148

C
caterpillar sign 137
CEC 65
central echo complex 65
clinical dehydration scale 202
clockwise whirlpool sign 146
cobble stoning 99
cobra head sign 188
coliccolic type 48
comet-like echo 20
comet sign 20
comet tail artifact 20
counterclockwise whirlpool sign ... 146
crescent-in-doughnut sign 50

D
DIVA スコア 193
DIVA3 スコア 193
DOPE 241
double trachea sign 230
ductal view 40

E
echogenic particle 220
ED tube 271
edematous wall thickening of the gallbladder 254
elemental diet tube 271
enteroentero type 48

F
FAST 28
FoCUS 35
focused assessment with sonography for trauma 28
focused cardiac ultrasound examination 35
follicular ring sign 161
fractal sign 213

H
hepatization 212
horizontal lines 101
hungry vomiter 137

I
ileocolic type 48
ileoileocolic type 48
ileus 148
inferior vena cava 199
IVC 199
IVC/Ao比 201
IVC 評価 199

J
J sign 110
JIA 261
juvenile idiopathic arthritis 261

K
keyboard sign 149

L
large local reactions 101
long appendix 55
lung point 208
lung pulse 206
lung sliding 206, 230

M
motion artifact 23

N
NICE 175
Nuck水腫 92, 94

O
O-157腸炎 133

occult fracture 166

P
PAS 55
PECARN 175
Pediatric Appendicitis Score 55
pelvic appendix 55
post pyloric tube 271
pseudocyst 126
pseudokidney sign 50
pylorospasm 139

R
retrocecal appendix 55

S
seashore sign 207
shred sign 213
six-zone lung scanning protocol ... 211
SMA 分岐角 145
sniffing position 77, 232
sonographic consolidation 212
sonographic Murphy sign 253
stand-off pad 法 103
stratosphere sign 207

T
target sign 50
TBI 174
tissue like sign 212
Toddler's fracture 164
trapped peritoneal fluid collection 50
traumatic brain injury 174
Trendelenburg 体位 193
twinkling artifact 23, 188
TWIST スコア 84

U
UPJS 64
ureteropelvic junction stenosis 64
urethral catheter knotting 189

V
vesicoureteral junction stenosis ... 64
VUJS 64
VUR 64

W
water-bath 法 99, 103
whirlpool sign 87, 144, 159

276 それ、小児POCUSでできます！

和文

あ

アーチファクト	20
悪性リンパ腫	74
胃管	232
異方性	23
イレウス	148, 149
陰嚢外傷	90
ウイルス性腸炎	130
ウイルス性リンパ節炎	74
液体貯留	80
エコーガイド下血管確保	192
エルシニア腸炎	133
おたふくかぜ	75
オリーブ様腫瘤	137
音響陰影	21
音響インピーダンス	14
音響増強	22

か

回外筋	109
壊血病	261
外傷性脳損傷	174
外側陰影	22
外鼠径ヘルニア	92
回腸回腸結腸型	48
回腸結腸型	48
顎下腺	72
仮声帯	238
滑膜ひだ	109
化膿性股関節炎	79
化膿性耳下腺炎	76
化膿性リンパ節炎	74, 94
川崎病	74
間欠的水腎症	70
間接観察法	228
関節内血腫	112
肝臓様変化	212
嵌頓	92
キーボードサイン	149
気管挿管の確認のためのエコー	228
気胸	204
偽膜性腸炎	133
急性陰嚢症	84
急性膵炎	122
急性胆嚢炎	252
急性虫垂炎	55, 58

急性膀胱炎	186
鏡面現象	21
頸部腫脹	72
血管確保	192
血管透過性亢進による胆嚢壁肥厚	255
結腸結腸型	48
原因不明のショック	250
抗菌薬関連出血性大腸炎	134
高周波リニア型プローブ	99
甲状軟骨	238
絞扼性腸閉塞	48, 150
骨髄炎	257
骨折	108
骨盤腔内の虫垂	55
骨膜下膿瘍	257
コンベックス型プローブ	35, 99

さ

細菌性耳下腺炎	76
細菌性リンパ節炎	74
サイドローブ	21
サルモネラ腸炎	133
耳下腺	72, 75
実質エコー像	65
若年性特発性関節炎	261
周囲の腸管の蠕動低下	126
縦隔腫瘍	263
腫瘤形成性虫垂炎	60
小腸小腸型	48
小児特有の病態	250
腎盂	65
腎盂尿管移行部通過狭窄	64
心窩部	32
心窩部下大静脈長軸像	38
心窩部四腔像	38
神経因性膀胱	189
腎髄質	65
心静止	250
心尖部四腔像	37
心タンポナーデ	249
心停止	248
心嚢液貯留	248
腎嚢胞	70
腎杯	65
腎皮質	65
膵仮性嚢胞	126
膵管拡張	125
膵実質の腫大	125

膵周囲液体貯留	125
水腎症	64
スポンジ状	156
精索	86
精索水腫	92, 94
正常卵巣茎捻転	161
精巣上体	86
精巣上体炎	89
精巣上体垂捻転	89
精巣垂捻転	89
精巣捻転症	84
精巣破裂	90
精巣付属器捻転	89
声帯麻痺	236
セクタ型プローブ	35
穿孔性虫垂炎	120
前腕骨骨折	168
側方陰影	22
鼠径部の腫脹	92
鼠径部リンパ節炎	92, 94
鼠径ヘルニア	92, 93

た

大動脈弓	40
大動脈峡部	40
唾液腺	72, 75
多重反射	20
脱水症を評価するための身体診察所見	202
単純性股関節炎	79
単純性腸閉塞	150
恥骨上部	31
虫刺症	101
中心エコー像	65
虫垂炎	115
虫垂穿孔	60
中腸軸捻転	142
肘内障	108
腸炎	129
腸回転異常症	142
腸管浮腫	144
腸重積症	48
腸閉塞	148
直接観察法	228
低エコー化	125
低血圧	250
転位を伴わない骨折	166
透過	14
頭蓋骨骨折	174

索引　277

橈骨遠位骨幹部骨折	170
動脈管	40
徒手整復	170

な

長い虫垂	55
乳頭筋レベル	37
尿カテーテルの結び目	189
尿管	188
尿管ジェット	188
尿管瘤	188
尿膜間遺残	187
膿瘍	190

は

肺炎	212, 213
跛行	164
反射	14
汎発性腹膜炎	60, 120
反復性耳下腺炎	76
皮下異物	103
皮下膿瘍	98
肥厚性幽門狭窄症	137

鼻骨骨折	179
左上腹部	31
皮膚軟部組織感染症	257
被膜エコー像	65
びまん性の高輝度点状	156
披裂軟骨	238
腹腔内貯留液	217
腹水	217
浮腫性胆嚢壁肥厚	254
閉塞性尿路疾患	188
辺縁の不整	125
蜂窩織炎	98
傍胸骨短軸像	37
傍胸骨長軸像	36
膀胱腫瘍	186
膀胱尿管移行部狭窄	64
膀胱尿管移行部の結石	188
膀胱のエコー	184
膀胱壁	186
膀胱壁の外側	187
傍腎盂嚢胞	70

ま

右上腹部	30
無エコー域	30
無エコーの腹水	218
無気肺	212, 213
無脈性電気活動	250
網状	156
盲腸背側の虫垂	55

や

幽門痙攣	139
幽門後チューブ	271

ら

卵巣滑脱ヘルニア	93
卵巣茎捻転	158
卵巣出血	154
卵巣腫瘍	190
流行性耳下腺炎	75
輪状靭帯	108
リンパ節	72
漏出性腹水	218

それ、小児POCUSでできます！

臨床に活きる子どものエコーの上手なあて方・見かた、教えます！

2025年2月10日　第1刷発行

編　集	竹井寛和
発行人	一戸裕子
発行所	株式会社　羊　土　社
	〒 101-0052
	東京都千代田区神田小川町 2-5-1
	TEL　　03 (5282) 1211
	FAX　　03 (5282) 1212
	E-mail　eigyo@yodosha.co.jp
	URL　　www.yodosha.co.jp/
装　幀	広報技術研究所
印刷所	広研印刷株式会社

ⓒ YODOSHA CO., LTD. 2025
Printed in Japan

ISBN978-4-7581-2425-6

本書に掲載する著作物の複製権，上映権，譲渡権，公衆送信権（送信可能化権を含む）は（株）羊土社が保有します.
本書を無断で複製する行為（コピー，スキャン，デジタルデータ化など）は，著作権法上での限られた例外（「私的使用のための複製」など）を
除き禁じられています. 研究活動，診療を含み業務上使用する目的で上記の行為を行うことは大学，病院，企業などにおける内部的な利用であっ
ても，私的使用には該当せず，違法です. また私的使用のためであっても，代行業者等の第三者に依頼して上記の行為を行うことは違法となります.

JCOPY ＜（社）出版者著作権管理機構 委託出版物＞
本書の無断複写は著作権法上での例外を除き禁じられています. 複写される場合は，そのつど事前に，（社）出版者著作権管理機構（TEL 03-
5244-5088，FAX 03-5244-5089，e-mail：info@jcopy.or.jp）の許諾を得てください.

乱丁，落丁，印刷の不具合はお取り替えいたします. 小社までご連絡ください.

羊土社のオススメ書籍

頭痛診療が劇的に変わる！
すぐに活かせるエキスパートの問診・診断・処方の考え方

松森保彦／編，團野大介，石﨑公郁子，土井　光，滝沢　翼／著

症例ベースの解説で頭痛専門医の思考プロセスを丁寧に紹介．日々の診療にすぐに役立つ問診・処方のコツがとことん具体的にわかる！頭痛診療に悩むすべての医師におすすめ．

■ 定価4,620円（本体4,200円＋税10％）　■ A5判　■ 208頁　■ ISBN 978-4-7581-2424-9

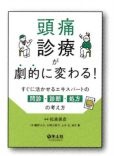

これだけ！急性腹症
診療に直結する病歴聴取・身体診察・疾患のエッセンス

小林健二／編，中野弘康／著

急性腹症の適切な診断・最適な治療を導くために必須の病歴聴取・身体診察のエッセンスとよくみる疾患の知識を凝縮．ほどよい文量，わかりやすい解説ではじめの1冊に最適．

■ 定価3,960円（本体3,600円＋税10％）　■ A5判　■ 184頁　■ ISBN 978-4-7581-2427-0

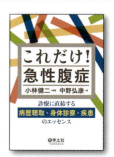

今日から使える 腹部CT読影ガイド
異常所見を見逃さないための系統的読影法

沖　達也／著，山﨑道夫／監

「どこ」を「どう」みればいいのか？その答えがわかる！読影時の目の動かし方や各臓器のチェックポイントで，効率よく，見落としなく読影する力が身につく！

■ 定価4,400円（本体4,000円＋税10％）　■ A5判　■ 236頁　■ ISBN 978-4-7581-2414-0

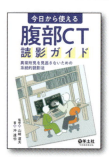

医師1年目からの 100倍わかる！胸部X線の読み方

解剖の基本×画像の見え方×絶対に見逃せない頻出所見まで
臨床で本当に必要な知識を放射線診断専門医が厳選してまとめました

田尻宏之，橋本　彩／著

豊富な画像とシェーマから胸部X線読影の必須知識を学ぶ総論，頻出疾患・病態の見え方を学ぶ各論で，異常所見を見落とさないための読み「型」が身につく！自信を持てる！

■ 定価5,170円（本体4,700円＋税10％）　■ B5判　■ 376頁　■ ISBN 978-4-7581-2407-2

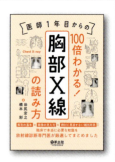

発行　羊土社 YODOSHA　〒101-0052 東京都千代田区神田小川町2-5-1　TEL 03(5282)1211　FAX 03(5282)1212
E-mail：eigyo@yodosha.co.jp
URL：www.yodosha.co.jp/　ご注文は最寄りの書店，または小社営業部まで